失智症患者心理分析&照護技巧完全圖解

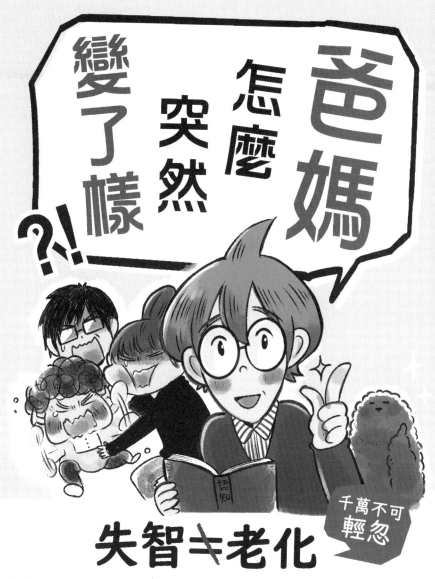

爸媽怎麼突然變了樣?!

千萬不可輕忽

失智≠老化

早期發現親人不對勁的狀況並接受治療，才能避免一輩子的遺憾。

一起來認識失智症患者奇特的行為理由吧！

累積足夠知識、理解他們的心理活動，照顧起來也會更輕鬆！

著 妮可・尼克遜、佐藤真一　譯 鄒玟羚、高詹燦

爸媽怎麼突然變了樣？失智症患者心理分析&照護技巧完全圖解【目錄】

Q0 何謂失智症？

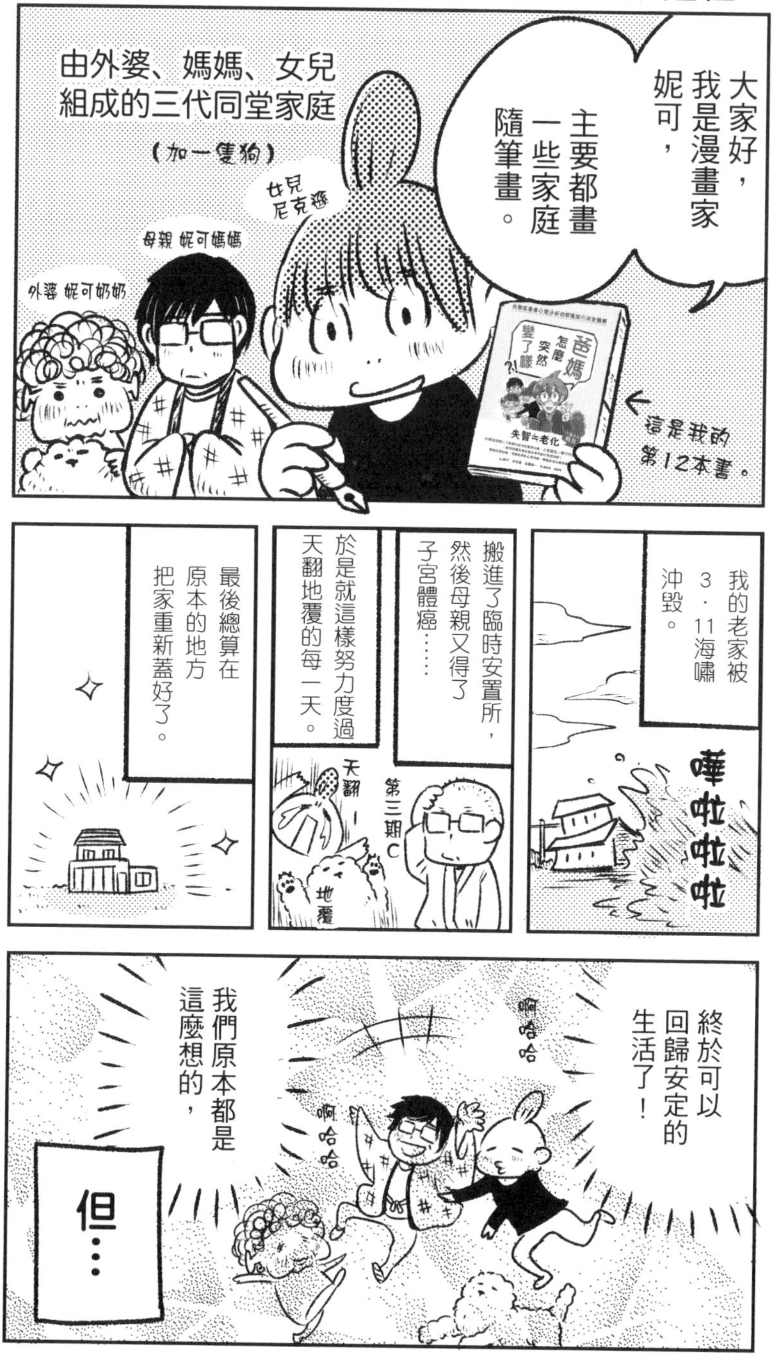
大家好，我是漫畫家妮可，
主要都畫一些家庭隨筆畫。
由外婆、媽媽、女兒組成的三代同堂家庭
（加一隻狗）
女兒 尼克遜
母親 妮可媽媽
外婆 妮可奶奶
爸媽怎麼突然變了樣?!
失智≒老化
這是我的第12本書。
我的老家被3．11海嘯沖毀。
嘩啦啦啦
搬進了臨時安置所，然後母親又得了子宮體癌……
第三期C
於是就這樣努力度過天翻地覆的每一天。
天翻
地覆
最後總算在原本的地方把家重新蓋好了。
終於可以回歸安定的生活了！
啊哈哈
啊哈哈
我們原本都是這麼想的，
但…

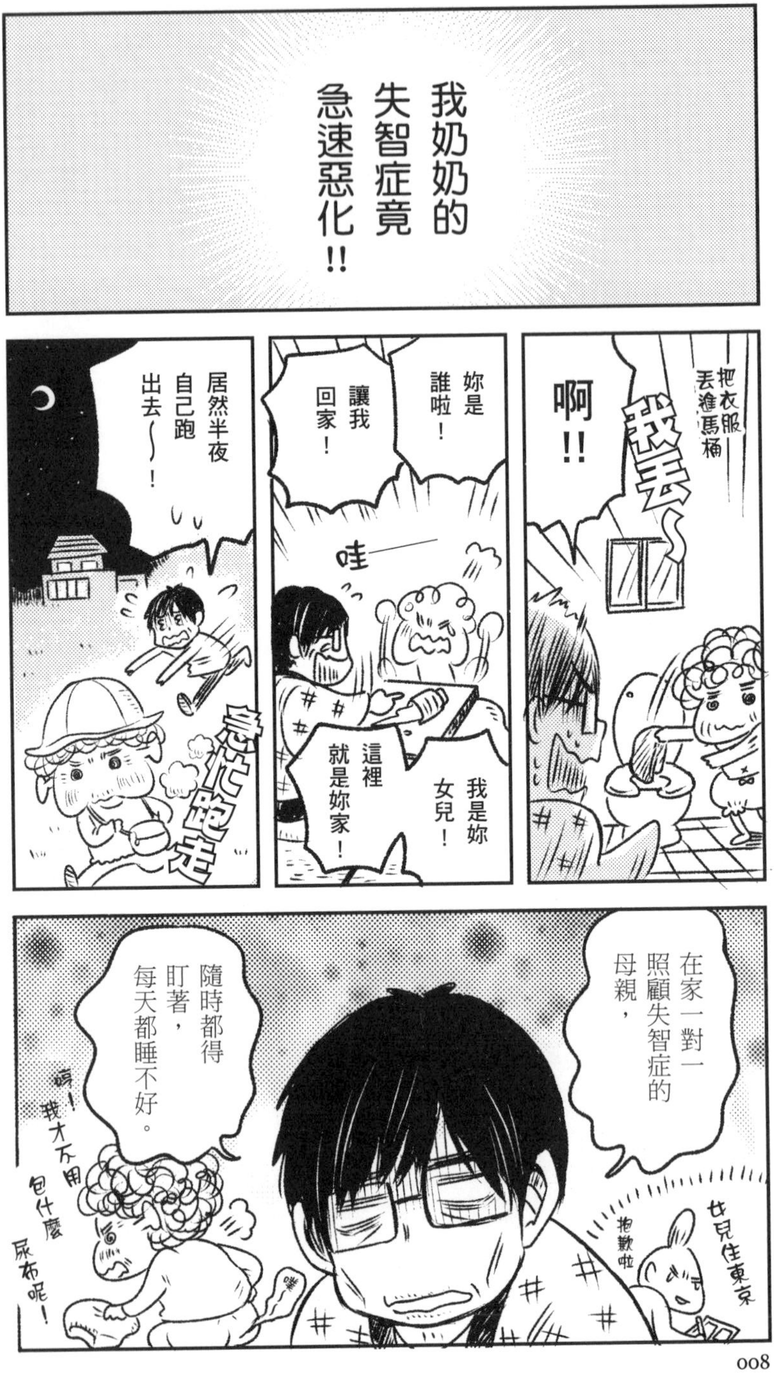
我奶奶的失智症竟急速惡化!!
把衣服丟進馬桶
我丟~
啊!!
妳是誰啦！讓我回家！
哇——
我是妳女兒！這裡就是妳家！
居然半夜自己跑出去——！
急忙跑走
在家一對一照顧失智症的母親，
隨時都得盯著，每天都睡不好。
女兒住東京
抱歉啦
嗚！我才不用包什麼尿布呢！

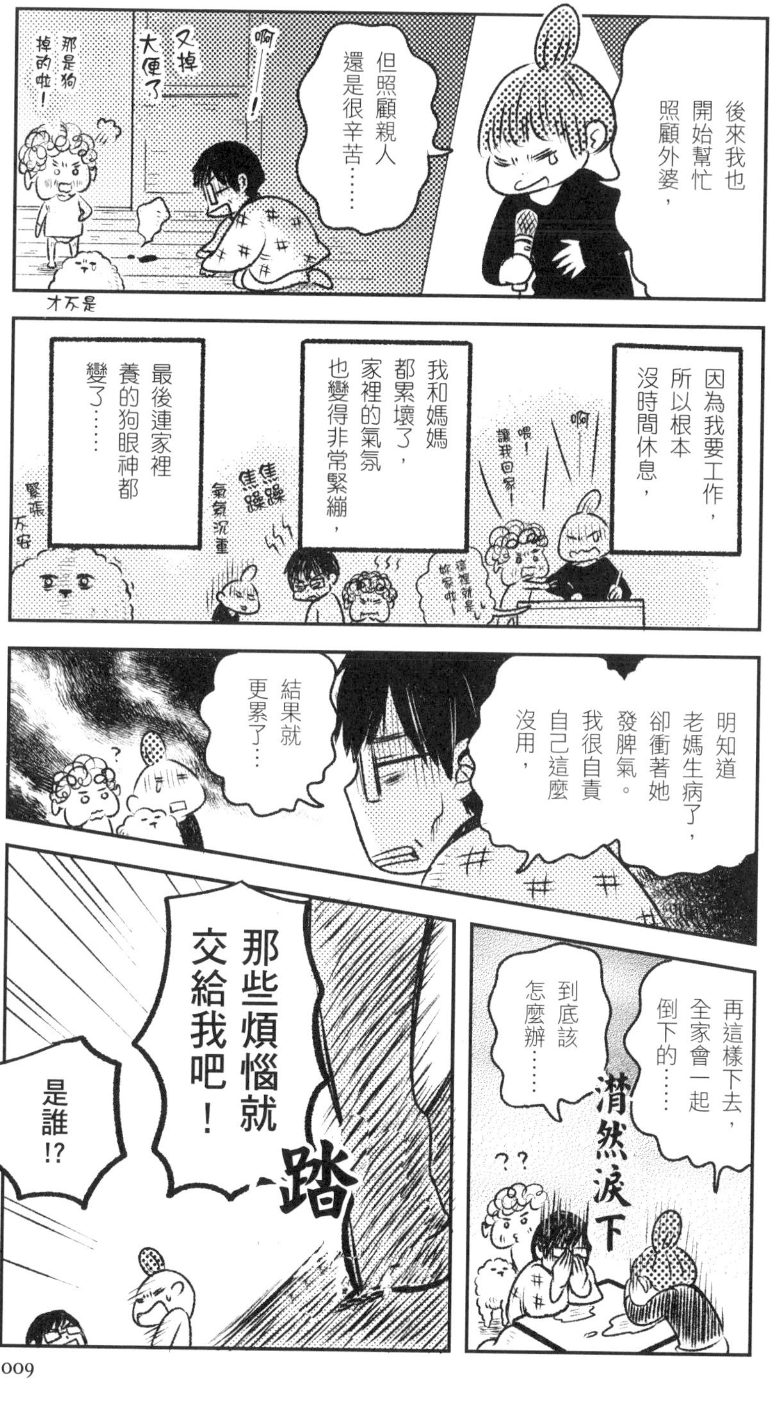
後來我也開始幫忙照顧外婆，
但照顧親人還是很辛苦……
啊——！
又掉大便了
那是狗掉的啦！
才不是
因為我要工作，所以根本沒時間休息，
啊
喂！讓我回家！
這裡就是妳家啦～
我和媽媽都累壞了，家裡的氣氛也變得非常緊繃，
焦躁焦躁
氣氛沉重
最後連家裡養的狗眼神都變了……
緊張不安
明知道老媽生病了，卻衝著她發脾氣。我很自責自己這麼沒用，
結果就更累了…
再這樣下去，全家會一起倒下的……
到底該怎麼辦……
潸然淚下
那些煩惱就交給我吧！
踏
是誰!?

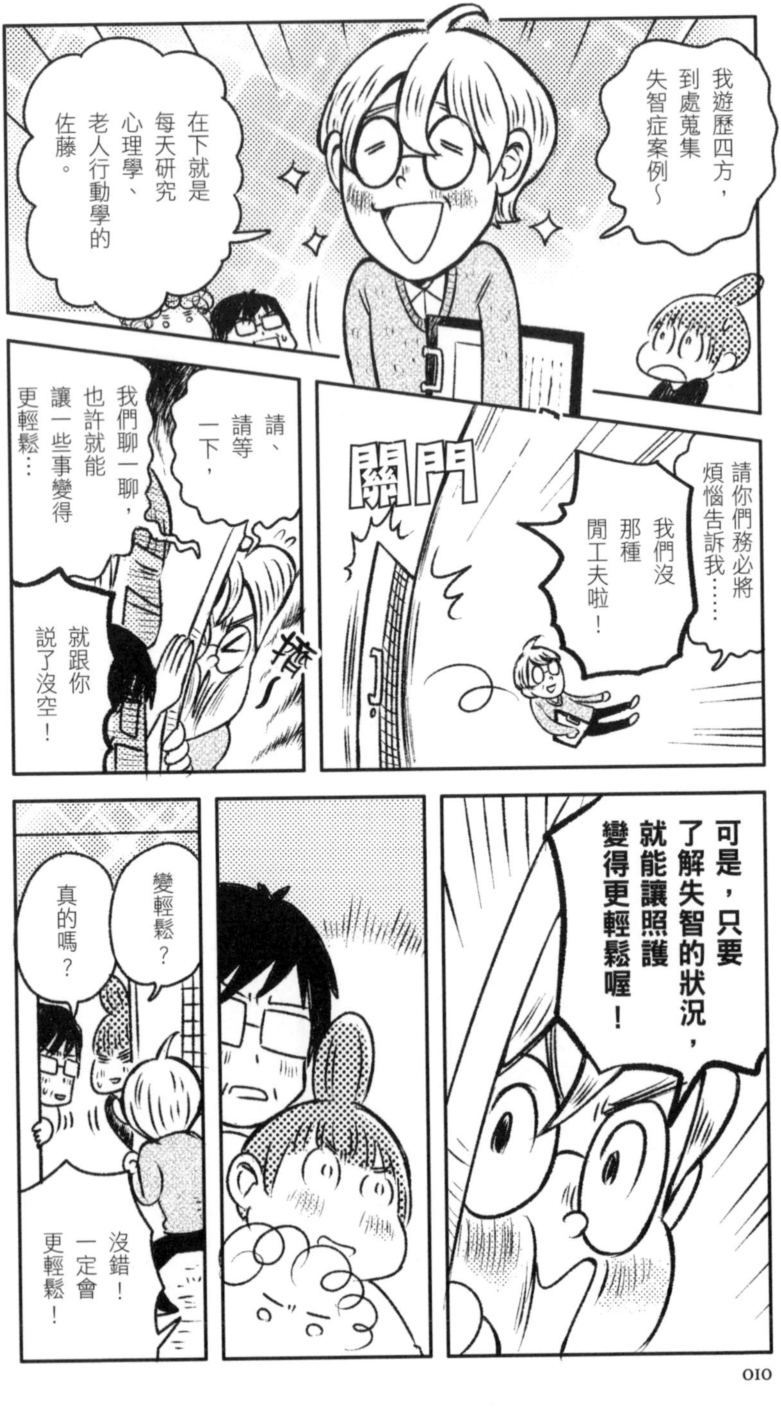

我遊歷四方，到處蒐集失智症案例～
在下就是每天研究心理學、老人行動學的佐藤。
請你們務必將煩惱告訴我……
我們沒那種閒工夫啦！
關門
請、請等一下，
我們聊一聊，也許就能讓一些事變得更輕鬆…
就跟你說了沒空！
可是，只要了解失智的狀況，就能讓照護變得更輕鬆喔！
變輕鬆？
真的嗎？
沒錯！一定會更輕鬆！

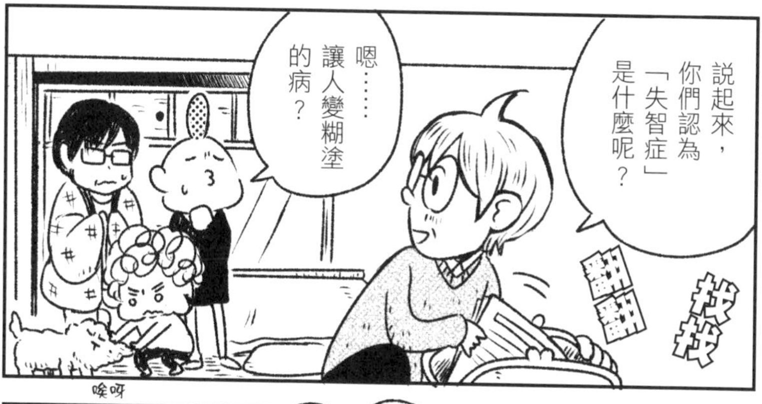
說起來，你們認為「失智症」是什麼呢？
翻翻
找找
嗯……讓人變糊塗的病？
唉呀

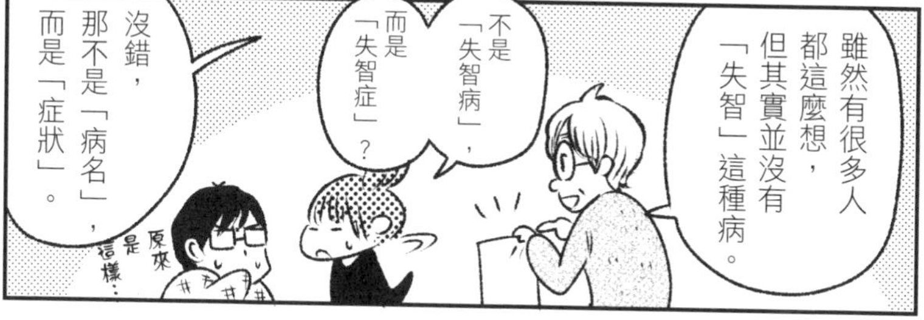
雖然有很多人都這麼想，但其實並沒有「失智」這種病。
不是「失智病」，而是「失智症」？
沒錯，那不是「病名」，而是「症狀」。
原來是這樣…

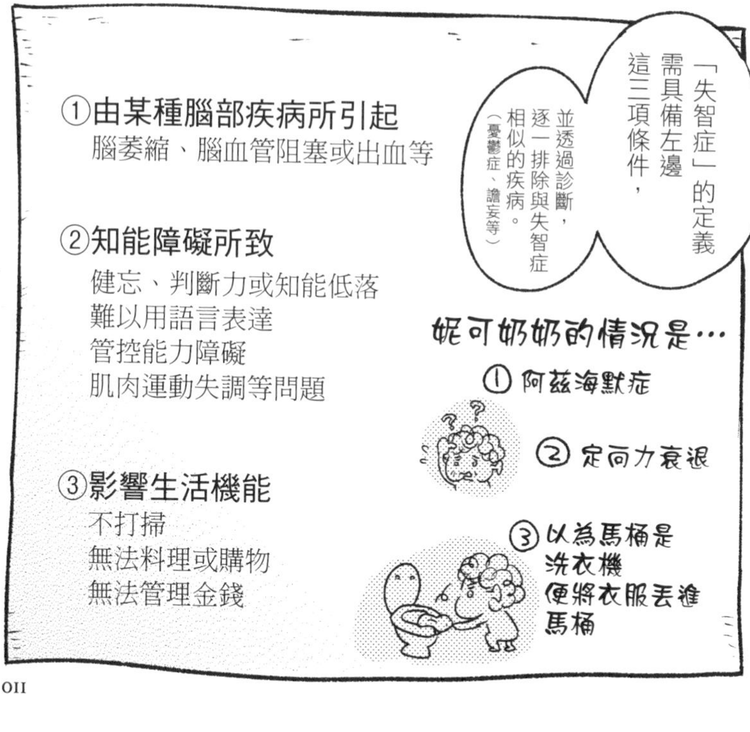
「失智症」的定義需具備左邊這三項條件，
並透過診斷，逐一排除與失智症相似的疾病。
（憂鬱症、譫妄等）
①由某種腦部疾病所引起
腦萎縮、腦血管阻塞或出血等
②知能障礙所致
健忘、判斷力或知能低落
難以用語言表達
管控能力障礙
肌肉運動失調等問題
③影響生活機能
不打掃
無法料理或購物
無法管理金錢
妮可奶奶的情況是…
① 阿茲海默症
② 定向力衰退
③ 以為馬桶是洗衣機便將衣服丟進馬桶

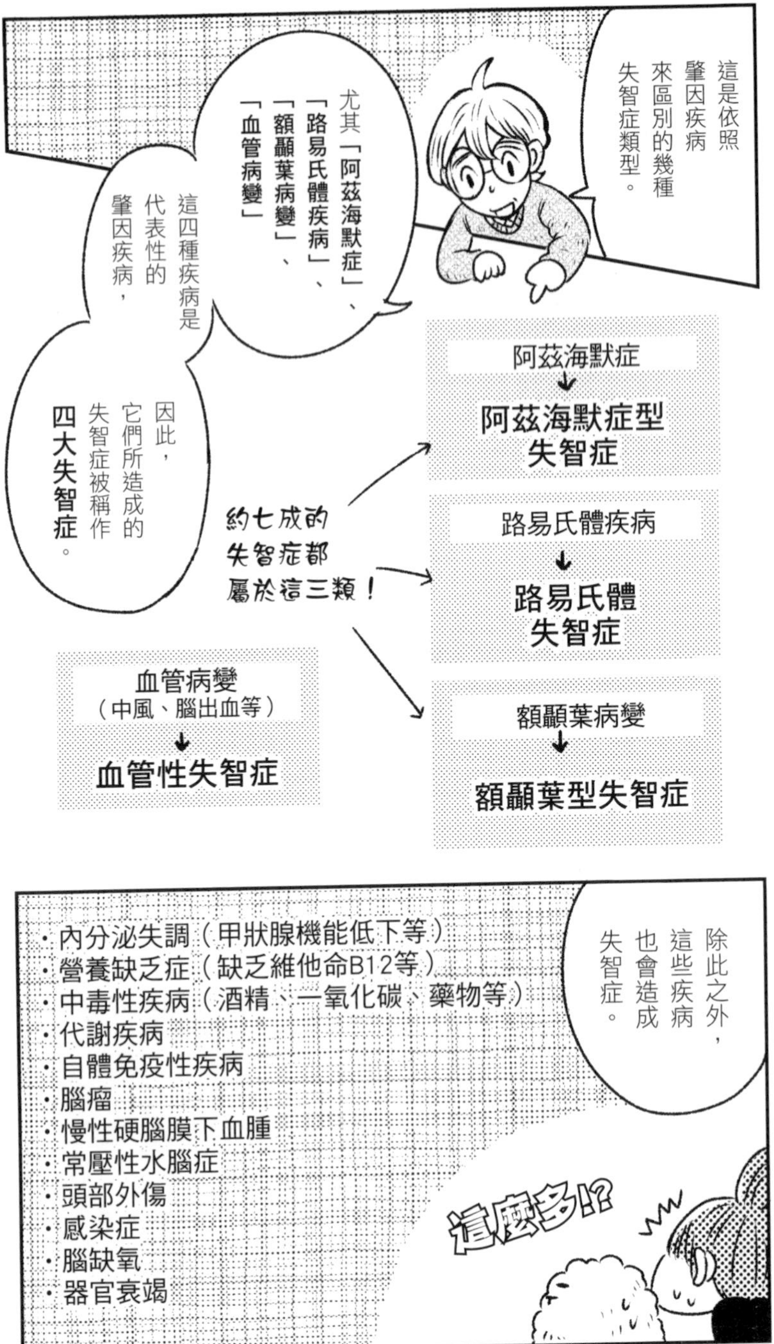
這是依照肇因疾病來區別的幾種失智症類型。
尤其「阿茲海默症」、「路易氏體疾病」、「額顳葉病變」、「血管病變」
這四種疾病是代表性的肇因疾病，
因此，它們所造成的失智症被稱作四大失智症。
阿茲海默症
阿茲海默症型失智症
路易氏體疾病
路易氏體失智症
額顳葉病變
額顳葉型失智症
約七成的失智症都屬於這三類！
血管病變（中風、腦出血等）
血管性失智症
除此之外，這些疾病也會造成失智症。
・內分泌失調（甲狀腺機能低下等）
・營養缺乏症（缺乏維他命B12等）
・中毒性疾病（酒精、一氧化碳、藥物等）
・代謝疾病
・自體免疫性疾病
・腦瘤
・慢性硬腦膜下血腫
・常壓性水腦症
・頭部外傷
・感染症
・腦缺氧
・器官衰竭
這麼多!?

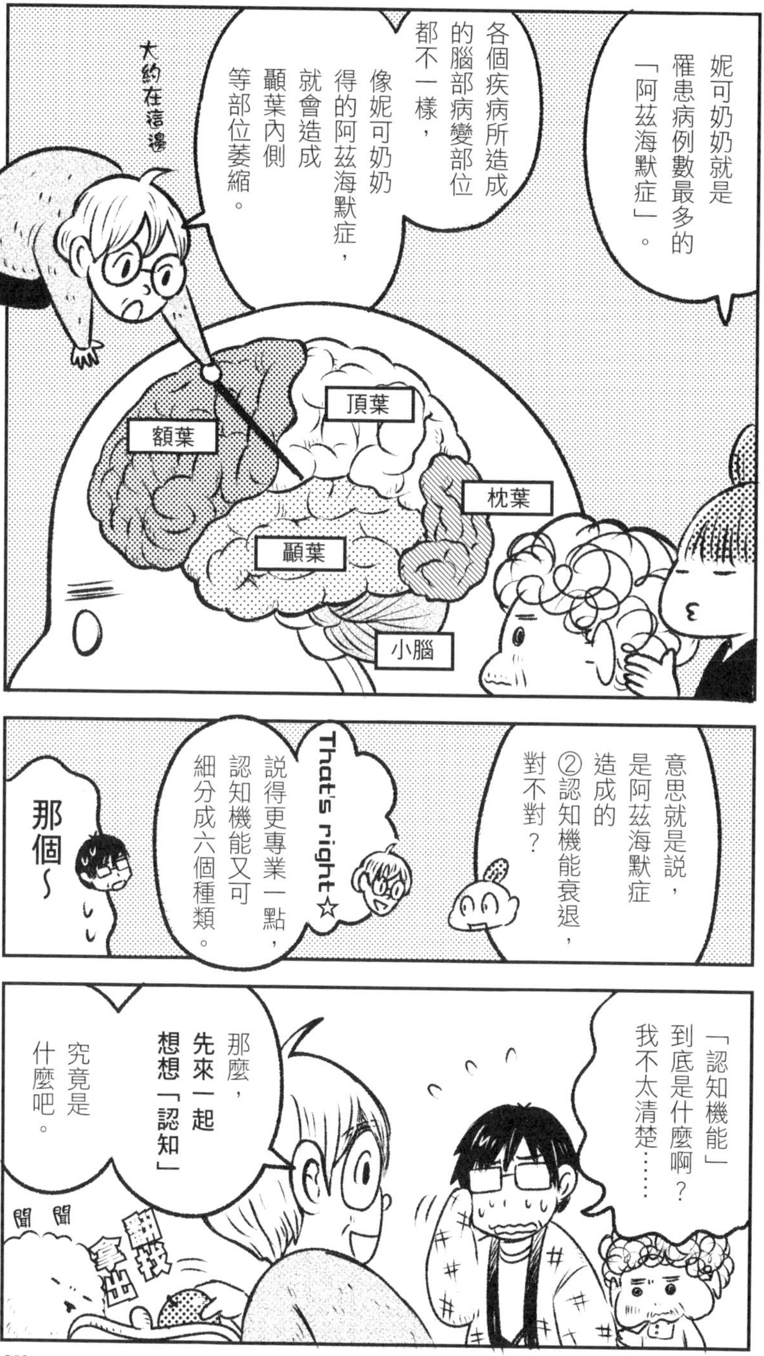
妮可奶奶就是罹患病例數最多的「阿茲海默症」。
各個疾病所造成的腦部病變部位都不一樣，
像妮可奶奶得的阿茲海默症，就會造成顳葉內側等部位萎縮。
大約在這邊
頂葉
額葉
枕葉
顳葉
小腦
意思就是說，是阿茲海默症造成的②認知機能衰退，對不對？
That's right☆
說得更專業一點，認知機能又可細分成六個種類。
那個～
「認知機能」到底是什麼啊？我不太清楚……
那麼，先來一起想想「認知」究竟是什麼吧。
翻找
拿出

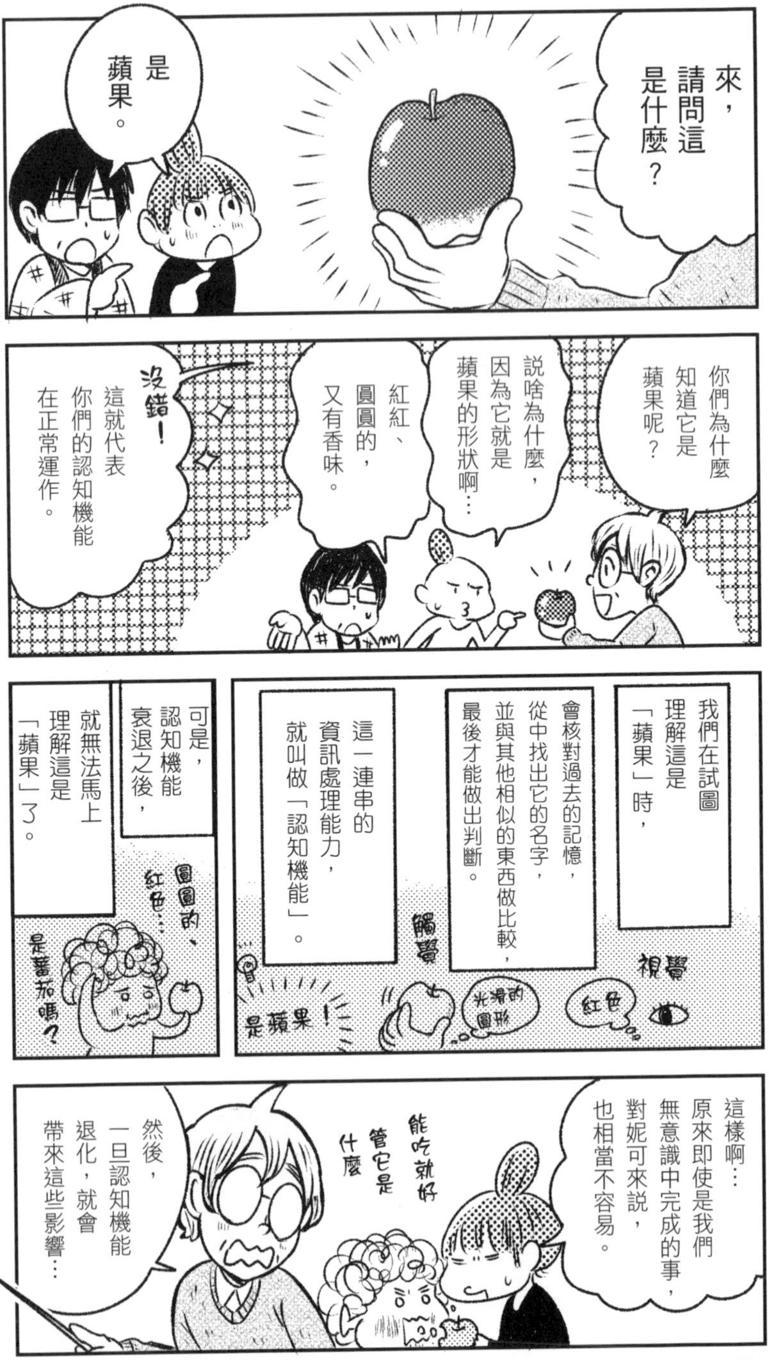
來，請問這是什麼？
是蘋果。
你們為什麼知道它是蘋果呢？
說啥為什麼，因為它就是蘋果的形狀啊…
紅紅、圓圓的，又有香味。
沒錯！
這就代表你們的認知機能在正常運作。
我們在試圖理解這是「蘋果」時，
會核對過去的記憶，從中找出它的名字，並與其他相似的東西做比較，最後才能做出判斷。
這一連串的資訊處理能力，就叫做「認知機能」。
視覺
紅色
觸覺
光滑的圓形
是蘋果！
可是，認知機能衰退之後，
就無法馬上理解這是「蘋果」了。
圓圓的、紅色…
是蕃茄嗎？
這樣啊…原來即使是我們無意識中完成的事，對妮可來說，也相當不容易。
能吃就好管它是什麼
然後，一旦認知機能退化，就會帶來這些影響…

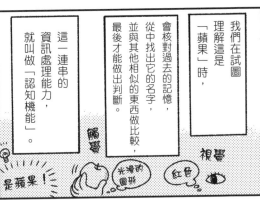

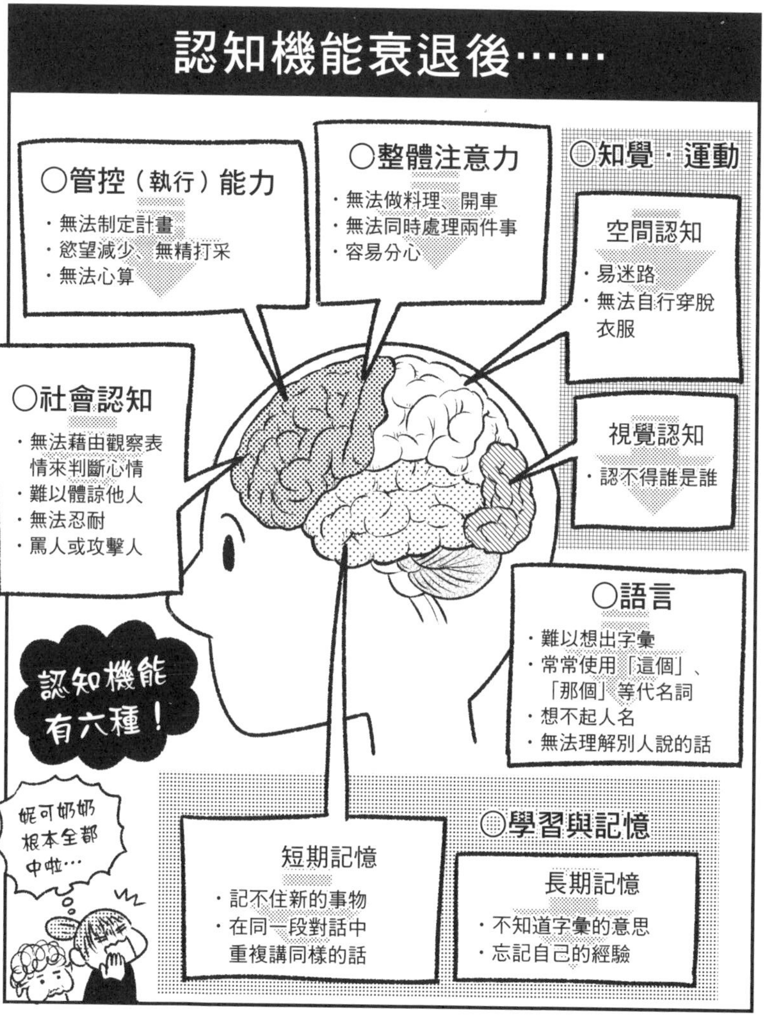
認知機能衰退後……
○管控（執行）能力
・無法制定計畫
・慾望減少、無精打采
・無法心算
○整體注意力
・無法做料理、開車
・無法同時處理兩件事
・容易分心
◎知覺・運動
空間認知
・易迷路
・無法自行穿脫衣服
視覺認知
・認不得誰是誰
○社會認知
・無法藉由觀察表情來判斷心情
・難以體諒他人
・無法忍耐
・罵人或攻擊人
○語言
・難以想出字彙
・常常使用「這個」、「那個」等代名詞
・想不起人名
・無法理解別人說的話
認知機能有六種！
妮可奶奶根本全都中啦…
◎學習與記憶
短期記憶
・記不住新的事物
・在同一段對話中重複講同樣的話
長期記憶
・不知道字彙的意思
・忘記自己的經驗

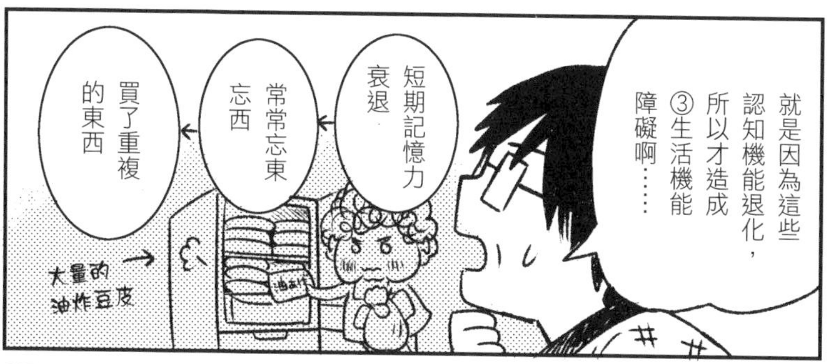
就是因為這些認知機能退化，所以才造成③生活機能障礙啊……
短期記憶力衰退
常常忘東西
買了重複的東西
大量的油炸豆皮

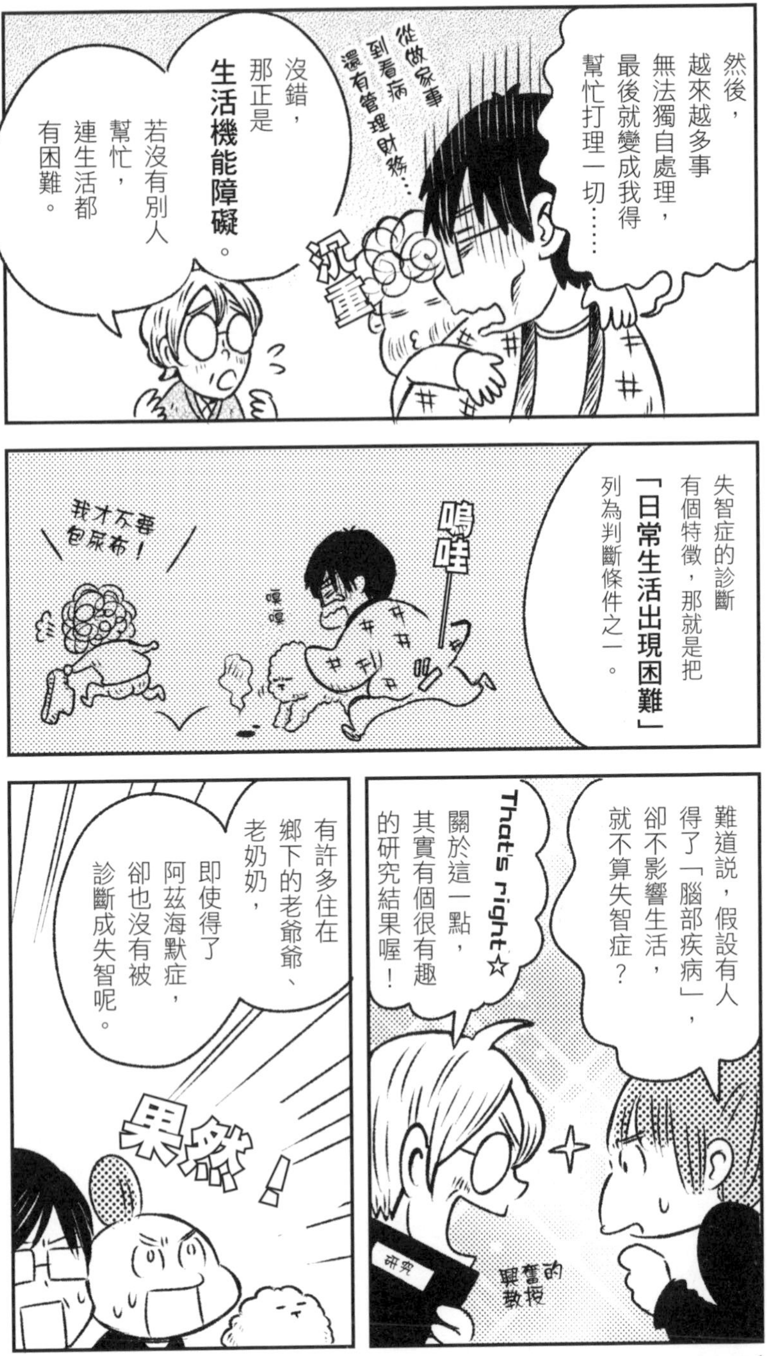
然後，越來越多事無法獨自處理，最後就變成我得幫忙打理一切……
從做家事到看病還有管理財務……
沉重
沒錯，那正是生活機能障礙。
若沒有別人幫忙，連生活都有困難。
失智症的診斷有個特徵，那就是把「日常生活出現困難」列為判斷條件之一。
嗚哇
我才不要包尿布！
難道說，假設有人得了「腦部疾病」，卻不影響生活，就不算失智症？
That's right☆
關於這一點，其實有個很有趣的研究結果喔！
研究
興奮的教授
有許多住在鄉下的老爺爺、老奶奶，
即使得了阿茲海默症，卻也沒有被診斷成失智呢。
果然！

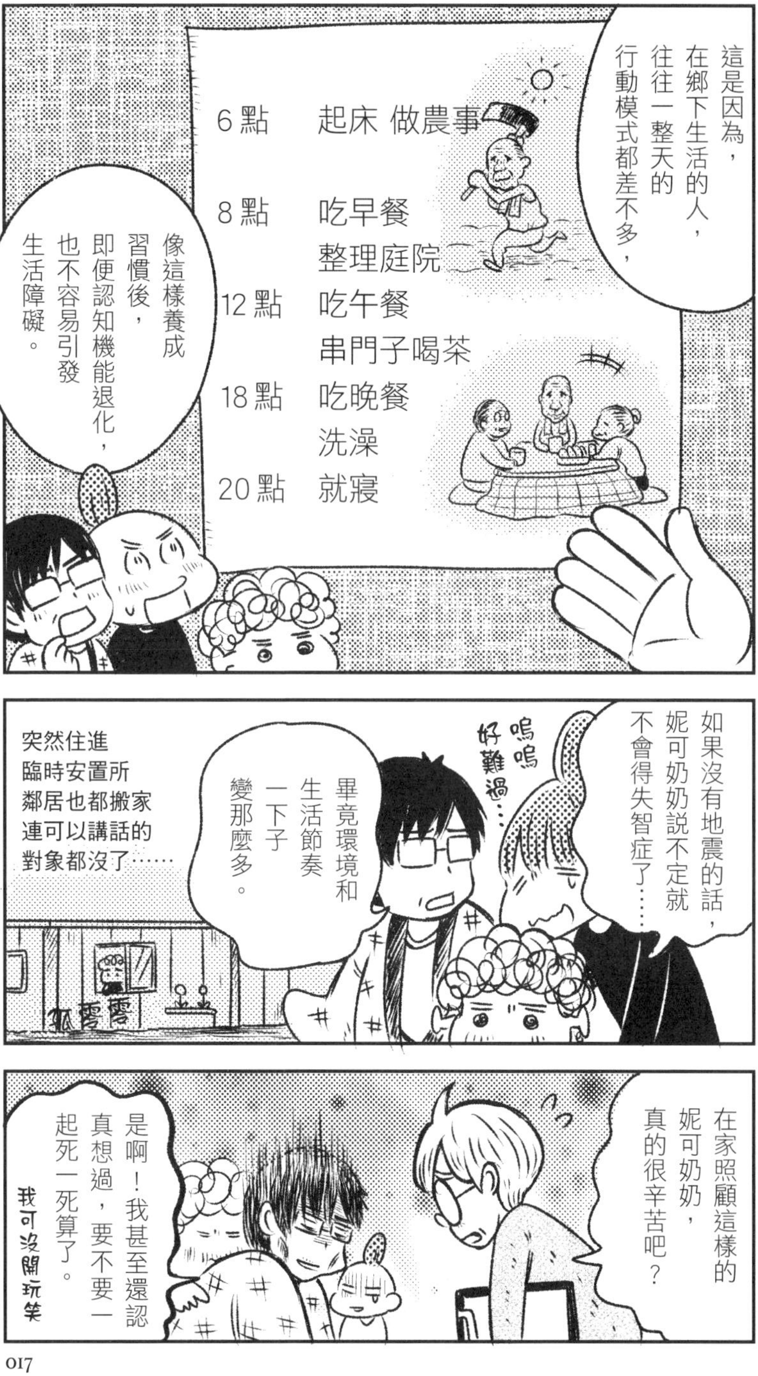
這是因為，在鄉下生活的人，往往一整天的行動模式都差不多，
6點 起床 做農事
8點 吃早餐
整理庭院
12點 吃午餐
串門子喝茶
18點 吃晚餐
洗澡
20點 就寢
像這樣養成習慣後，即便認知機能退化，也不容易引發生活障礙。
如果沒有地震的話，妮可奶奶說不定就不會得失智症了……
嗚嗚好難過……
畢竟環境和生活節奏一下子變那麼多。
突然住進臨時安置所
鄰居也都搬家
連可以講話的對象都沒了……
在家照顧這樣的妮可奶奶，真的很辛苦吧？
是啊！我甚至還認真想過，要不要一起死一死算了。
我可沒開玩笑

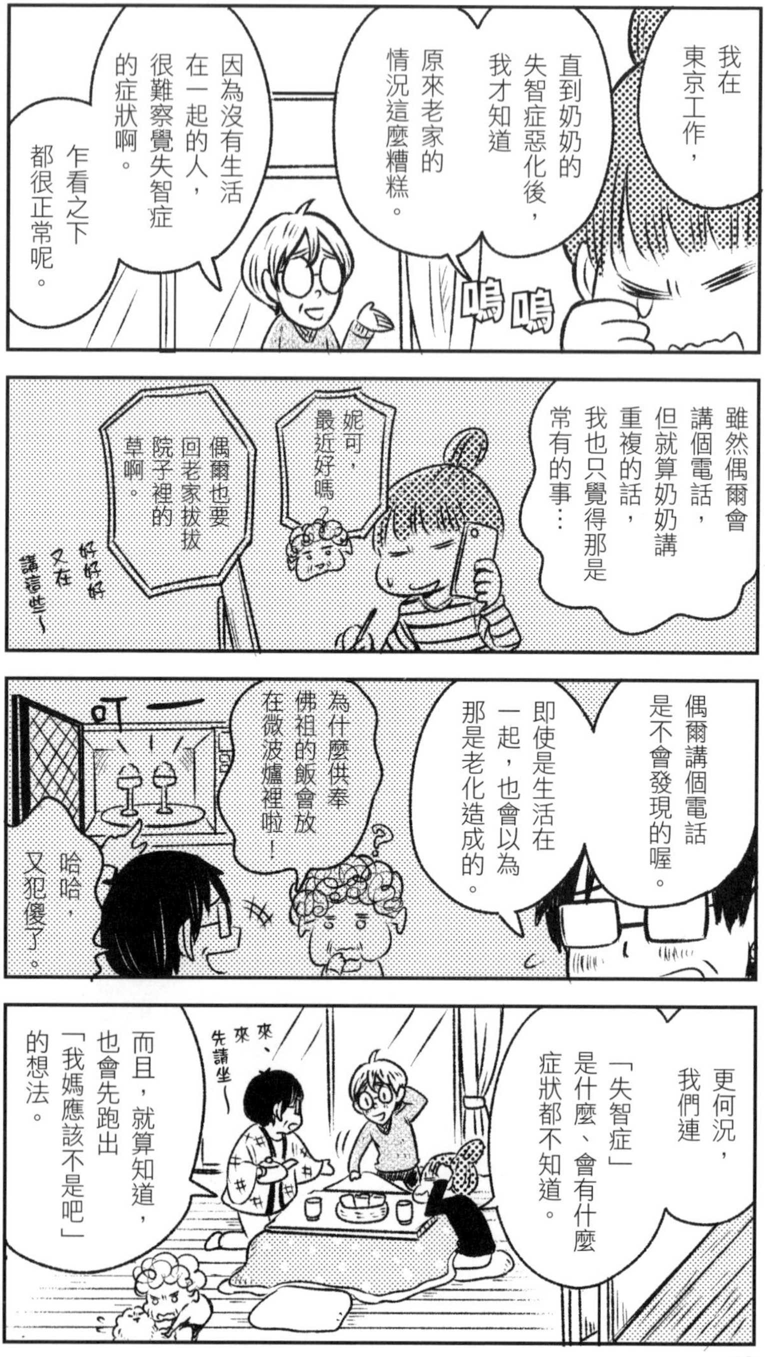
我在東京工作，
直到奶奶的失智症惡化後，我才知道
原來老家的情況這麼糟糕。
嗚嗚
因為沒有生活在一起的人，很難察覺失智症的症狀啊。
乍看之下都很正常呢。
雖然偶爾會講個電話，
但就算奶奶講重複的話，
我也只覺得那是常有的事⋯
妮可，最近好嗎？
偶爾也要回老家拔拔院子裡的草啊。
好好好又在講這些～
偶爾講個電話是不會發現的喔。
即使是生活在一起，也會以為那是老化造成的。
為什麼供奉佛祖的飯會放在微波爐裡啦！
叮──
哈哈，又犯傻了。
更何況，我們連
「失智症」是什麼、會有什麼症狀都不知道。
來來、先請坐～
而且，就算知道，也會先跑出「我媽應該不是吧」的想法。

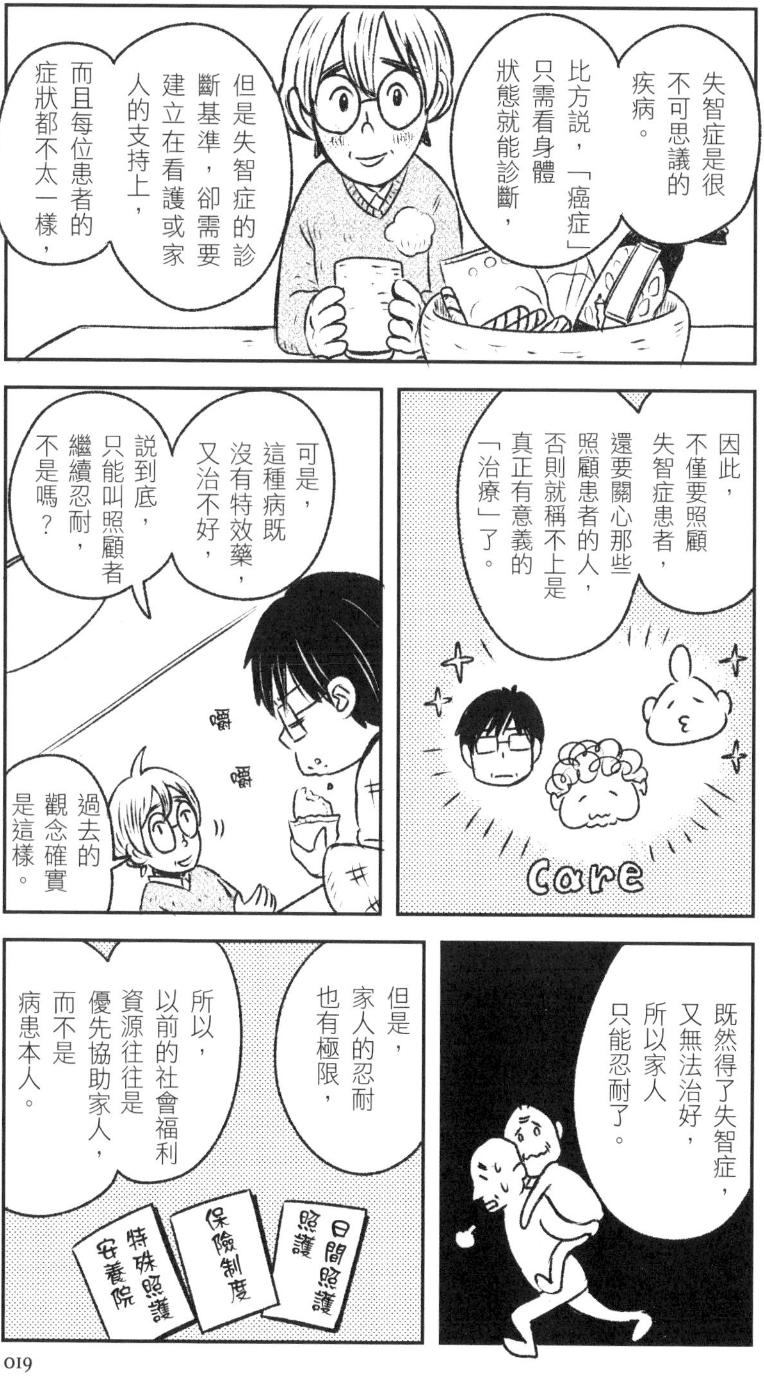

失智症是很不可思議的疾病。
比方說，「癌症」只需看身體狀態就能診斷，
但是失智症的診斷基準，卻需要建立在看護或家人的支持上，
而且每位患者的症狀都不太一樣，
因此，不僅要照顧失智症患者，還要關心那些照顧患者的人，否則就稱不上是真正有意義的「治療」了。
Care
可是，這種病既沒有特效藥，又治不好，
說到底，只能叫照顧者繼續忍耐，不是嗎？
嚼
嚼
過去的觀念確實是這樣。
既然得了失智症，又無法治好，所以家人只能忍耐了。
但是，家人的忍耐也有極限，
所以，以前的社會福利資源往往是優先協助家人，而不是病患本人。
日間照護
保險制度
特殊照護安養院

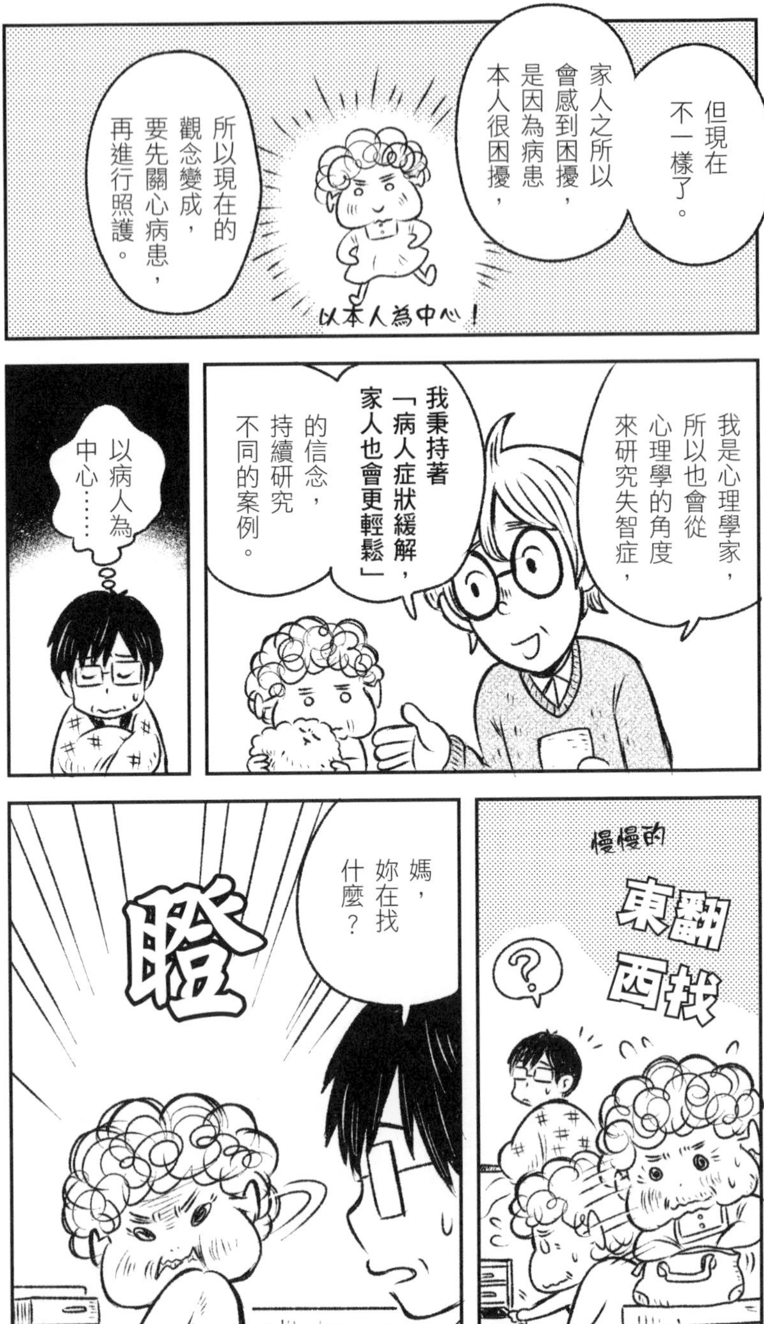
但現在不一樣了。
家人之所以會感到困擾，是因為病患本人很困擾，
所以現在的觀念變成，要先關心病患，再進行照護。
以本人為中心！
我是心理學家，所以也會從心理學的角度來研究失智症，
我秉持著「病人症狀緩解，家人也會更輕鬆」的信念，持續研究不同的案例。
以病人為中心……
慢慢的
東翻西找
媽，妳在找什麼？
瞪

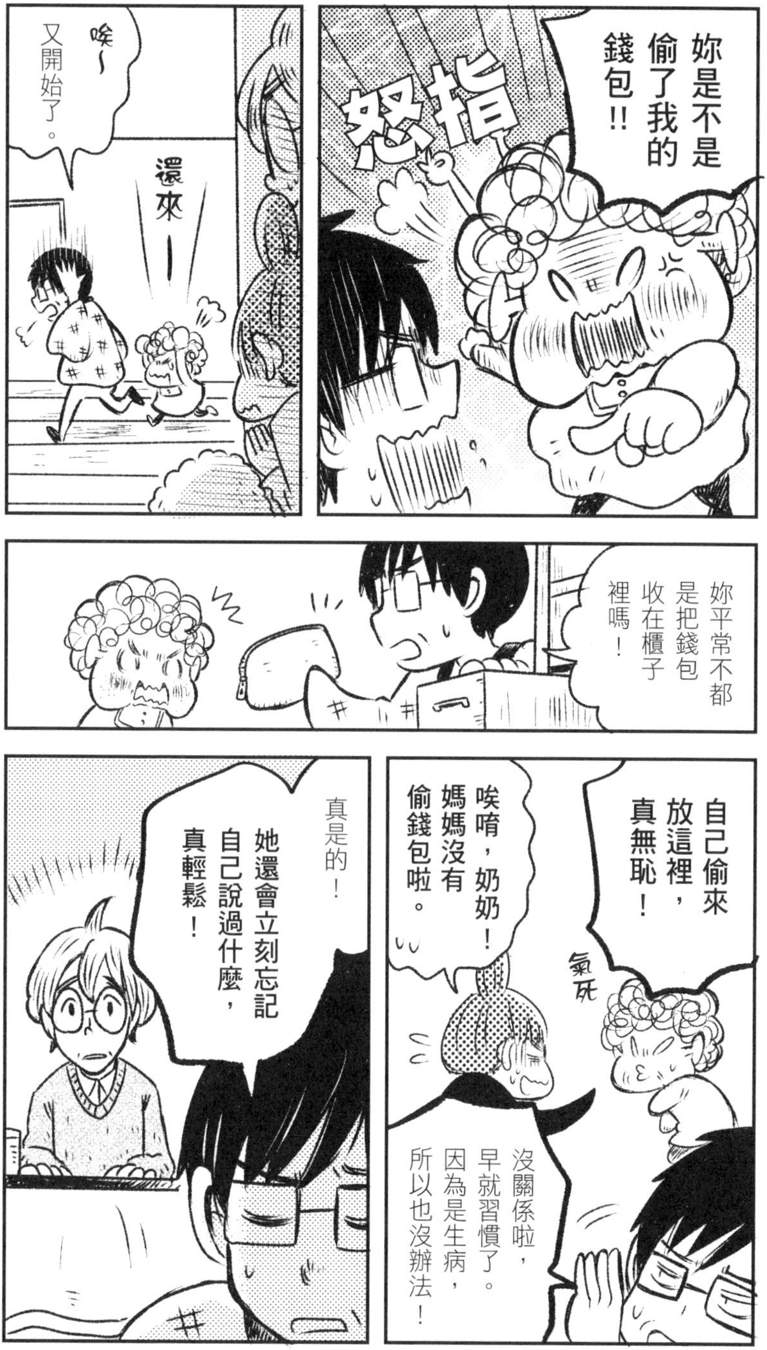
妳是不是偷了我的錢包!!
怒指
唉~又開始了。
還來ー
妳平常不都是把錢包收在櫃子裡嗎!
自己偷來放這裡,真無恥!
氣死
唉唷,奶奶!媽媽沒有偷錢包啦。
沒關係啦,早就習慣了。因為是生病,所以也沒辦法!
真是的!
她還會立刻忘記自己說過什麼,真輕鬆!

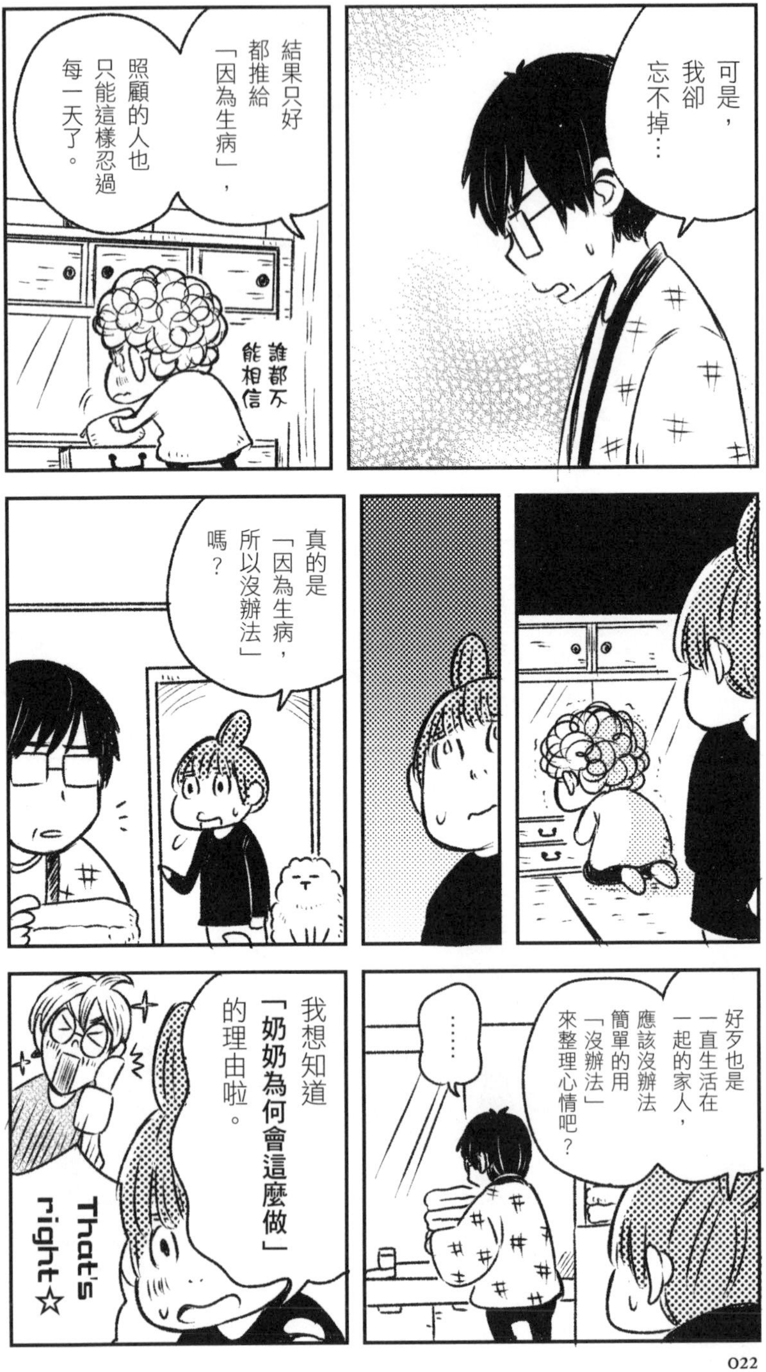
可是，我卻忘不掉…
結果只好都推給「因為生病」，
照顧的人也只能這樣忍過每一天了。
誰都不能相信
真的是「因為生病，所以沒辦法」嗎？
好歹也是一直生活在一起的家人，
應該沒辦法簡單的用「沒辦法」來整理心情吧？
……
我想知道「奶奶為何會這麼做」的理由啦。
That's right☆

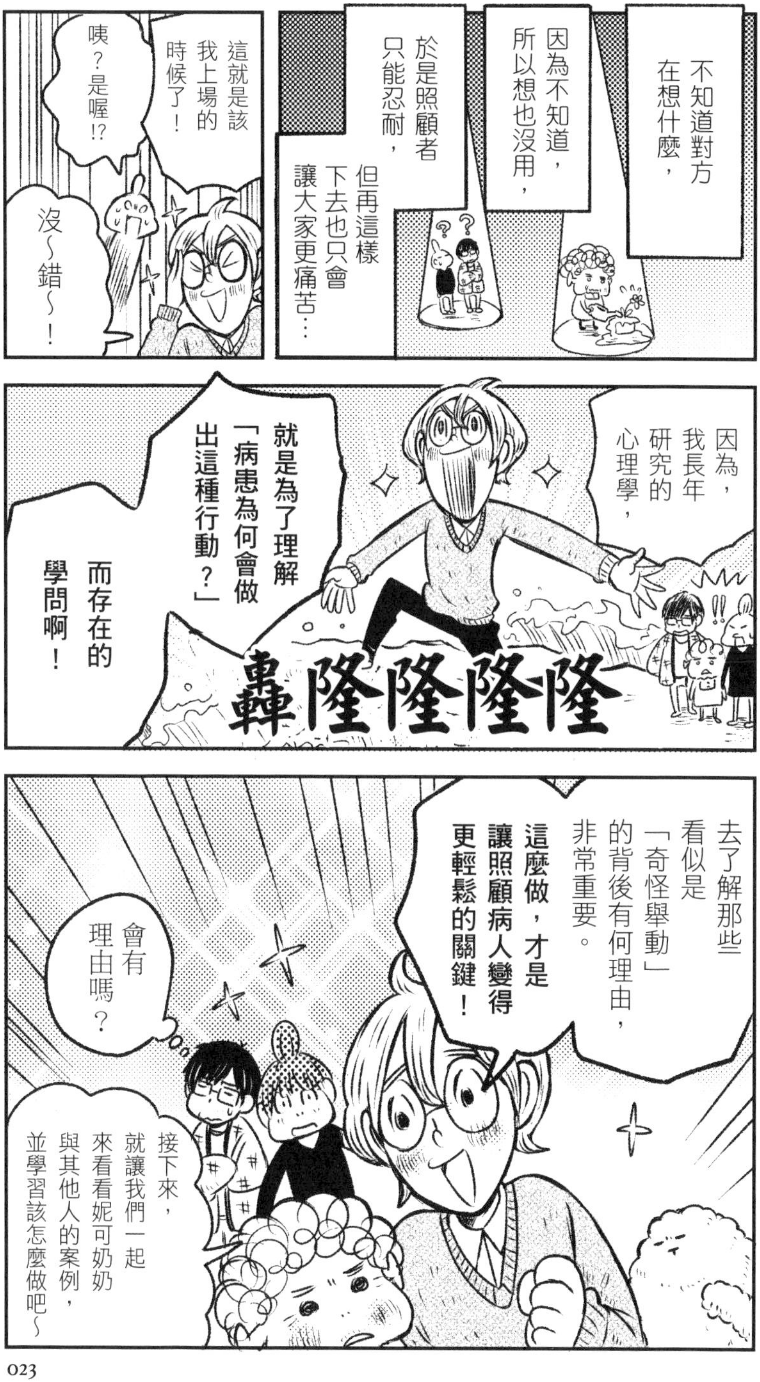

不知道對方在想什麼，
因為不知道，所以想也沒用，
於是照顧者只能忍耐，
但再這樣下去也只會讓大家更痛苦…
這就是該我上場的時候了！
咦？是喔!?
沒～錯～！
因為，我長年研究的心理學，
就是為了理解「病患為何會做出這種行為？」
而存在的學問啊！
轟隆隆隆隆
去了解那些看似是「奇怪舉動」的背後有何理由，非常重要。
這麼做，才是讓照顧病人變得更輕鬆的關鍵！
會有理由嗎？
接下來，就讓我們一起來看看妮可奶奶與其他人的案例，並學習該怎麼做吧～

序章

何謂失智症？

大家好，我是專門研究老年行動學的佐藤真一。我主要是從心理學的觀點去研究失智症。就如同漫畫中所介紹的，我也會走遍四方蒐集失智症案例……這樣講可能有點太誇大了，但總之，我常和老人服務中心的看護人員一起，持續研究高齡者的行為事例。

其實，我的祖母跟妮可奶奶一樣，都得了失智症（當時稱作「癡呆症」）。我讀小學四年級時，祖母開始會對我母親，也就是她自己的親生女兒說：「請問您是哪位？」隨著症狀越來越嚴重，我母親的照護負擔也不斷增加，以致於無法顧及家事，因此使得父親心生不滿。而我和我弟弟也因感受到家中氣氛不佳，而老是在吵架。妮可家所遭遇的「照顧失智症患者導致家庭失和」，我也經歷過。

†由心理學的角度來研究失智症

我長大後，開始想學習一些關於失智症的知識，於是就一邊上大學，一邊到東京都老人綜合研究所（現在的東京都健康長壽醫療中心）內學習，畢業後便直接在那間研究所內工作。我在那裡針對高齡者的行動，做了各式各樣的研究。有一次，我對住在高齡者福利機構內的老人家進行研究，並開始和該機構的工作人員開研討會，一起討論各自帶來的「為這種事感到困擾的話，該怎麼辦」案例。

那是一九八〇年左右的事，當時還沒有所謂的照護方法論。因此，我們是從零開始討論起，如何照顧老人機構裡的癡呆症或失語症患者。這個事例研討會變成了日後的「日本老年行動科學學會」。即使該學會現已遷移到大阪大學，但仍然會以每月一回的頻率，在當地的老人機構召開研討會。

我的專業領域是從心理學的角度，去研究如何照顧失智症患者。特地說「從心理學的角度」是有意義的。若從教育學與教育心理學的關係來思考，就會發現教育學是指如何教育，說起來算是站在老師這邊的研究。教育心理學則是站在學生那邊的研究。

同樣的，以心理學的角度做失智症的研究，其實就是在研究「被照顧的那一邊」，而不是「照顧的那一邊」。

若能理解失智症患者的心理狀態，並舒緩他的症狀，那麼負責照顧他的家人也會輕鬆許多。這就是我的信念。

†失智症是什麼？

本章所介紹的失智症定義，皆以DSM-5為基準，即美國精神醫學學會的精神疾病診斷與統計手冊。

該學會於二〇一三年發表了DSM-5的最新修訂版，但日本目前是使用它的前一個版本（DSM-IV-TR），或者採用世界衛生組織（WHO）的國際疾病分類（ICD-10）來作為診斷基準。不過，二〇一八年六月已公布了ICD-11，並於二〇一九年五月提交給WHO大會。其中，失智症的基準也參考了DSM-5加以變更，往後，全世界將以此作為診斷基準。

任何一種診斷基準，都是建立在失智症的特徵——「生活障礙」之上。「由某種腦部病變所致」、「認知機能障礙」、「因以上原因影響到生活機能」，滿足這三個條件時，就會被診斷為失智症。換言之，若生活上沒有障礙，就不是失智症。但是，即使診斷出生活機能障礙，也無法靠醫學解決，對吧？失智症的診斷基準建立在「照護」或「家人的支持」之前提上，是一種相當特殊的疾病。

漫畫中已介紹過，有些病患即使腦部出現疾病，卻不會被診斷為失智症，不過有時候，即便有認知機能衰退與生活障礙的問題，也不等於就是失智症。

比方說，雖說是「作為廢用症候群的失智症症狀」，但持續陷入繭居狀態等過度不活潑的狀態中，就有機會出現認知機能衰退的症狀。另外，「譫妄」則是腦的活性產生變化，導致突然說出奇怪的話，或是呈現昏沉狀態等，這都是疾病引發的興奮。雖然失智症患者也會出現這些症狀，不過因為往往還有其他的原因，所以需要一一排除掉那些原因。

此外像是高齡者的憂鬱症，也有可能造成認知機能障礙。這就叫做假性失智症。這種情況只需服用抗憂鬱症藥物，或進行一些治療，即可獲得改善，因此不會被診斷成失智症。

†若將有失智風險的人也算進來，則日本共有一千萬名病患

其實，日本尚未將「雖然因某種腦部病變而導致認知機能障礙，卻沒有對生活機能造成影響」的狀態視為生病，但DSM-5已將此視為「輕度認知障礙（MCI：Mild Cognitive Impairment）」。這代表已出現容易轉變成失智症的症狀，只要追蹤五年，便會發現最多約有一半的人會演變成失智症，因此，這些人可說是「失智症預備軍」。

根據二〇一二年的國家發表，日本約有四百萬人屬於MCI。而同一年的失智症患者約有四百六十二萬人。厚生勞動省指出，六十五歲以上的失智症盛行率約15%，以此為基準的話，則二〇一八年的失智症患者約有五百零三萬人。MCI患者也會增加至四百六十萬人左右。這樣一來，若把MCI患者也算進來，則全日本有近一千萬人飽受知能退化之苦。

我要再說一次，作為全球診斷指標的WHO國際疾病分類（ICD-10），已經修改了失智症的診斷基準，並於二〇一九年的大會上通過修改。因此，日本總有一天也會將MCI視為疾病，而且說不定還得面對一千萬名失智症患者的醫療處置。

†認知、認知機能是什麼？

在漫畫中，妮可她們看見蘋果後，便做出了「紅色、圓形、有香味，所以是蘋果」的判斷（第十四頁）。說得更詳細一點，在看到蘋果時，「知覺」會捕捉「紅色」、「香甜氣味」、「表面光滑」等訊息。而「認知」則會透過這些訊息，辨認出

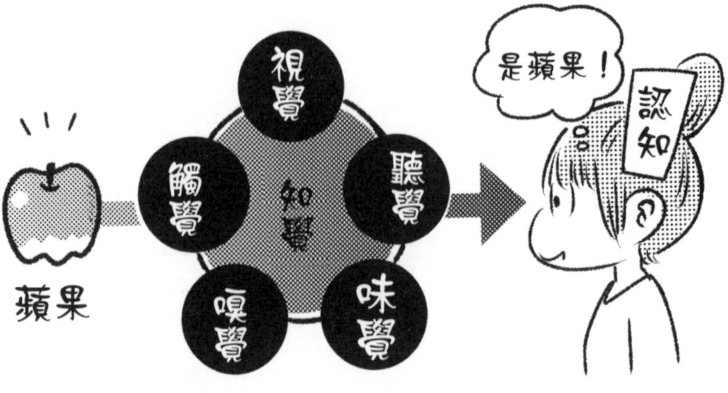

圖1 知覺與認知的差別

那是「蘋果」。然後，進行認知時所需的資訊處理能力，就叫做「認知機能」（圖1）。

若把和失智症有關的認知機能說得更加專業一點，那麼各機能的名稱，即是第十五頁所舉的「整體注意力、執行（實行）機能、學習與記憶、語言、知覺．運動、社會認知」，而這些機能的障礙，就會變成失智症的症狀顯現出來，例如：健忘、判斷力降低、不知道自己何時在何地、表達困難……。在下一章，我會以妮可奶奶的行動為例，對這些障礙一一做講解。

†肇因疾病與知能障礙的關係

如同第十五頁的圖案所示，人腦的各個部位都有各自負責的認知機能。由於肇因疾病造成的腦部損傷部位不盡相同，所以顯現出來的認知機能障礙也不一樣。

在我剛開始研究失智症的一九八〇年代，主要的肇因疾病是血管疾病，大多數都是腦溢血的後遺症。中風一旦發作，就會造成身體麻痺，而反覆發作，則會引發失智症。中風會造成半身麻痺，右半身麻痺的人是大腦左半球受損，因此，引發失語症的機率較高。左腦的運動皮層附近有語言運動區，所以才會變成右半身動不了，且無法講話。

後來，人們研發出更好的藥，使血管病變不再像以往那麼嚴重，但另一方面，隨著平均壽命延長，阿茲海默症的病患也跟著增加。阿茲海默症是負責管理情節記憶的顳葉萎縮了，因此很難記住剛剛發生的事（關於記憶力衰退的部分，請見第二、三章）。

路易氏體疾病會損害負責管理看法的部分，額葉、顳葉病變則會損害控制情緒的部分。就像這些例子一樣，各種肇因疾病所造成的症狀相差甚遠，因此在最新的研究中，「要連同肇因疾病一起診斷、治療，而不是把它們統合成單一的『失智症』」的觀念也越來越強。

†老化型健忘與失智症的差別

因為失智症很難診斷，所以，如果是非專科的醫師，通常的處理順序就是依照診斷基準進行診斷。若病人的分數太低，便有可能是失智症。接著就是照ＭＲＩ與聯絡專家。然後，專家看過ＭＲＩ後，才能診斷出「由於腦部有萎縮跡象，因此是阿茲海默症」。

無生活障礙的ＭＣＩ尤其難診斷，要分辨出之後到底會「發展成記憶障礙，變得像失智症那樣影響正常生活」，還是會變成「雖然記憶力有點衰退，但主要是因為年紀變大，而且也不太會繼續惡化」，是一件相當困難的事。

硬要說的話，兩者的差異就在於，老化的健忘就是「想不起來」，阿茲海默症造成的失智症健忘則是「不記得」。「明知道想要講什麼，卻講不出來……」這種大多是老化所造成的健忘。

因此，近來在更新駕照時的記憶檢查中，只要依照提示作答就行了。測驗方式是先看十六張圖，然後再回想剛剛看到什麼。若被問到「當中有沒有樂器？」那麼，能夠想起「有管風琴」的人，就代表記起來了。只不過，老化所造成的認知機能衰退，只會使人無法「搜尋」記憶而已。至於根本無法記住，或是無法將「樂器與管風琴」這兩個相關事物連結在一起的，就是失智症。

†當你覺得「好奇怪……」時

妮可家的情況是，妮可奶奶會把換洗衣物丟進馬桶內，或是把供佛的飯放進微波爐裡等等。即使妮可奶奶有這些行為，妮可她們依舊以為那是「老化的錯」。

區分老化與失智症確實是非常困難的事，但是從「診斷基準包含了『生活上有障

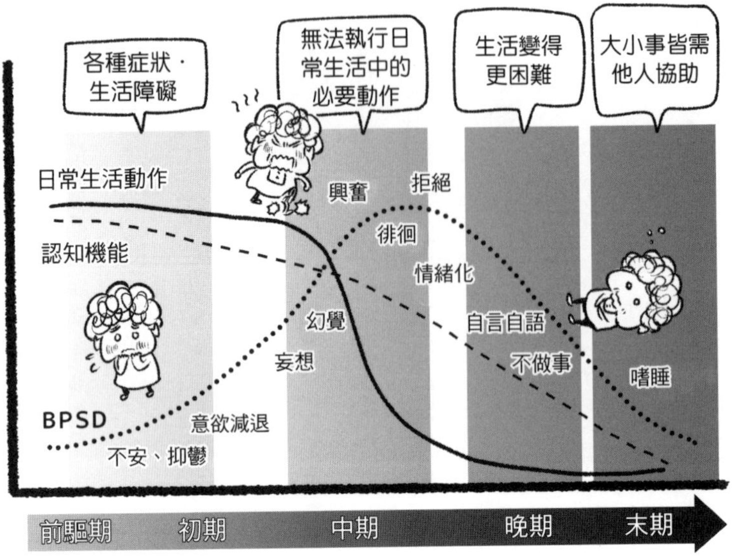
各種症狀・生活障礙
無法執行日常生活中的必要動作
生活變得更困難
大小事皆需他人協助
日常生活動作
認知機能
BPSD
興奮
拒絕
徘徊
情緒化
幻覺
妄想
自言自語
不做事
嗜睡
意欲減退
不安、抑鬱
前驅期
初期
中期
晚期
末期

圖2 阿茲海默症型失智症的症狀
（西川隆依2010年資料製作）

礙』」的角度來思考的話，一旦家人開始覺得「奇怪喔」的時候，就可以懷疑是不是失智症，不妨到醫院檢查一下。

覺得家人的行為有點奇怪時，就先找家庭醫師商量吧。尤其現在，地區診所的醫生都參加過失智症的研修、受過訓練，因此具有一定程度的相關知識。現在失智症的診斷已少不了MRI，因此遇到診所難以診斷的情況，就需要轉往合作的醫院繼續進行檢查。

專門治療失智症的醫師有神經內

科醫師、精神科醫師。兩者的差異在於，神經內科的專科醫師是專門診治「阿茲海默症」、「路易氏體疾病」等腦部病變（本書中所說的肇因疾病）；精神科的專科醫生則是專門診治「阿茲海默症型失智症」、「路易氏體失智症」等包含行動障礙在內的失智症。

有些人會覺得難以踏進精神科，因此有時候也會以「心靈診所」等名稱來稱呼精神科。近來連「健忘門診」這種專門診療失智症的科別都有了。

還有另一個建議：試著去社會福利服務中心求助。這是依轄區分配設置的服務中心，內有護理支援專家、社會福利專家或護士提供諮詢服務。不只是失智症，遇到其他與照護有關的難題時，最好的辦法就是找他們商量。有時候經過專家判斷後，也會幫忙轉介到相關機構或醫療單位。

失智症患者在偶爾來訪的親戚或客人面前，也許會掩飾得很好，因此外人可能難以察覺問題。但也常發生這種情況——只有過年才見面的親戚注意到：「咦？他整個人變好多」。

日本人被「由家人照顧才是幸福」的觀念綁死。其實，許多家庭都把照顧病人的問題往自己身上攬，就跟現在的妮可家一樣。有些人或許會想：「怎麼可能依靠現在無法在場的人？」但是，正因為很辛苦，所以更不應該關起門來。與醫院、親戚或地區共享情報也是相當重要的一件事。

Q1
為何會說「錢被偷了」、「被搶了」？

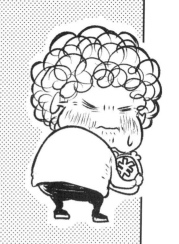

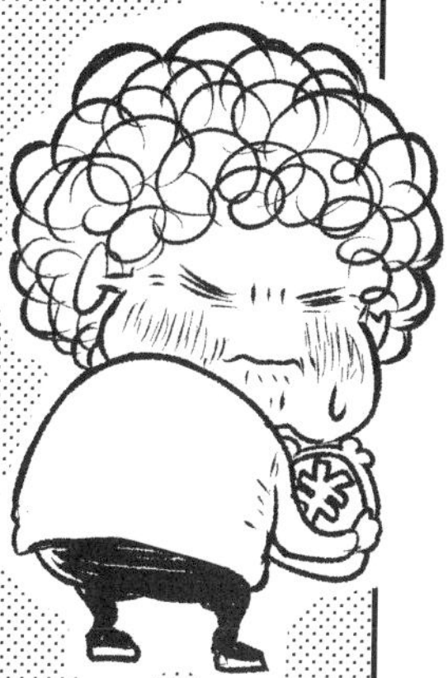

〇可能的原因

記憶障礙、定向力障礙※、邏輯思考障礙

〇提高發生頻率的誘因

不安感、孤獨感、疏遠感、不信任

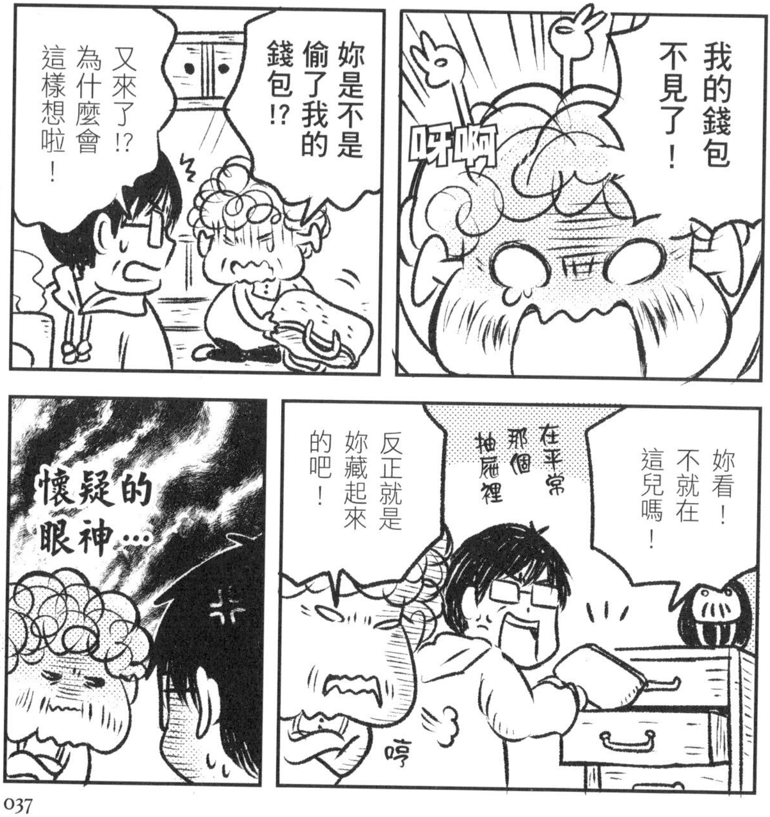
我的錢包不見了！
呀啊
妳是不是偷了我的錢包!?
又來了!? 為什麼會這樣想啦！
妳看！不就在這兒嗎！
在平常那個抽屜裡
反正就是妳藏起來的吧！
哼
懷疑的眼神…

※在時間與空間之中替自己定位的能力出問題。第七章有詳細說明。

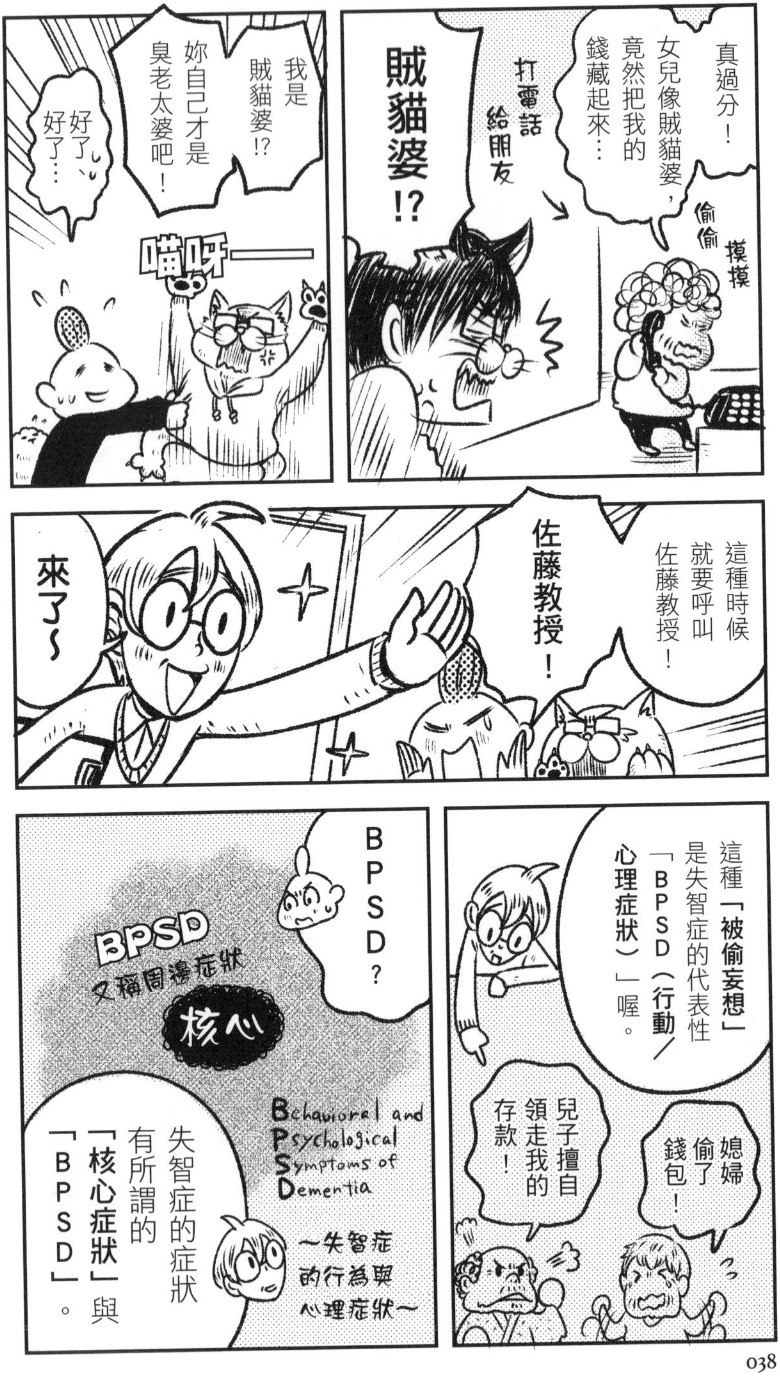
真過分！女兒像賊貓婆，竟然把我的錢藏起來…
偷偷摸摸
打電話給朋友
賊貓婆!?
我是賊貓婆!?
妳自己才是臭老太婆吧！
喵呀——
好了、好了…
這種時候就要呼叫佐藤教授！
佐藤教授！
來了～
這種是失智症的代表性「被偷妄想」「BPSD（行動／心理症狀）」喔。
媳婦偷了錢包！
兒子擅自領走我的存款！
BPSD？
BPSD
又稱周邊症狀
核心
Behavioral and Psychological Symptoms of Dementia
～失智症的行為與心理症狀～
失智症的症狀有所謂的「核心症狀」與「BPSD」。

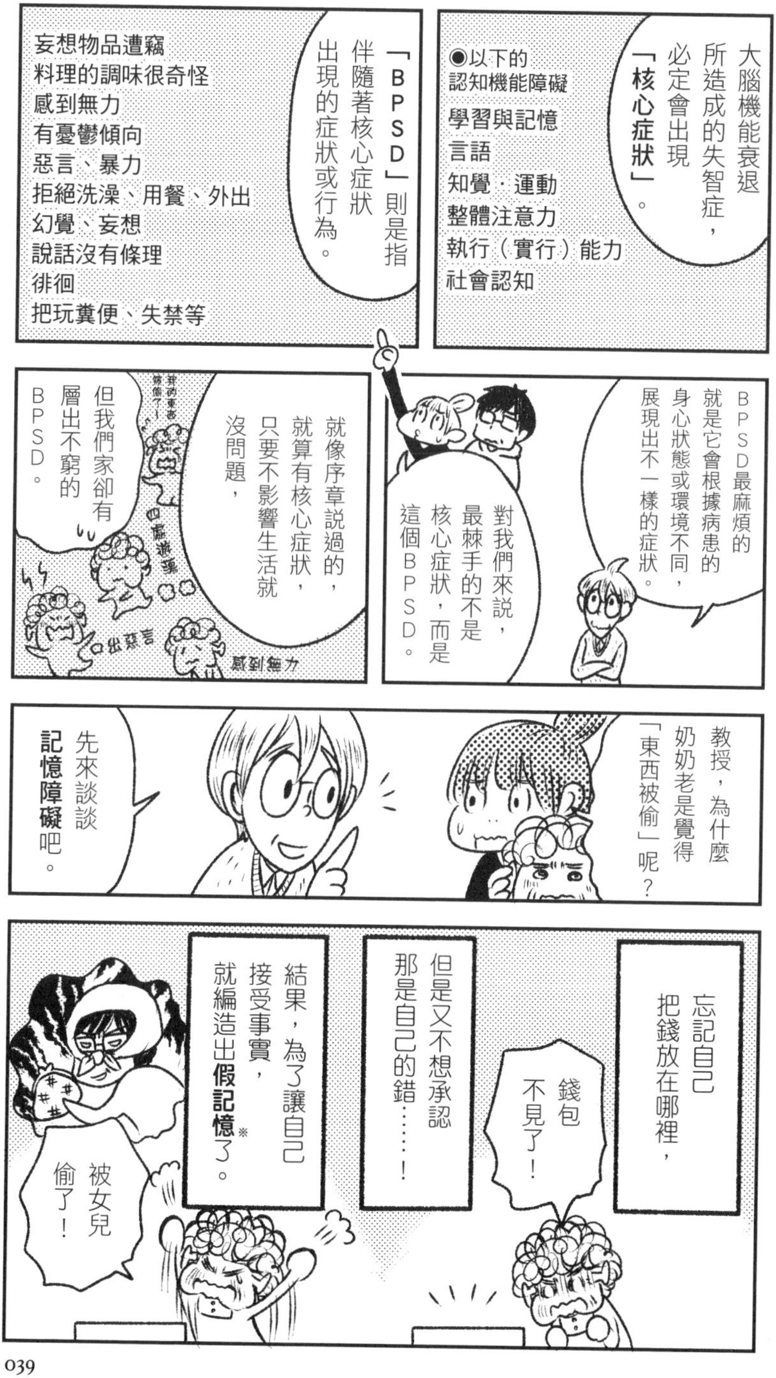

大腦機能衰退所造成的失智症，必定會出現「核心症狀」。
◉以下的認知機能障礙
學習與記憶
言語
知覺・運動
整體注意力
執行（實行）能力
社會認知
「BPSD」則是指伴隨著核心症狀出現的症狀或行為。
妄想物品遭竊
料理的調味很奇怪
感到無力
有憂鬱傾向
惡言、暴力
拒絕洗澡、用餐、外出
幻覺、妄想
說話沒有條理
徘徊
把玩糞便、失禁等
BPSD最麻煩的就是它會根據病患的身心狀態或環境不同，展現出不一樣的症狀。
對我們來說，最棘手的不是核心症狀，而是這個BPSD。
就像序章說過的，就算有核心症狀，只要不影響生活就沒問題，
但我們家卻有層出不窮的BPSD。
出惡言
感到無力
教授，為什麼奶奶老是覺得「東西被偷」呢？
先來談談**記憶障礙**吧。
忘記自己把錢放在哪裡，
錢包不見了！
但是又不想承認那是自己的錯……！
結果，為了讓自己接受事實，就編造出**假記憶**※了。
被女兒偷了！

※想像出實際上沒體驗過的事情。

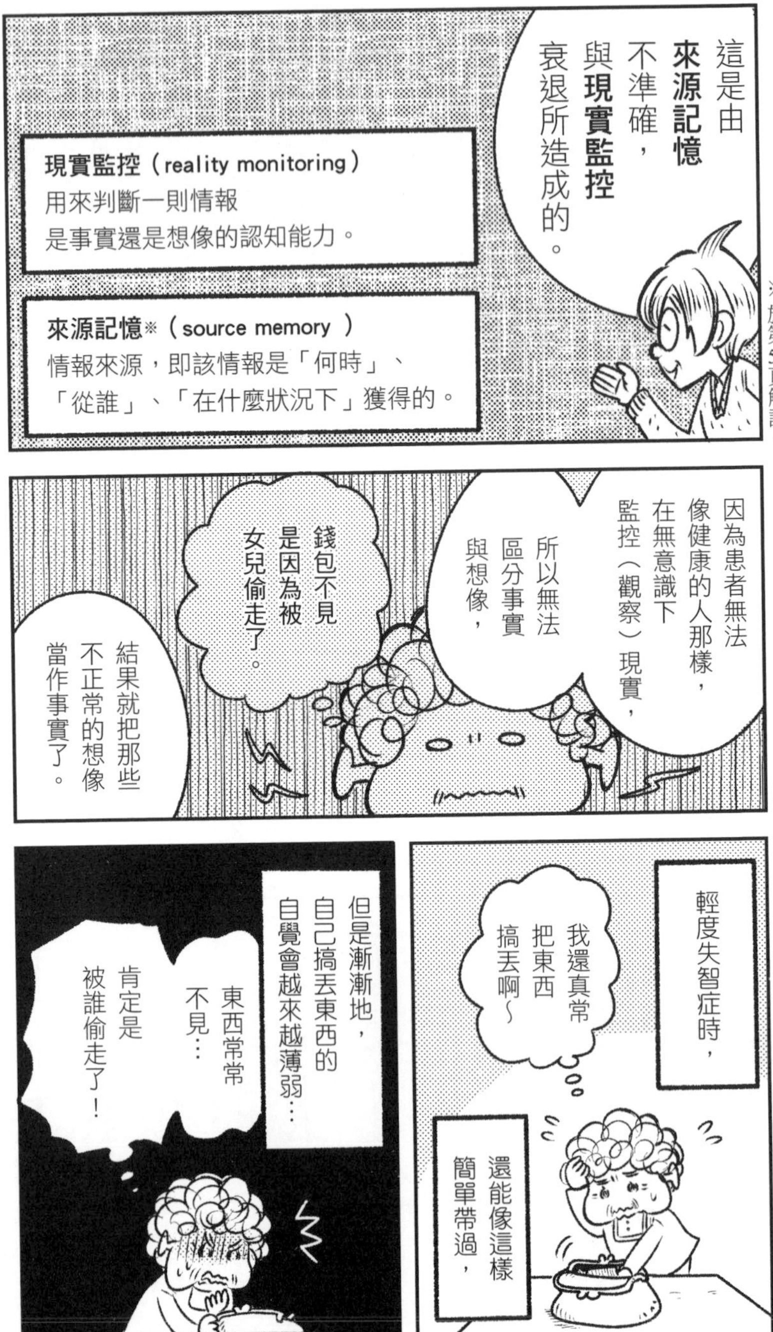

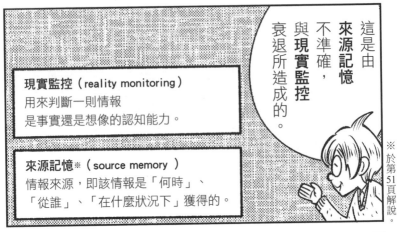

這是由**來源記憶**不準確，與**現實監控**衰退所造成的。
※於第51頁解說。
現實監控（reality monitoring）
用來判斷一則情報
是事實還是想像的認知能力。
來源記憶※（source memory ）
情報來源，即該情報是「何時」、
「從誰」、「在什麼狀況下」獲得的。
因為患者無法像健康的人那樣，在無意識下監控（觀察）現實，
所以無法區分事實與想像，
錢包不見是因為被女兒偷走了。
結果就把那些不正常的想像當作事實了。
輕度失智症時，
我還真常把東西搞丟啊～
還能像這樣簡單帶過，
但是漸漸地，自己搞丟東西的自覺會越來越薄弱⋯
東西常常不見⋯
肯定是被誰偷走了！

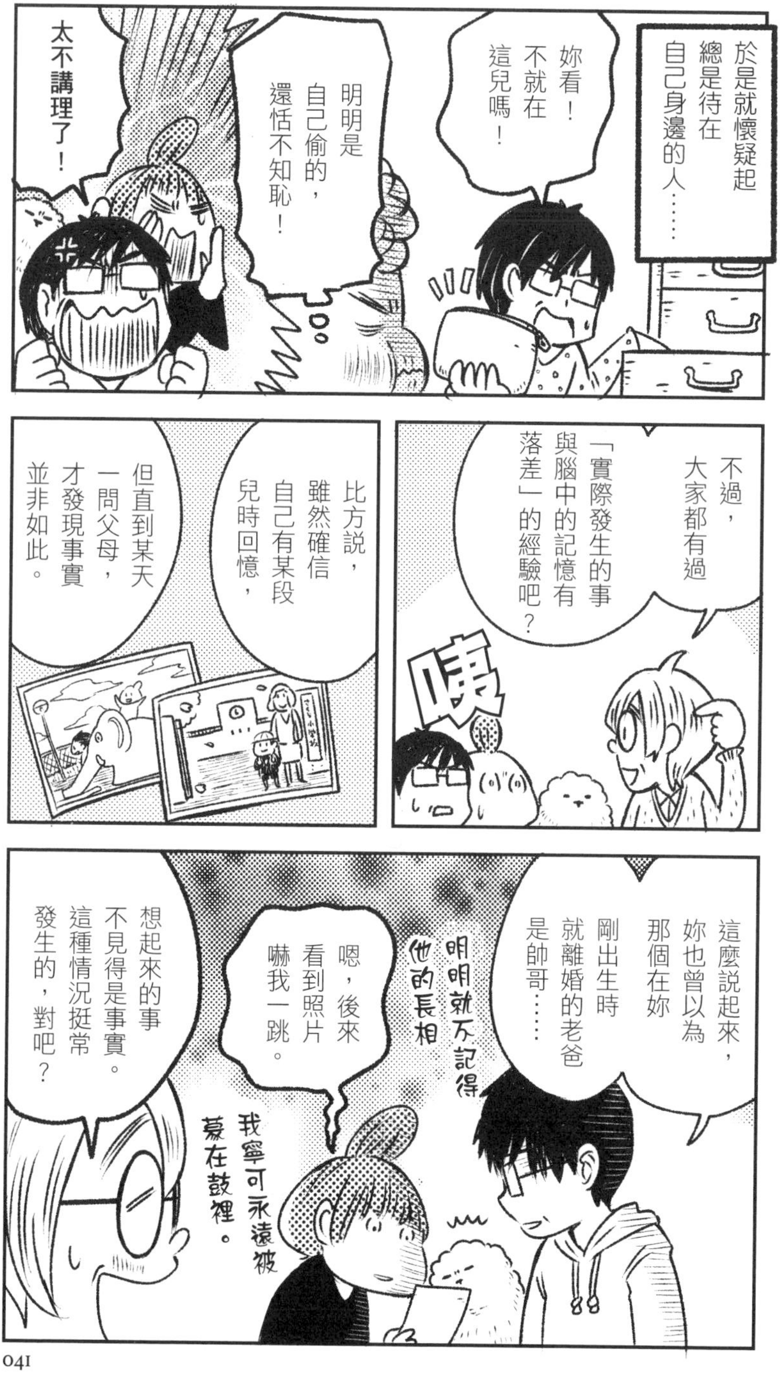

於是就懷疑起總是待在自己身邊的人……
妳看！不就在這兒嗎！
明明是自己偷的，還恬不知恥！
太不講理了！
不過，大家都有過「實際發生的事與腦中的記憶有落差」的經驗吧？
咦
比方說，雖然確信自己有某段兒時回憶，
但直到某天一問父母，才發現事實並非如此。
這麼說起來，妳也曾以為那個在妳剛出生時就離婚的老爸是帥哥……
明明就不記得他的長相
嗯，後來看到照片嚇我一跳。
我寧可永遠被蒙在鼓裡。
想起來的事不見得是事實。這種情況挺常發生的，對吧？

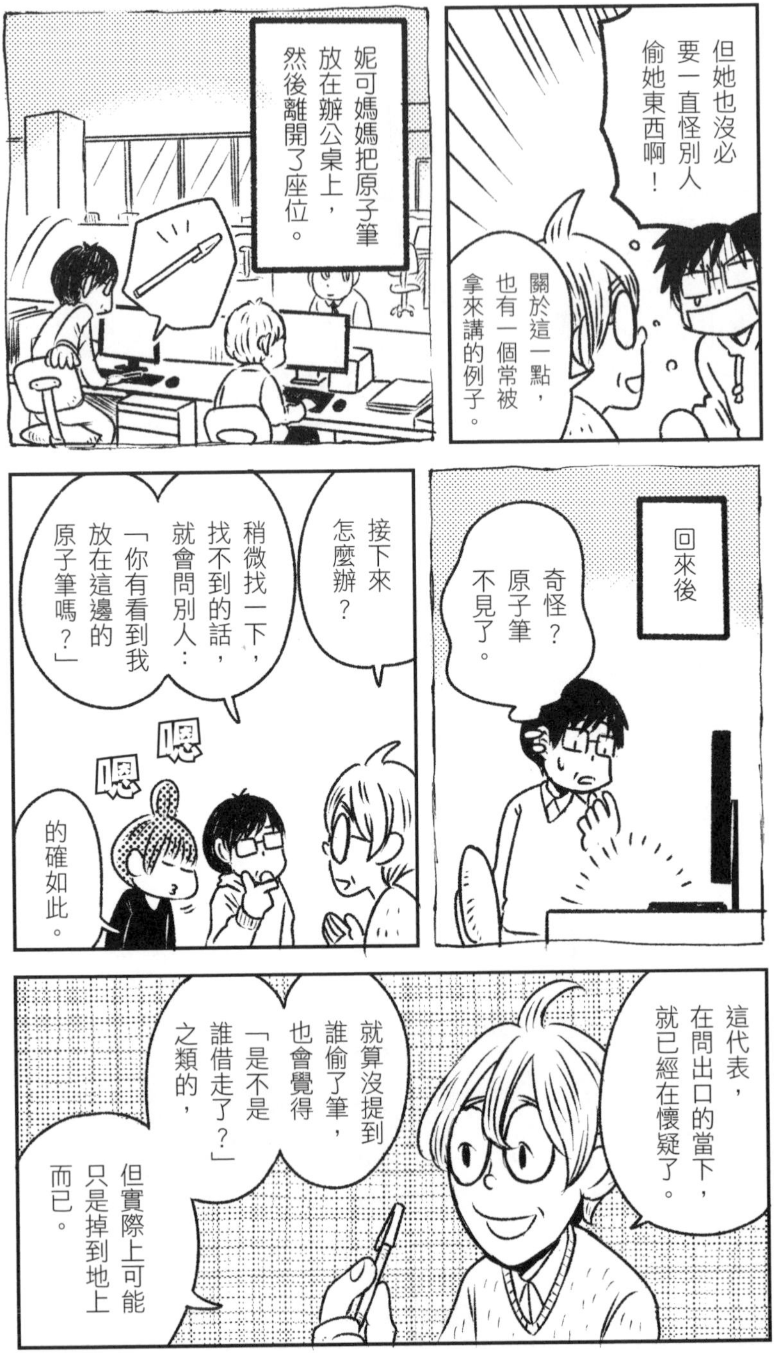
但她也沒必要一直怪別人偷她東西啊！
關於這一點，也有一個常被拿來講的例子。
妮可媽媽把原子筆放在辦公桌上，然後離開了座位。
回來後
奇怪？原子筆不見了。
接下來怎麼辦？
稍微找一下，找不到的話，就會問別人：「你有看到我放在這邊的原子筆嗎？」
嗯
嗯
的確如此。
這代表，在問出口的當下，就已經在懷疑了。
就算沒提到誰偷了筆，也會覺得「是不是誰借走了？」之類的，
但實際上可能只是掉到地上而已。

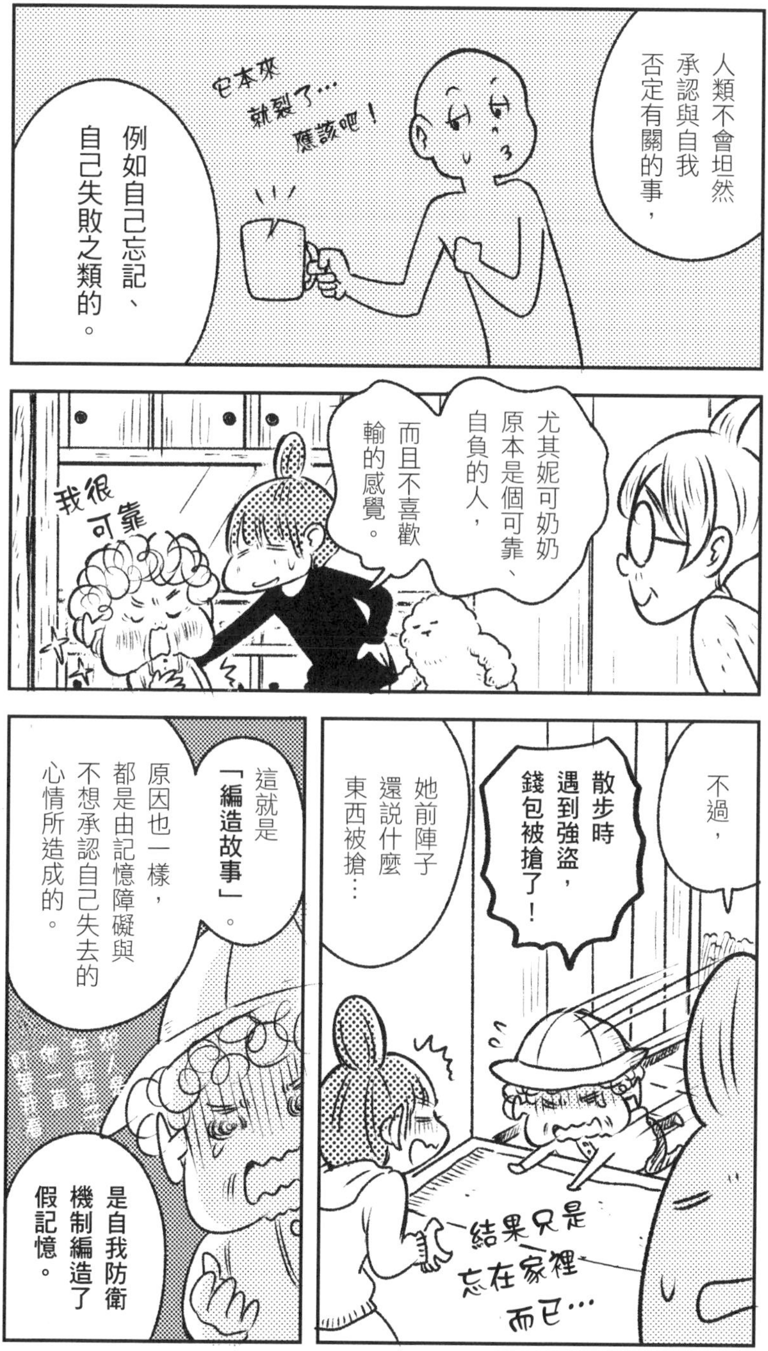
人類不會坦然承認與自我否定有關的事，
它本來就裂了…應該吧！
例如自己忘記、自己失敗之類的。
尤其妮可奶奶原本是個可靠、自負的人，
而且不喜歡輸的感覺。
我很可靠
不過，
散步時遇到強盜，錢包被搶了！
她前陣子還說什麼東西被搶…
結果只是忘在家裡而已…
這就是「編造故事」。
原因也一樣，都是由記憶障礙與不想承認自己失去的心情所造成的。
是自我防衛機制編造了假記憶。

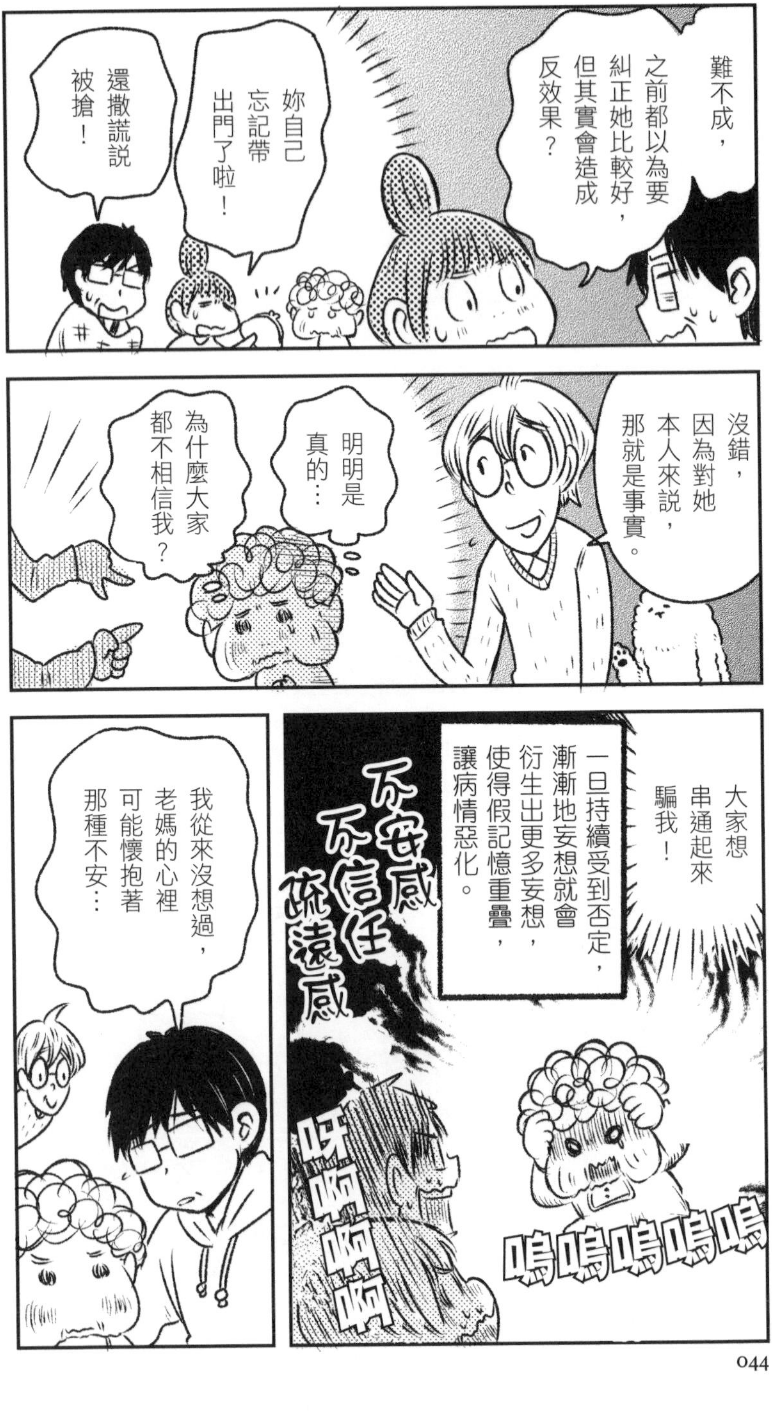
難不成，之前都以為要糾正她比較好，但其實會造成反效果？
妳自己忘記帶出門了啦！
還撒謊說被搶！
沒錯，因為對她本人來說，那就是事實。
明明是真的…
為什麼大家都不相信我？
大家想串通起來騙我！
一旦持續受到否定，漸漸地妄想就會衍生出更多妄想，使得假記憶重疊，讓病情惡化。
不安感
不信任
疏遠感
嗚嗚嗚嗚嗚
呀啊啊啊
我從來沒想過，老媽的心裡可能懷抱著那種不安…

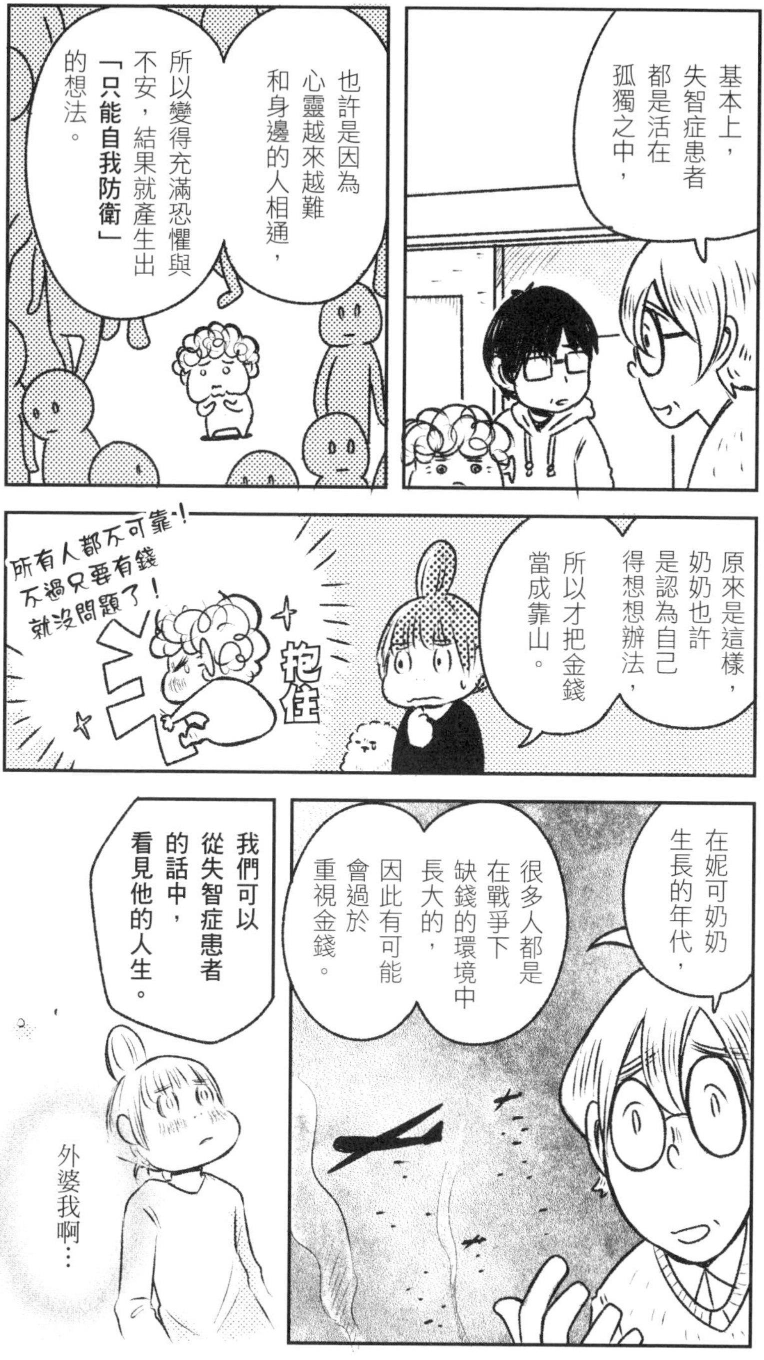
基本上，失智症患者都是活在孤獨之中，
也許是因為心靈越來越難和身邊的人相通，
所以變得充滿恐懼與不安，結果就產生出「只能自我防衛」的想法。
原來是這樣，奶奶也許是認為自己得想想辦法，
所以才把金錢當成靠山。
所有人都不可靠！不過只要有錢就沒問題了！
抱住
在妮可奶奶生長的年代，
很多人都是在戰爭下缺錢的環境中長大的，
因此有可能會過於重視金錢。
我們可以從失智症患者的話中，看見他的人生。
外婆我啊⋯⋯

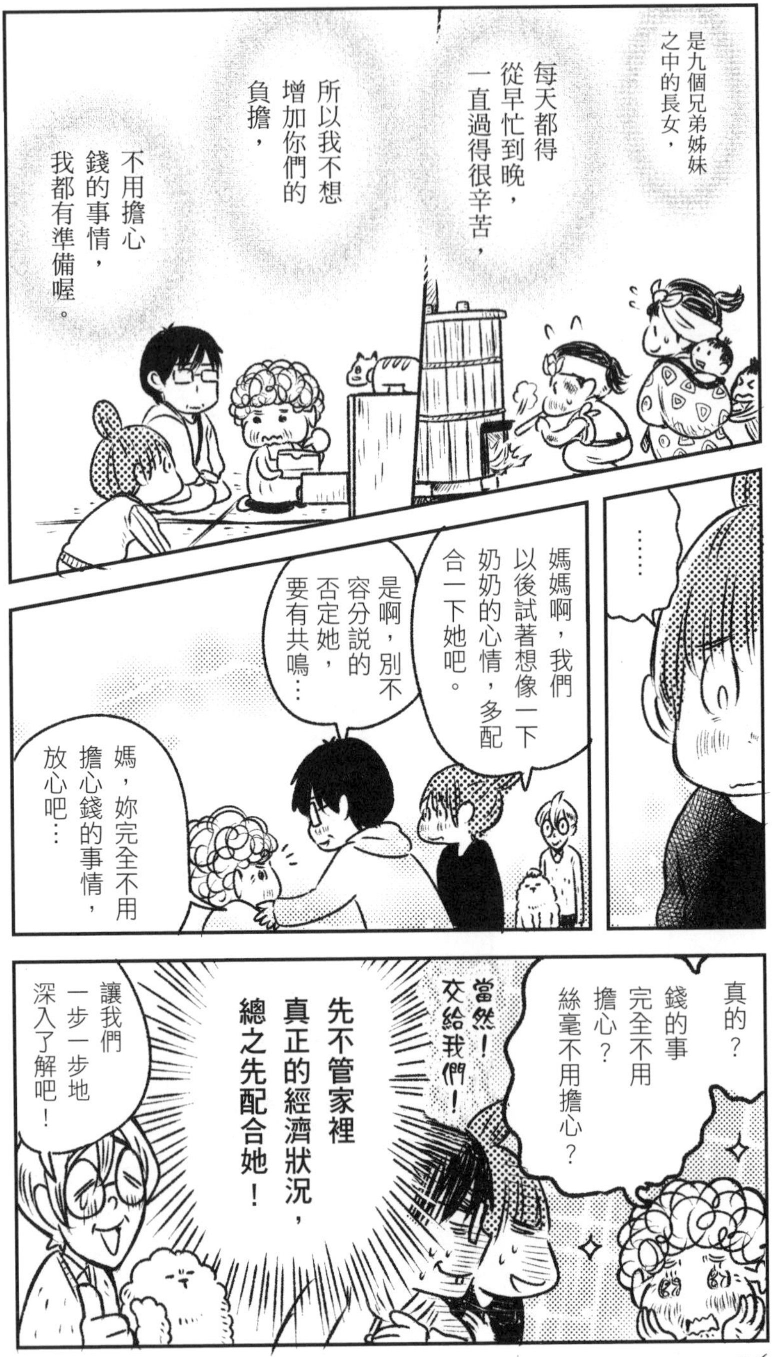
是九個兄弟姊妹之中的長女，
每天都得從早忙到晚，一直過得很辛苦，
所以我不想增加你們的負擔，
不用擔心錢的事情，我都有準備喔。
……
媽媽啊，我們以後試著想像一下奶奶的心情，多配合一下她吧。
是啊，別不容分説的否定她，要有共鳴…
媽，妳完全不用擔心錢的事情，放心吧…
真的？錢的事完全不用擔心？絲毫不用擔心？
當然！交給我們！
先不管家裡真正的經濟狀況，總之先配合她！
讓我們一步一步地深入了解吧！

當患者氣憤地說「錢被偷了！」的時候——

①同意「錢很重要」，並催促他去尋找。

②請他去找，不要懷疑照顧他的人。

③病患情緒太亢奮時，別跟他搭話，在他冷靜下來之前，先保持距離。

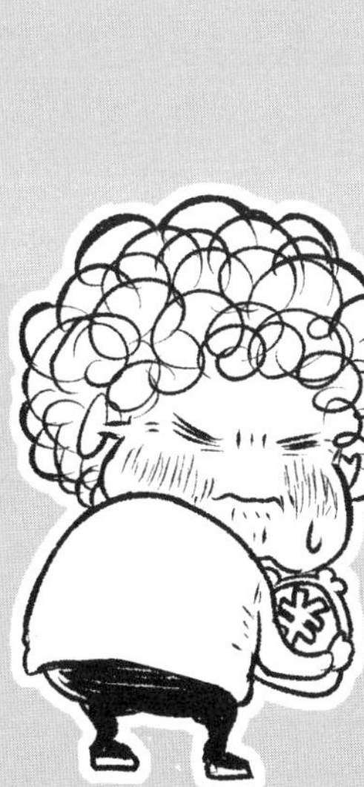

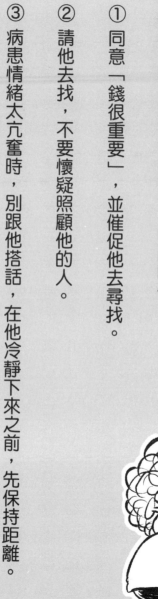

第一章

為何會說「錢被偷了」、「被搶了」？

錢被偷、沒有匯生活費過來……這種「被偷妄想」是失智症患者的常見症狀之一。

奶奶覺得是平時照顧她的媽媽偷了自己的錢包，因此時而責備媽媽，時而向別人傾訴自己受害。就像妮可奶奶家的例子一樣，越是親近的人，越容易遭到懷疑，使得家人在辛苦照護之餘，還要承受不好的回憶，而這也是造成彼此關係惡化的原因之一。

†核心症狀與周邊症狀

首先，我要針對第三十八頁登場的「核心症狀與周邊症狀（BPSD）」做詳細解說。

核心症狀就是第十五頁所寫的，直接由腦部病變引起的症狀。換言之就是「認知機能衰退」，好比學習與記憶、語言、知覺與運動、整體注意力、執行（實行）機能、社會認知這方面的障礙，都屬於認知機能衰退。

至於周邊症狀（BPSD）則是指：雖有認知機能障礙的背景，但主要是由周遭環境、身心壓力所引發的種種症狀。BPSD是周邊症狀的英文簡寫，原為Behavioral and Psychological Symptoms of Dementia，而日文又稱作「行動・心理症狀」（精神行為症狀，見圖3）。

以往，精神醫療方面的研究都以核心症狀為主，並沒有好好地研究過周邊症狀。然而，實際上對負責照顧奶奶的妮可與媽媽造成困擾的，正是這些周邊症狀。

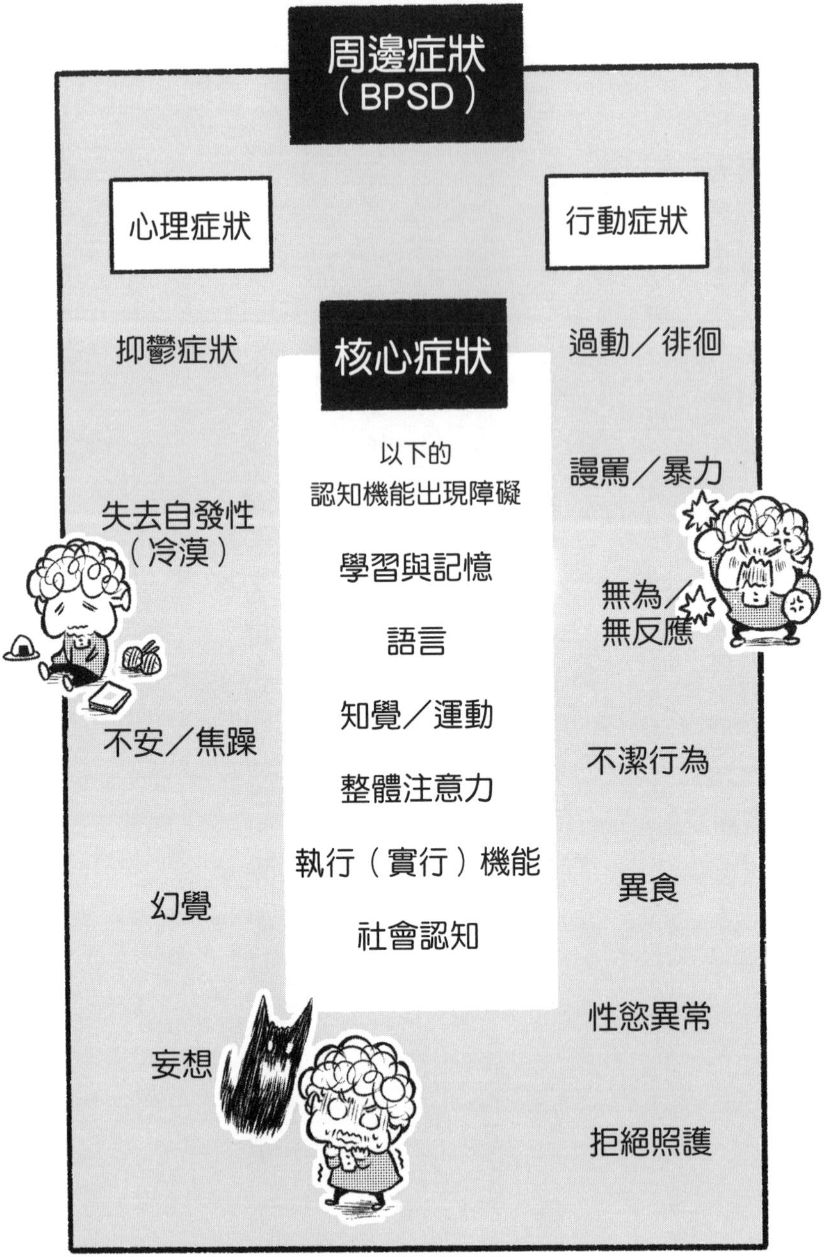
周邊症狀
（BPSD）
心理症狀
行動症狀
抑鬱症狀
失去自發性
（冷漠）
不安／焦躁
幻覺
妄想
核心症狀
以下的
認知機能出現障礙
學習與記憶
語言
知覺／運動
整體注意力
執行（實行）機能
社會認知
過動／徘徊
謾罵／暴力
無為／
無反應
不潔行為
異食
性慾異常
拒絕照護

圖3　核心症狀與主要周邊症狀（BPSD）

周邊症狀又可分成「行為症狀」與「心理症狀」。雖然無法徹底的區分兩者，但基本上，諸如抑鬱、失去動力、不安、焦躁、產生幻覺、妄想等心理症狀，都是屬於精神醫學的治療對象。因此也可說，只要接受精神科診治，請醫生開藥，就能減輕這些症狀。

相反的，行為症狀是由「做這個動作就會受到關注」所引發，因此在此背景之下，我們並不清楚它有何精神醫學上的理由。像是謾罵、暴力、過動、徘徊、異食或性行為異常等問題，都包含在其中，但就拿最具代表性的行為症狀之一「徘徊」來說，目前也尚無藥物可治。

而且，也有人批評說：用「徘徊」來稱呼這種行為，不但無法正確的傳遞事實，還會助長偏見。關於這一點，第八章將有詳細說明。

†引發「被偷妄想」的原因

正如漫畫中解釋過的，之所以會產生被偷妄想，其實是與現實監控機能衰退、來源記憶不明確有關。

現實監控是指「判斷某情報是事實，還是想像」的認知能力。要判斷一件事是否為事實，就要有情報來源的相關記憶，也就是「何時、在哪、透過誰、如何」獲得此情報的。這段記憶就叫做「來源記憶」。然而，得到失智症之後，光是要記住事情都有難度了，而且還有定向力障礙，造成患者無法辨別「何時、何處、何人」，因此必然會使得來源記憶變得不明確（關於定向力障礙，請見第七章）。

有了這方面的記憶問題，造成現實監控機能衰退，無法藉由對照現實與記憶，來判斷情報是否屬於事實。如此一來，患者又怎麼有辦法做出正確的判斷呢？

†自我防衛型的「被偷妄想症」

在「被偷妄想症」的心理層面理由之中，也包含了「自我防衛」。

只要聽聽失智症的人怎麼說，便會發現訴說「沒吃飯／別人不讓他吃飯」的人，幾乎和訴說「錢被偷了」的人一樣多。因為金錢和食物都直接關係到生存，所以自我防衛機制就會想要確保它們、不願失去它們，因此我們可以推論，那些妄想就是來自這種自我防衛心理。

其實，會產生「丈夫／老婆外遇」這種忌妒妄想的，大多是女性。此外，會幻想「陌生男子闖進房裡」的，也都是女性，男性幾乎沒有這種妄想。可見，這也是無法分辨現實時所產生的防衛反應。

這些妄想的背後，或許都藏有那個人長年懷抱的恐懼。

†為何會懷疑身邊的人？

自己遭到懷疑時，即便明白「患者為何覺得東西被偷」，還是會感到傷心、不甘心。

患者之所以懷疑每天辛苦照顧自己的人，純粹是因為那個人「就在自己身邊」。在失智症患者看來，自己的錢包三天兩頭就不見，所以才會覺得：「是那個成天在我身邊傻笑的傢伙偷走的！」於是，這個推測對患者而言，就成了事實。即使照護者壓抑住內心的痛苦，拚命對患者露出笑容，也很難將心意傳達給對方。因為失智症患者連察覺人心的能力都喪失了（我認為這是「喪失心智理論所致」。詳見第十章）。

尤其，很多高齡的失智症婦女，都會以長男或優秀的兒子為榮。妮可家亦是如此。但因為往往都是由女兒來照料患者，所以容易產生「媽媽比較喜歡哥哥，而不是我」、「難道她一直以來都不相信我嗎？」之類的想法也是在所難免。但其實，這是環境上的問題。

妮可奶奶曾四處找親戚、鄰居說「女兒偷錢」。在這種「到處講照護者的壞話」的舉動背後，其實也藏有幾個心理因素。比方說，有些患者對第三者（可能是兒子，也有可能是妮可）特別依戀或執著，便透過講女兒的壞話來接近第三者。相反的，患者也有可能是因為太喜歡女兒，所以產生「透過講壞話來博取女兒注意」的心理。如果是這樣，就代表妮可奶奶感受到非常強烈的孤獨感或疏遠感吧。

漫畫中也解釋過，失智症患者很難領會他人的心思，因此一直活在孤單之中。當孤獨感太強烈時，就有可能透過講女兒壞話，來表達自己遭受到什麼差勁對待，或是對目前所處的環境有何不滿。

†失智症與藥物

最後，我要稍微談談失智症與藥物的關係。

雖然本章的開頭寫著「沒有藥物可以醫治徘徊症狀」，但實際上，醫生有時候也會開出「或許有抑制效果」的精神藥物處方。這是一種抑制過動，使人不會過於活潑的藥物，但說到是否具有直接制止徘徊的效果，其實就沒有什麼關聯了。

日本老年精神醫學會並不怎麼推薦「向失智症的周邊症狀投以精神藥物」。其中的一個理由是，這些藥會降低失智症患者的行動力，使他們受到控制，失去作為一個「人」的特質。而且，目前已知對失智症患者投以精神藥物後，會縮減他們的壽命。再者，不清楚「服用精神藥物是否會與其它藥物交互作用」也是一個問題。

聽妮可說，妮可奶奶每天都要服用將近二十種的藥物。去安養院也會發現，每天服用十幾種藥物的人並非少數。不過，我前陣子剛好和某位知名失智症臨床醫師見過面，而他也說：「要是出現三種藥，我就無法得知它們會產生何種交互作用了。」

†嘗試停藥

以前在研究安養院的病患案例時，發現在出現問題的案例當中，有位明顯服藥過多的病患。於是，我與精神科醫師商討後，便請那位患者暫時停止服用所有的藥物。一陣子過後，當病患出現某種症狀時，就開對應該症狀的藥物給他，結果，那位病患因此變得非常有朝氣。他從原本沒有活力、不講話，連站起來都有困難的狀態，變成可以講話、能夠自己做許多事。

只是，當他開始走路後，便會衍生出跌倒等其他問題，所以我們在知道會有這些問題時，就依序做好了應對措施。

因此，「嘗試暫時停藥」雖然需要勇氣，但我覺得，這似乎是很重要的一件事。當然，也有人會因為停藥導致症狀惡化，因此，最好先找能夠掌握病患所有症狀的綜合診療專科醫師（二〇一八年四月引進日本。能夠在專業領域上，為地方各年齡層之病患進行診療，甚至關懷他們的工作與生活）判斷能否執行。

在現今的縱向醫療體系中，精神科與內科是分開診斷、個別開藥的，因此，服藥量肯定會增加。另外，基本上，照顧患者的人並不是醫生，因此醫生也無法說：「這種症狀我不能開藥，所以請你多下點工夫，用這種方式照顧。」醫生們終究還是會考慮到照顧者的負擔，然後開藥以抑制症狀。

我認為，增加熟知高齡醫療的綜合診療專科醫師，完整掌握病患的治療與照護狀況，並給予適當的藥物治療，這樣才是值得期待的失智症醫療方式。

Q2
為何會不斷問同一件事？

◯可能的原因
記憶障礙
◯提高發生頻率的誘因
不知道時的不安感
得到解答時的安心感

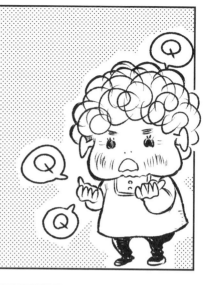

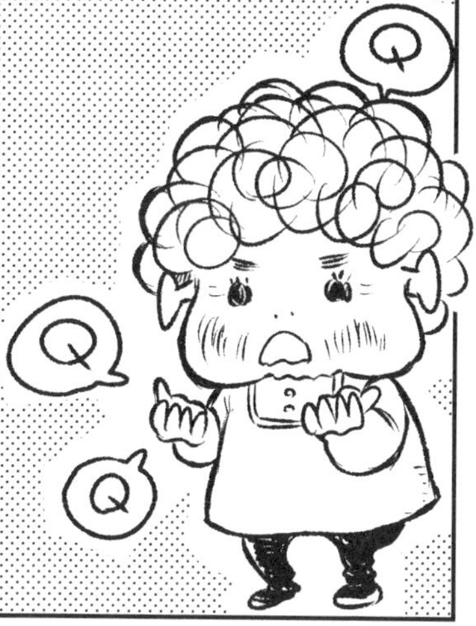
Q
Q
Q

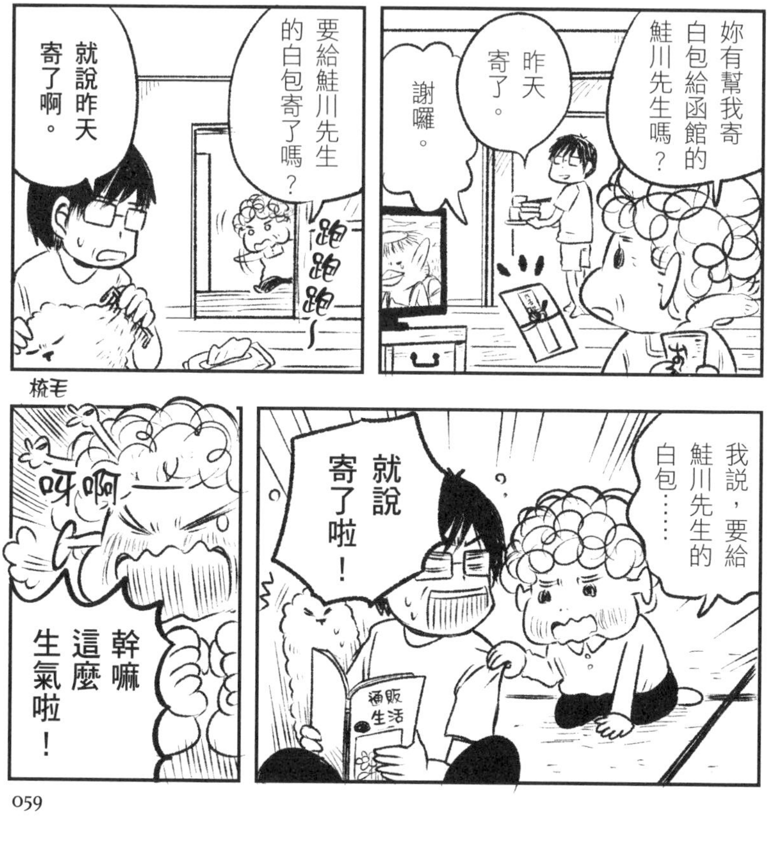
妳有幫我寄白包給函館的鮭川先生嗎？
昨天寄了。
謝囉。
要給鮭川先生的白包寄了嗎？
跑跑跑
就說昨天寄了啊。
梳毛
我說，要給鮭川先生的白包……
就說寄了啦！
通販生活
呀啊—
幹嘛這麼生氣啦！

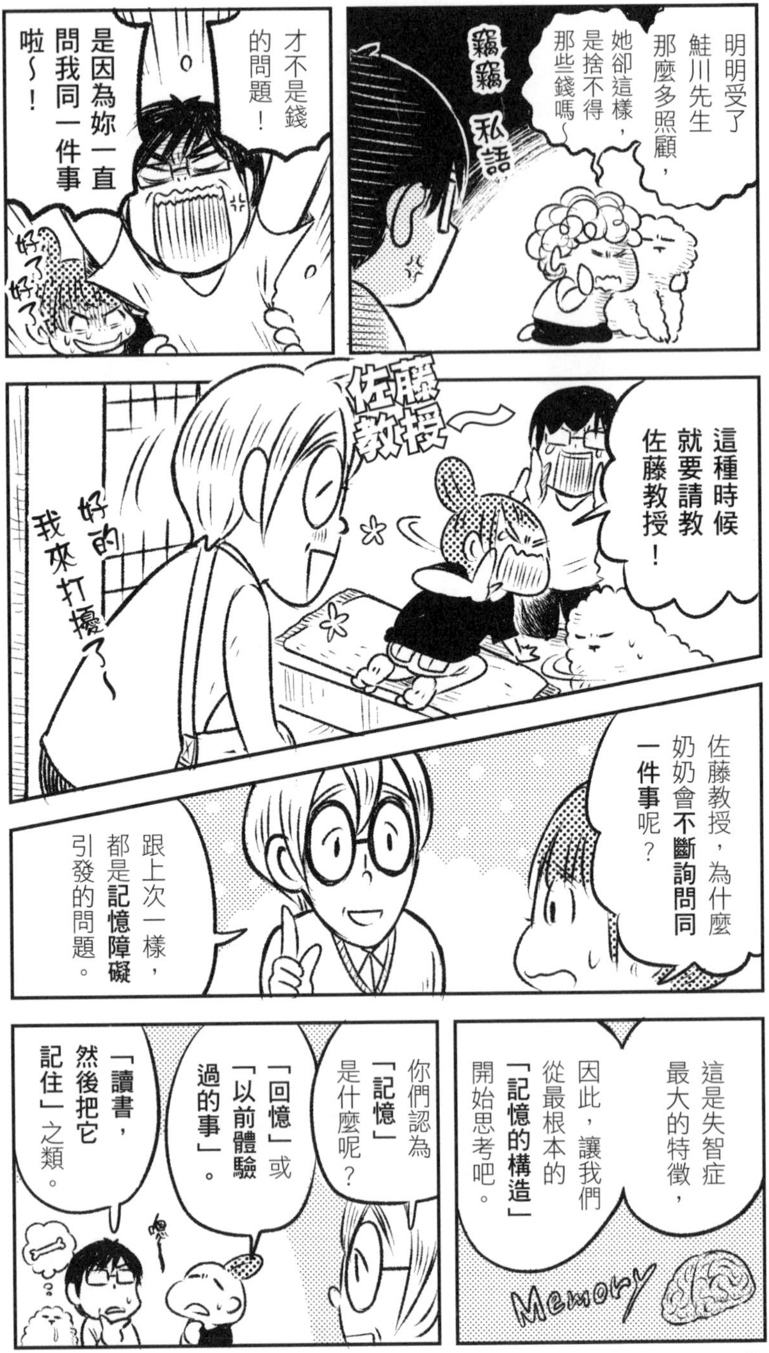
明明受了鮭川先生那麼多照顧，她卻這樣，是捨不得那些錢嗎～
竊竊私語
才不是錢的問題！
是因為妳一直問我同一件事啦～！
好了好了
這種時候就要請教佐藤教授！
佐藤教授～
好的
我來打擾了～
佐藤教授，為什麼奶奶會不斷詢問同一件事呢？
跟上次一樣，都是記憶障礙引發的問題。
這是失智症最大的特徵，
因此，讓我們從最根本的「記憶的構造」開始思考吧。
Memory
你們認為「記憶」是什麼呢？
「回憶」或「以前體驗過的事」。
「讀書，然後把它記住」之類。

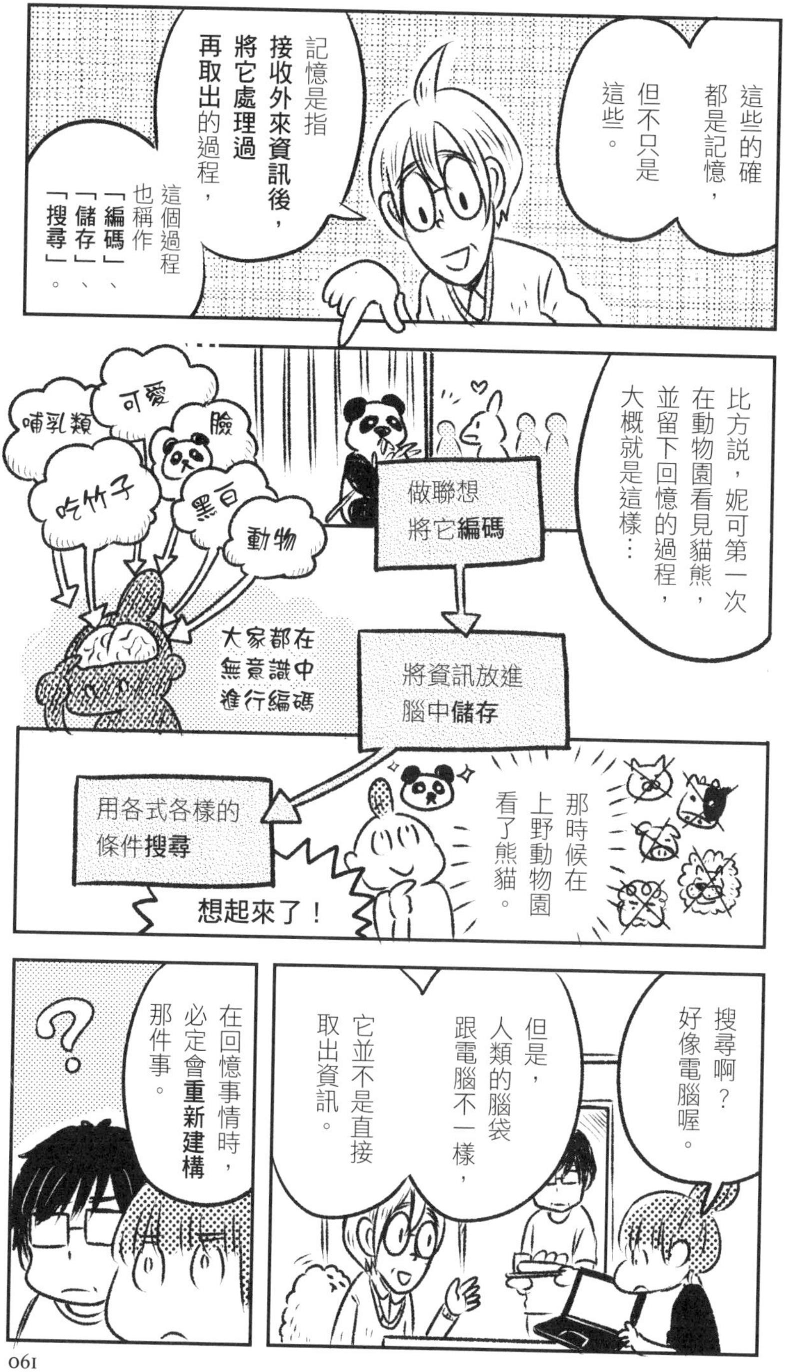
這些的確都是記憶，
但不只是這些。
記憶是指**接收外來資訊後，將它處理過再取出**的過程，
這個過程也稱作「**編碼**」、「**儲存**」、「**搜尋**」。
比方說，妮可第一次在動物園看見貓熊，並留下回憶的過程，大概就是這樣…
可愛
哺乳類
臉
吃竹子
黑白
動物
做聯想將它**編碼**
大家都在無意識中進行編碼
將資訊放進腦中**儲存**
那時候在上野動物園看了熊貓。
用各式各樣的條件**搜尋**
想起來了！
搜尋啊？好像電腦喔。
但是，人類的腦袋跟電腦不一樣，
它並不是直接取出資訊。
在回憶事情時，必定會**重新建構**那件事。
?

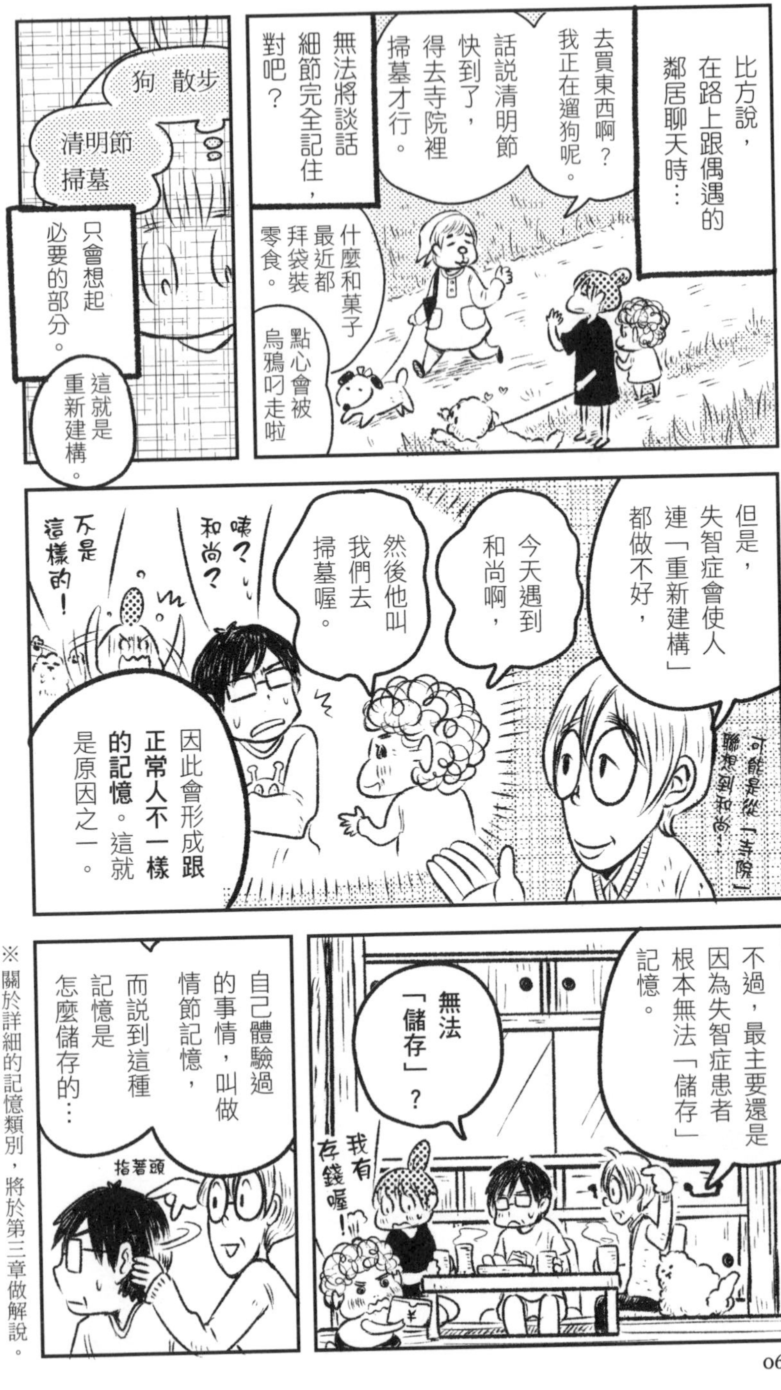
比方說，在路上跟偶遇的鄰居聊天時…
去買東西啊？我正在遛狗呢。
話說清明節快到了，得去寺院裡掃墓才行。
無法將談話細節完全記住，對吧？
什麼和菓子最近都拜袋裝零食。
點心會被烏鴉叼走啦
狗 散步
清明節 掃墓
只會想起必要的部分。
這就是重新建構。
但是，失智症會使人連「重新建構」都做不好，
可能是從「寺院」聯想到和尚…
今天遇到和尚啊，
然後他叫我們去掃墓喔。
咦？和尚？
不是這樣的！
因此會形成**跟正常人不一樣的記憶**。這就是原因之一。
不過，最主要還是因為失智症患者根本無法「儲存」記憶。
無法「儲存」？
我有存錢喔！
自己體驗過的事情，叫做情節記憶，
而說到這種記憶是怎麼儲存的…
指著頭

※造成重新建構出問題的原因，請參考第40頁。

※關於詳細的記憶類別，將於第三章做解說。

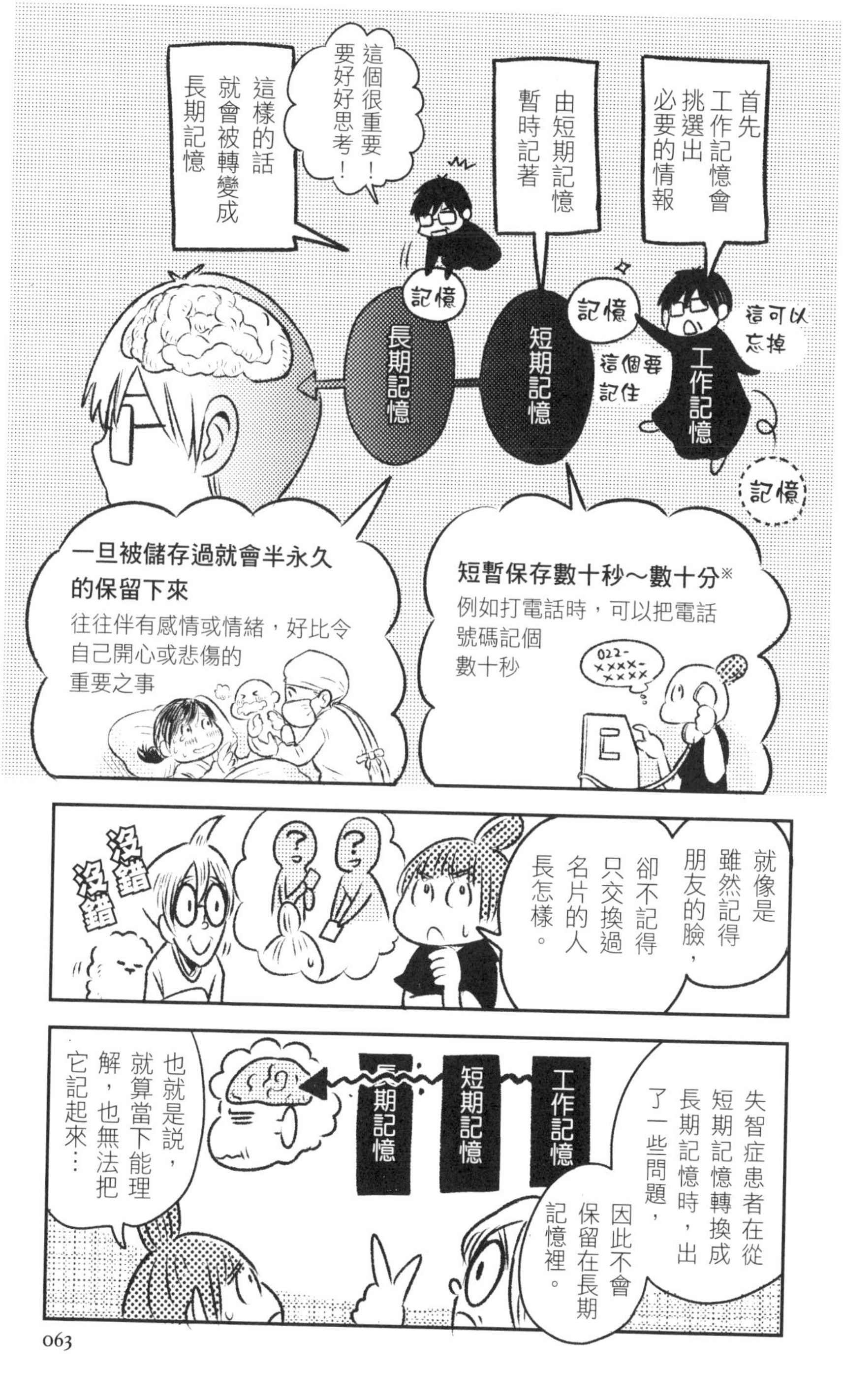
首先工作記憶會挑選出必要的情報
由短期記憶暫時記著
這個很重要！要好好思考！
這樣的話就會被轉變成長期記憶
這可以忘掉
工作記憶
記憶
這個要記住
記憶
短期記憶
記憶
長期記憶
記憶
短暫保存數十秒～數十分※
例如打電話時，可以把電話號碼記個數十秒
022-xxxx-xxxx
一旦被儲存過就會半永久的保留下來
往往伴有感情或情緒，好比令自己開心或悲傷的重要之事
就像是雖然記得朋友的臉，卻不記得只交換過名片的人長怎樣。
沒錯沒錯
失智症患者在從短期記憶轉換成長期記憶時，出了一些問題，
因此不會保留在長期記憶裡。
工作記憶
短期記憶
長期記憶
也就是說，就算當下能理解，也無法把它記起來…

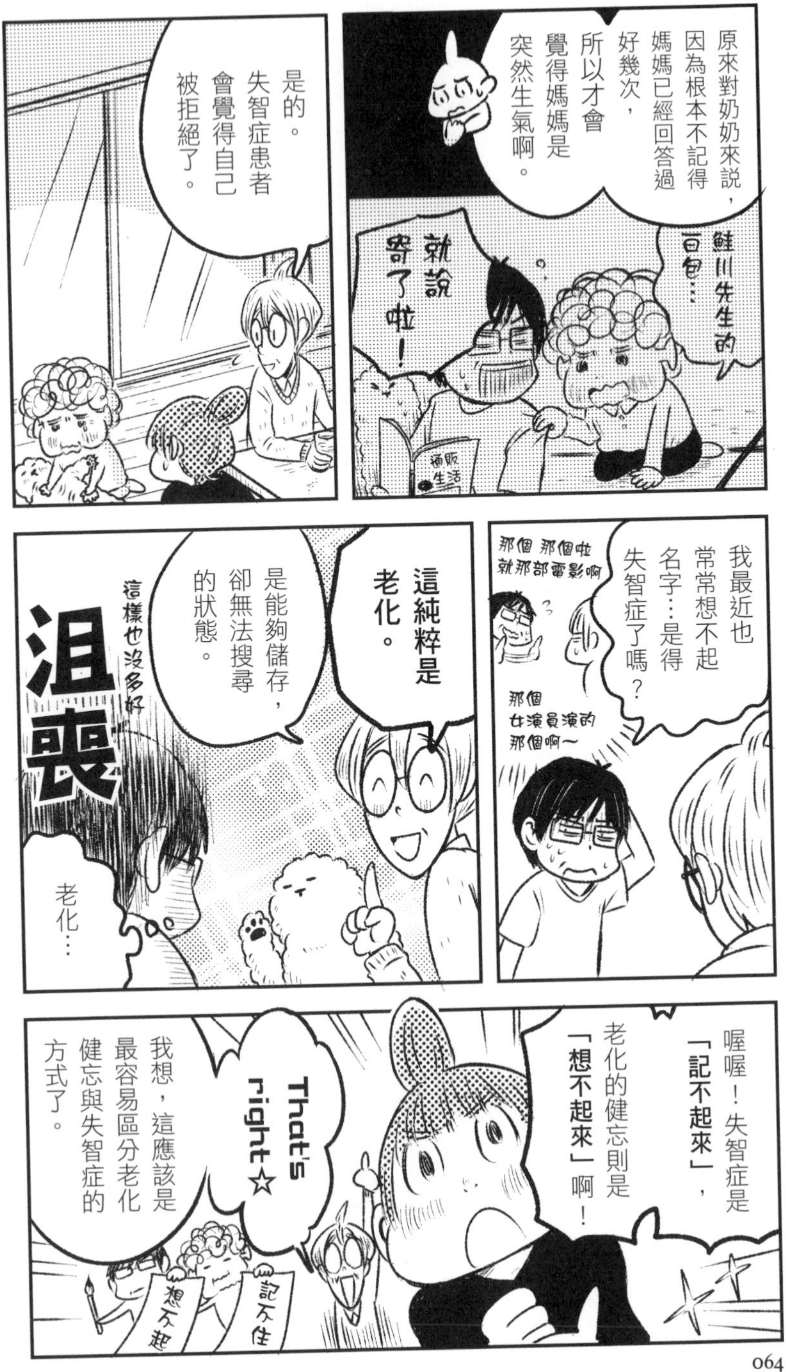
原來對奶奶來說，因為根本不記得媽媽已經回答過好幾次，所以才會覺得媽媽是突然生氣啊。
鮭川先生的回包…
就說寄了啦！
通販生活
是的。失智症患者會覺得自己被拒絕了。
我最近也常常想不起名字…是得失智症了嗎？
那個 那個啦 就那部電影啊
那個女演員演的那個啊～
這純粹是老化。
是能夠儲存，卻無法搜尋的狀態。
這樣也沒多好
沮喪
老化…
喔喔！失智症是「記不起來」，老化的健忘則是「想不起來」啊！
That's right☆
我想，這應該是最容易區分老化健忘與失智症的方式了。
記不住
想不起

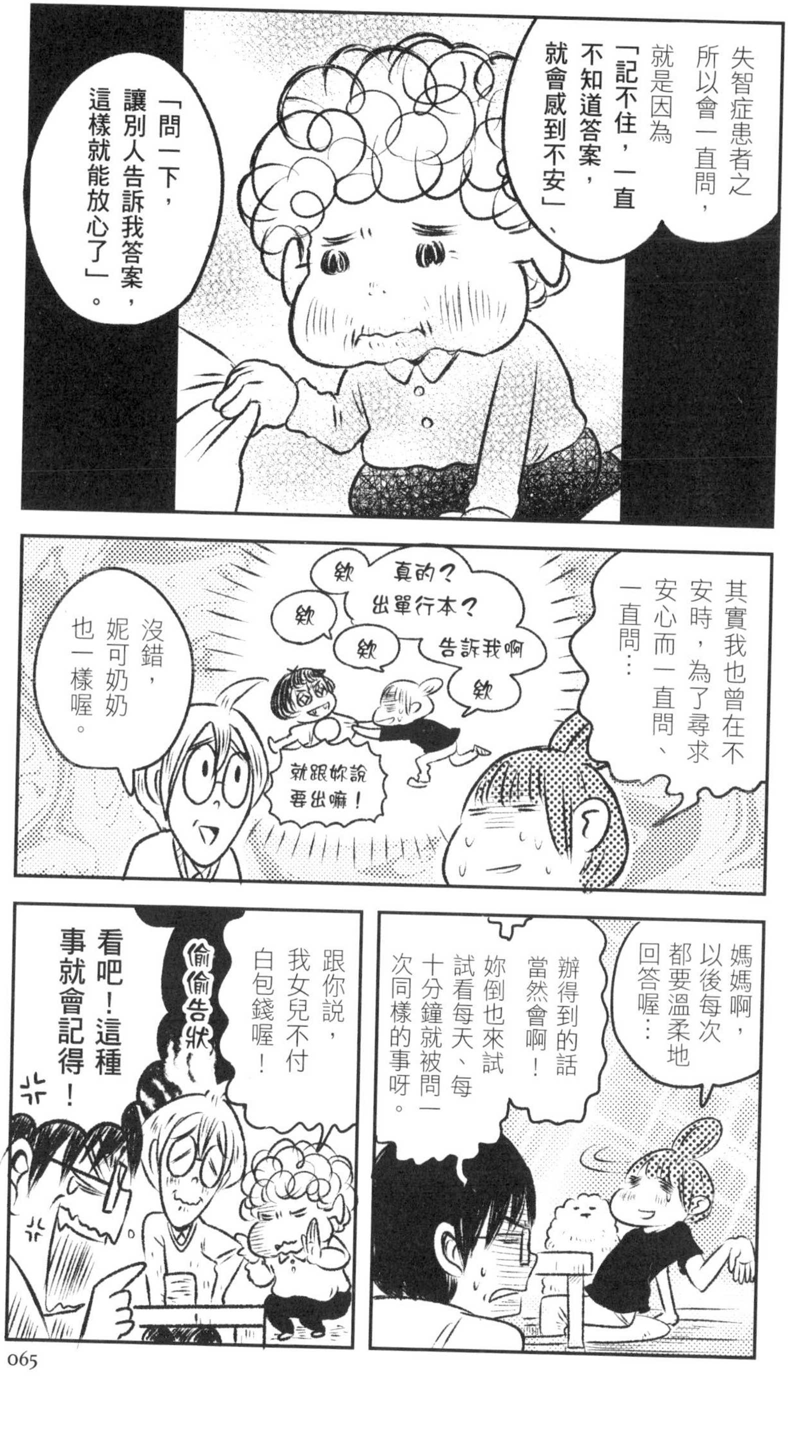
失智症患者之所以會一直問，就是因為
「記不住，一直不知道答案，就會感到不安」、
「問一下，讓別人告訴我答案，這樣就能放心了」。
其實我也曾在不安時，為了尋求安心而一直問、一直問…
欸
真的？出單行本？
欸
欸
告訴我啊
欸
就跟妳說要出嘛！
沒錯，妮可奶奶也一樣喔。
媽媽啊，以後每次都要溫柔地回答喔…
辦得到的話當然會啊！妳倒也來試試看每天、每十分鐘就被問一次同樣的事呀。
跟你說，我女兒不付白包錢喔！
偷偷告狀
看吧！這種事就會記得！

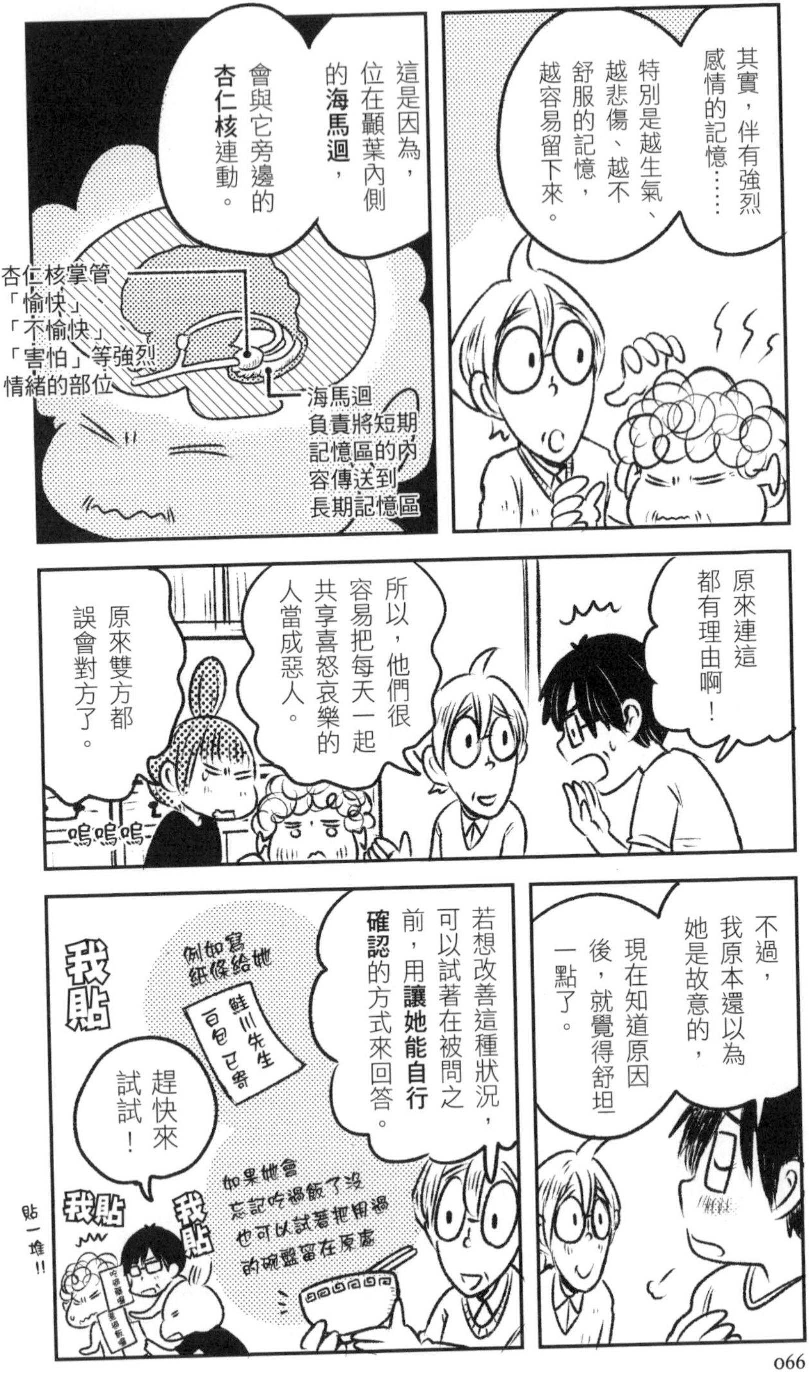
其實，伴有強烈感情的記憶……
特別是越生氣、越悲傷、越不舒服的記憶，越容易留下來。
這是因為，位在顳葉內側的**海馬迴**，會與它旁邊的**杏仁核**連動。
杏仁核掌管「愉快」「不愉快」「害怕」等強烈情緒的部位
海馬迴負責將短期記憶區的內容傳送到長期記憶區
原來連這都有理由啊！
所以，他們很容易把每天一起共享喜怒哀樂的人當成惡人。
原來雙方都誤會對方了。
嗚嗚嗚
不過，我原本還以為她是故意的，
現在知道原因後，就覺得舒坦一點了。
若想改善這種狀況，可以試著在被問之前，用**讓她能自行確認**的方式來回答。
例如寫紙條給她
鮭川先生
已寄
如果她會忘記吃過飯了沒也可以試著把用過的碗盤留在原處
趕快來試試！
我貼
我貼
我貼
貼一堆!!

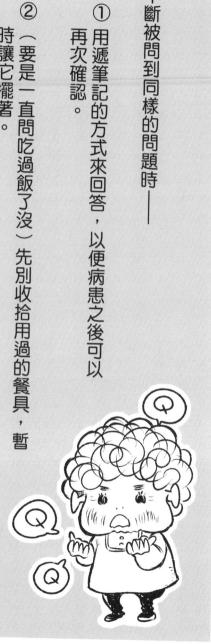

不斷被問到同樣的問題時——

①用遞筆記的方式來回答，以便病患之後可以再次確認。

②（要是一直問吃過飯了沒）先別收拾用過的餐具，暫時讓它擺著。

③避免回答「剛剛不是問過了嗎」，否則，病患就會覺得自己遭到拒絕。

第二章

為何會不斷問同一件事？

一直問同一個問題，把家人搞得很不耐煩。最後，家人也不由得變得冷漠或憤怒。「遺忘」是失智症的核心症狀之一，它是由記憶障礙所引發的問題。其中最主要的原因就是「情節記憶障礙」，這會導致病患忘記具體發生過什麼事。

「記憶」是相當複雜的。那些專門研究記憶的專家們，至今都還在陸續發表新發現。雖然相關用語、定義會隨著學術領域不同而有所差異，但在本章與下一章中，我就從我專攻的心理學觀點，來為各位講解何謂記憶吧。

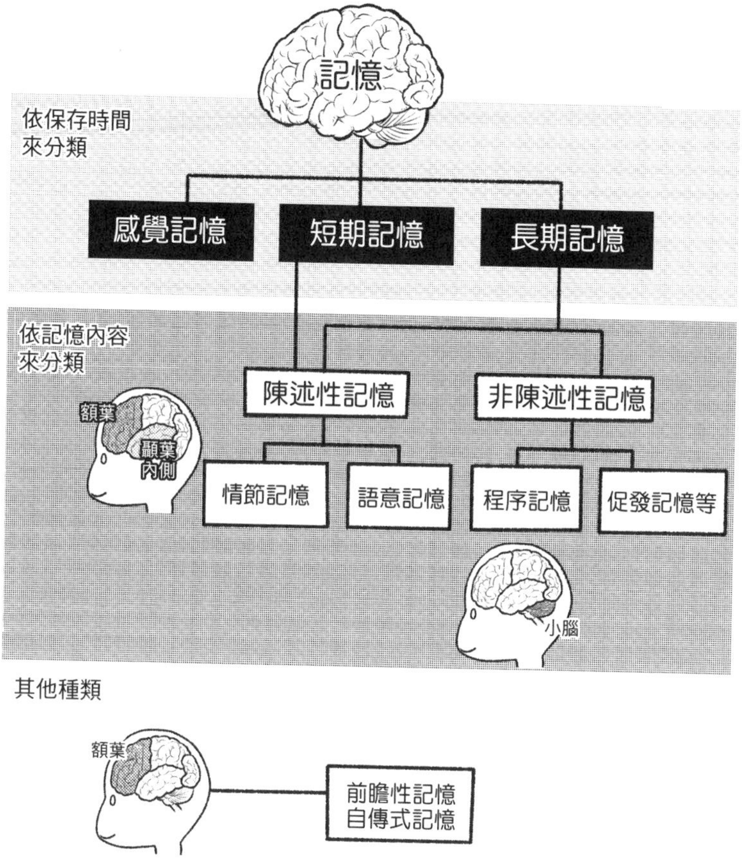
記憶
依保存時間
來分類
感覺記憶
短期記憶
長期記憶
依記憶內容
來分類
額葉
顳葉
內側
陳述性記憶
非陳述性記憶
情節記憶
語意記憶
程序記憶
促發記憶等
小腦
其他種類
額葉
前瞻性記憶
自傳式記憶

圖4　記憶的種類

†各式各樣的記憶類型

正如同圖4所示，記憶有許多種類。

首先，我們可以根據記憶的內容，將記憶區分成兩個種類，即「陳述性記憶」與「非陳述性記憶」。

陳述性記憶是指「能夠用語言來表達體驗」的記憶，關於此，我將在第三章做詳細解釋。非陳述性記憶則是指「無法用語言來表達體驗」的記憶。妮可奶奶忘記自己問過妮可媽媽「鮭川先生的白包給了沒」，即代表她把「可以用言語表達的事情」遺忘了，而這種情形，就是陳述性記憶（尤其是用來記憶事件的「情節記憶」）退化所致。

通常我們在「記事情」時，大多都是在腦中描繪這一種記憶。

† 短期記憶與長期記憶——陳述性記憶的程序

接著，我們可以根據記憶保存時間的長短，來將記憶分成「長期記憶」與「短期記憶」。

非陳述性記憶通通被歸類在長期記憶中。陳述性記憶則是兩邊都有，有的屬於短期記憶，有的屬於長期記憶。若跟漫畫一樣，用電腦來比喻的話，那麼陳述性記憶與非陳述性記憶這兩種類別，就差在資料種類不一樣。而大腦在做短期、長期記憶的分類時，也可說是在選擇「要把這個資料放進哪個資料夾內」。漫畫中所說明的，即是陳述性記憶由短期記憶變成長期記憶的過程。

我們在記憶事情時，會先把注意力放在那件事上面。然後，由額葉控管的工作記憶（Working Memory）系統，就會開始分辨「這對我來說，有沒有必要記起來」。若是無關緊要的事，則馬上忘掉。而「把它記住」的意識一旦開始運作，那些資訊就會被暫時保存在海馬迴中。這就是所謂的短期記憶。

在智慧型手機普及之前，我們每次打電話時，都會確認一下電話號碼，對吧？當場記住、撥出電話，然後馬上就忘記了。大多都在三十秒之內忘記。短期記憶就是一種如此快就被遺忘的記憶。

倘若短期記憶中有比較重要的事，就會啟動「長期增強作用」。大腦是神經組織的集合體。神經細胞與神經細胞之間，會透過電位差來傳遞訊息。而重要的訊息就會在大腦中傳來傳去，最後停留在大腦皮質上。

正如同我在第六十六頁解釋過的，富含情感的事情比較容易留下記憶，此時可能會想著「我必須記住這個」，然後開始替它找諧音，或是因為對自己很重要，所以反覆思考這件事等等，最後，記憶就會以各式各樣的形式留存在腦中。

這種被保存在腦中，能半永久留下來的記憶，就叫作長期記憶。

此外，最近的研究也開始提倡腦中存在著「中期記憶」，即負責判斷是否將短期記憶轉移到長期記憶的部位。

†情節記憶衰退的原因

阿茲海默症是由海馬迴（顳葉內側）開始萎縮，因此在失智症初期，「把陳述性記憶內的情節記憶，由短期記憶轉移至長期記憶」的機能就已經開始衰退了。

這也就是說，阿茲海默症型失智症的病人，根本無法記住自己遇到的事情（情節）。在漫畫中，妮可奶奶並不是想不起「已經問過媽媽送白包給鮭川先生了沒」這件事，而是本來就不記得「已經問過媽媽送白包給鮭川先生了沒」這件事，換句話說，此事並沒有被儲存到長期記憶中。

而另一方面，過去保存下來的長期記憶，則是會緩緩的喪失。對阿茲海默症型失智症患者來說，最難辦到的就是：記住最近發生的事。

阿茲海默症型失智症患者最難記起來的，其實是數分鐘至數十分鐘前的記憶。人們將這種記憶定義成「最近的記憶」，有時候也會把它與短期記憶視為不同類型的記憶。至於為何會喪失數分鐘至數十分鐘前的記憶，則是尚在研究中。

†編碼、儲存、搜尋——記憶的模型

無論是短期記憶或長期記憶，都是由「記憶、儲存、回想」這三個程序來構成記憶的。最新研究指出，記憶就像電腦一樣，是由「編碼、儲存、搜尋」建構模型。

編碼（encoding）在資訊處理領域的用語中，指的是「將資訊轉換成能夠讀取的型態」。人類也會先將相關訊息連結起來，使新訊息變成能夠記憶的型態，再將它記下來。這個儲存、搜尋、讀取的進程，就是所謂的記憶。

不過，大家可能會以為，「搜尋」就是直接把存在腦海裡的東西取出，但其實，每次在回想時，該資訊都會被重新建構，變成新的記憶。比方說，當時很痛苦的事，現在回想起來，也有可能變成悲傷或快樂的回憶，對吧。人腦在回憶過去的事情時，會把腦中的情報拿來與現實做對照，因此回憶會受到現況左右。

儘管如此，通常還是會以不影響正常生活的形式來重新建構。然而一旦得了失智症，重建出來的記憶就有可能跟別人不一樣了。造成如此的原因，包含了第一章介紹過的來源記憶不確實，以及其他與記憶有關的種種問題。

†因看不到未來計畫而感到不安

如除了陳述性記憶、非陳述性記憶、短期記憶、長期記憶這幾個類別之外，還有一種記憶叫「前瞻性記憶」。這是與未來計畫有關的記憶。換言之，就是人們時常寫在小冊子裡的日程表。

比方說，我去拜訪妮可家前，會先規劃「今天要搭幾點的電車，然後在哪轉車……」。然後，為了實際執行這些計畫，我會在起床後想起「今天有安排行程」（想起事件）、「那就是去找妮可和妮可奶奶聊聊」（想起內容）。

失智症患者很難像這樣記住、回想起計畫，而且又因執行（實行）機能障礙（第六章），而變得無法設定目標、擬定計畫，因此，他們無法展望未來。這對人類來說，是一件非常痛苦的事。不知道今天該做什麼、接下來要做什麼才好的不安感，會一直折磨著患者。

有時候，失智症患者會不斷詢問今日的計畫，而這都是不安所致。遇到這種情況時，只要告訴患者「今天要去醫院喔」、「等一下就要吃午餐囉」、「今天要吃這個喔」等等，讓他知道接下來要做什麼，便能讓他冷靜下來。

†不斷詢問同一件事的理由

任何人提出問題的理由都一樣，那就是「為了知道答案」。由於失智症患者不記得已經問過別人，也不記得別人給的答案，因此才會一直問同樣的問題。還有另一個可能性是，「只要提問，就能得到答案」的體驗帶來了安心感，使得「提問」與「快感」連結在一起，所以才會重複做這件事。

我走訪照護中心研究案例時，常常被看護人員問到：「病患一直問同樣的問題，問得我都煩了。該怎麼辦才好？」

我完全了解這樣的心情，但是請大家試著這樣想：一旦回答「幹嘛一直問同樣的事！」就會變成在拒絕病患——「我不想再聽你講話了。」這樣等於是透過對話的形式來拒絕對方，而不是透過內容。失智症患者可以理解這一點，因此，這麼做會使他們的「被害」意識越來越強烈。

†為何需要別人照顧？

有些失智症患者會把最親近、最常照顧自己的人當成惡人。這有可能是因為照顧者與被照顧者的想法有落差。如此一來，一定會令負責照顧的家人感到非常痛苦。

照護的目的是什麼呢？從根本來思考的話，就是要讓失智症患者的日子過得更輕鬆、幸福、安穩一些。並不是說非得讓他們很開心不可。若由「積極」與「消極」這兩個字來思考的話，抱持消極態度過生活未免也太痛苦，因此我認為，照顧患者也是為了要想辦法讓自己更積極、正面，盡量讓平靜、安心的狀態變得更常見一些。

而且，既然是跟家人一起住，那麼家人也要積極一點比較好。照護的目的就是讓失智症患者與他的家人過得更好。

我想，藉由了解失智症患者的心思，減少雙方想法的落差，就是讓照護之路更平順的訣竅。

Q3
為何患者被再三提醒後還是會煮一大堆飯？

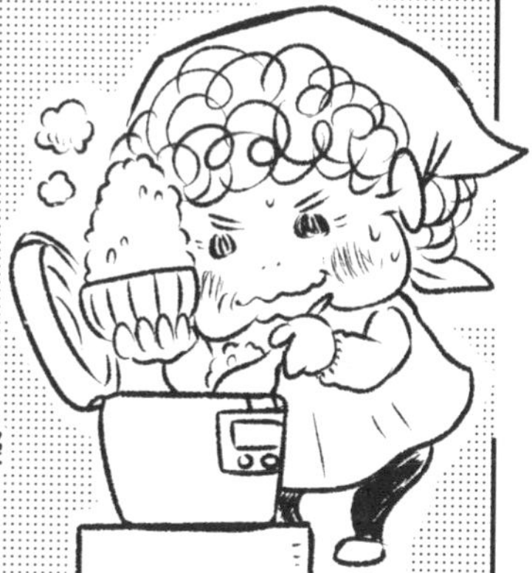

◎可能的原因
記憶障礙、判斷力障礙、定向力障礙
◎提高發生頻率的誘因
生活經歷、不安感

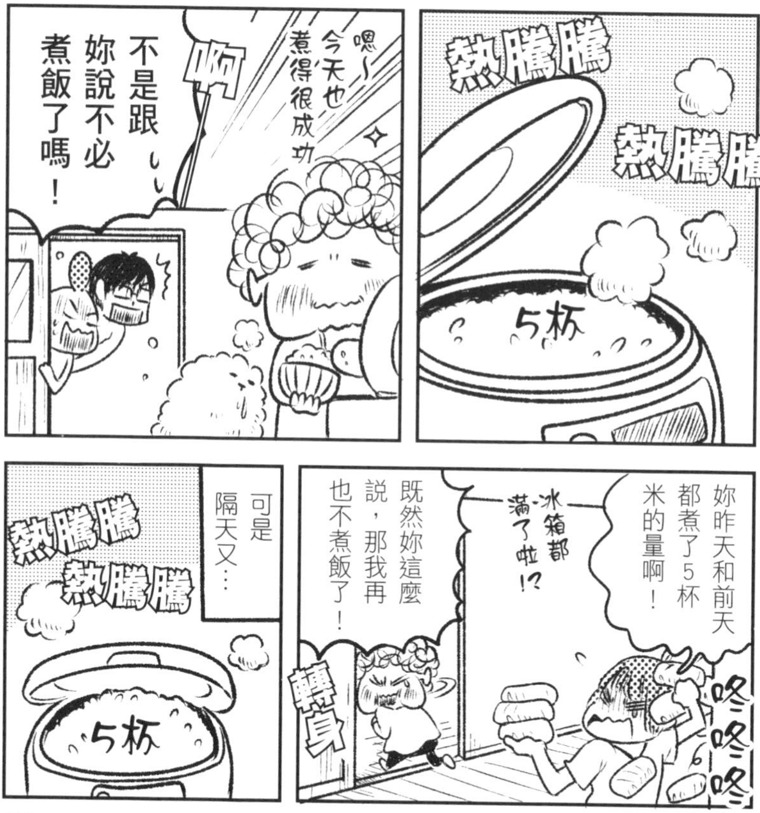
熱騰騰
熱騰騰
5杯
嗯～今天也煮得很成功
啊
不是跟妳說不必煮飯了嗎！
妳昨天和前天都煮了5杯米的量啊！
冰箱都滿了啦!?
既然妳這麼說，那我再也不煮飯了！
轉身
咚咚咚
可是隔天又…
熱騰騰
熱騰騰
5杯

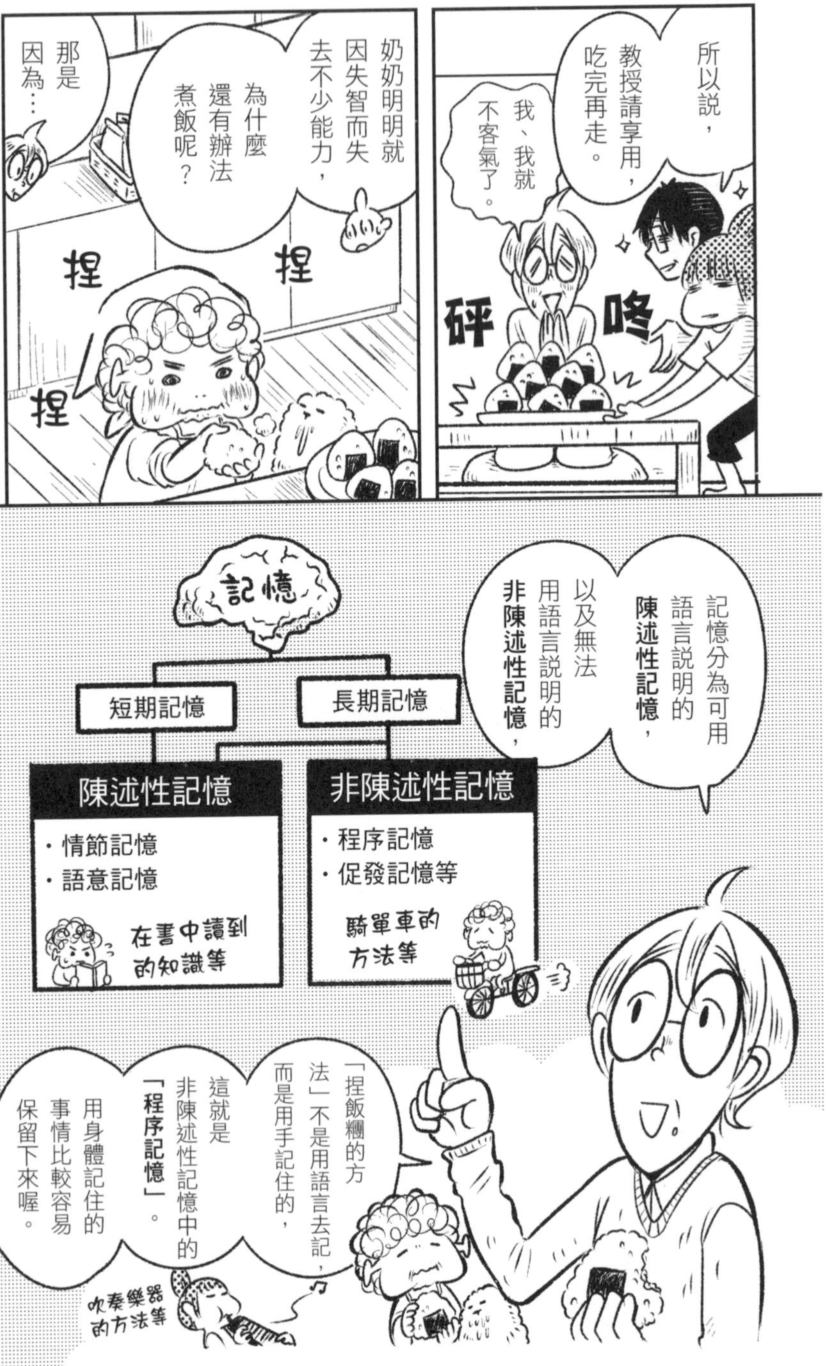
所以說，教授請享用，吃完再走。
我、我就不客氣了。
砰
咚
奶奶明明就因失智而失去不少能力，
為什麼還有辦法煮飯呢？
那是因為⋯⋯
捏
捏
捏
記憶分為可用語言說明的陳述性記憶，
以及無法用語言說明的非陳述性記憶，
記憶
短期記憶
長期記憶
陳述性記憶
・情節記憶
・語意記憶
在書中讀到的知識等
非陳述性記憶
・程序記憶
・促發記憶等
騎單車的方法等
「捏飯糰的方法」不是用語言去記，而是用手記住的，
這就是非陳述性記憶中的「程序記憶」。
用身體記住的事情比較容易保留下來喔。
吹奏樂器的方法等

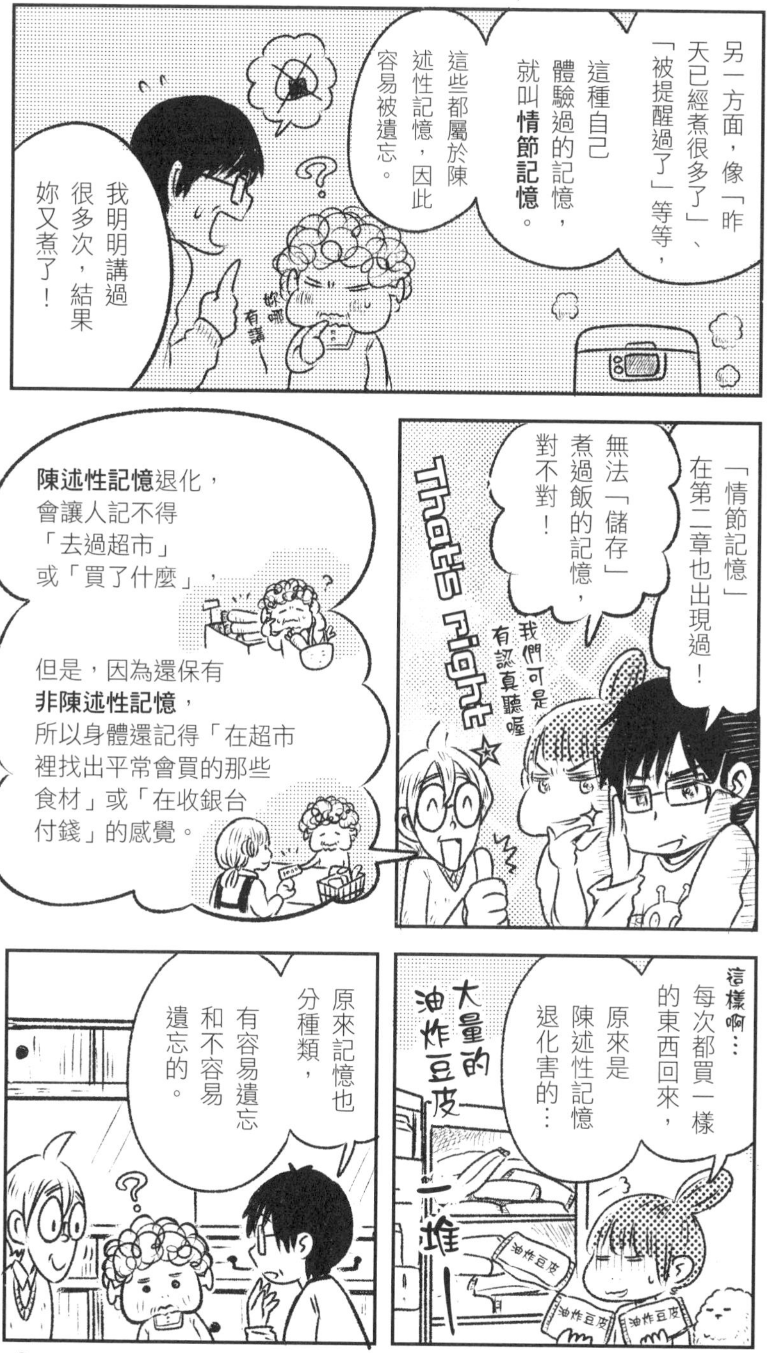
另一方面，像「昨天已經煮很多了」、「被提醒過了」等等，
這種自己體驗過的記憶，就叫**情節記憶**。
這些都屬於陳述性記憶，因此容易被遺忘。
我明明講過很多次，結果妳又煮了！
你哪有講～
「情節記憶」在第二章也出現過！
無法「儲存」煮過飯的記憶，對不對！
That's right☆
我們可是有認真聽喔
陳述性記憶退化，會讓人記不得「去過超市」或「買了什麼」，
但是，因為還保有**非陳述性記憶**，所以身體還記得「在超市裡找出平常會買的那些食材」或「在收銀台付錢」的感覺。
這樣啊…
每次都買一樣的東西回來，原來是陳述性記憶退化害的…
大量的油炸豆皮
一堆！
油炸豆皮
油炸豆皮
油炸豆皮
原來記憶也分種類，有容易遺忘和不容易遺忘的。

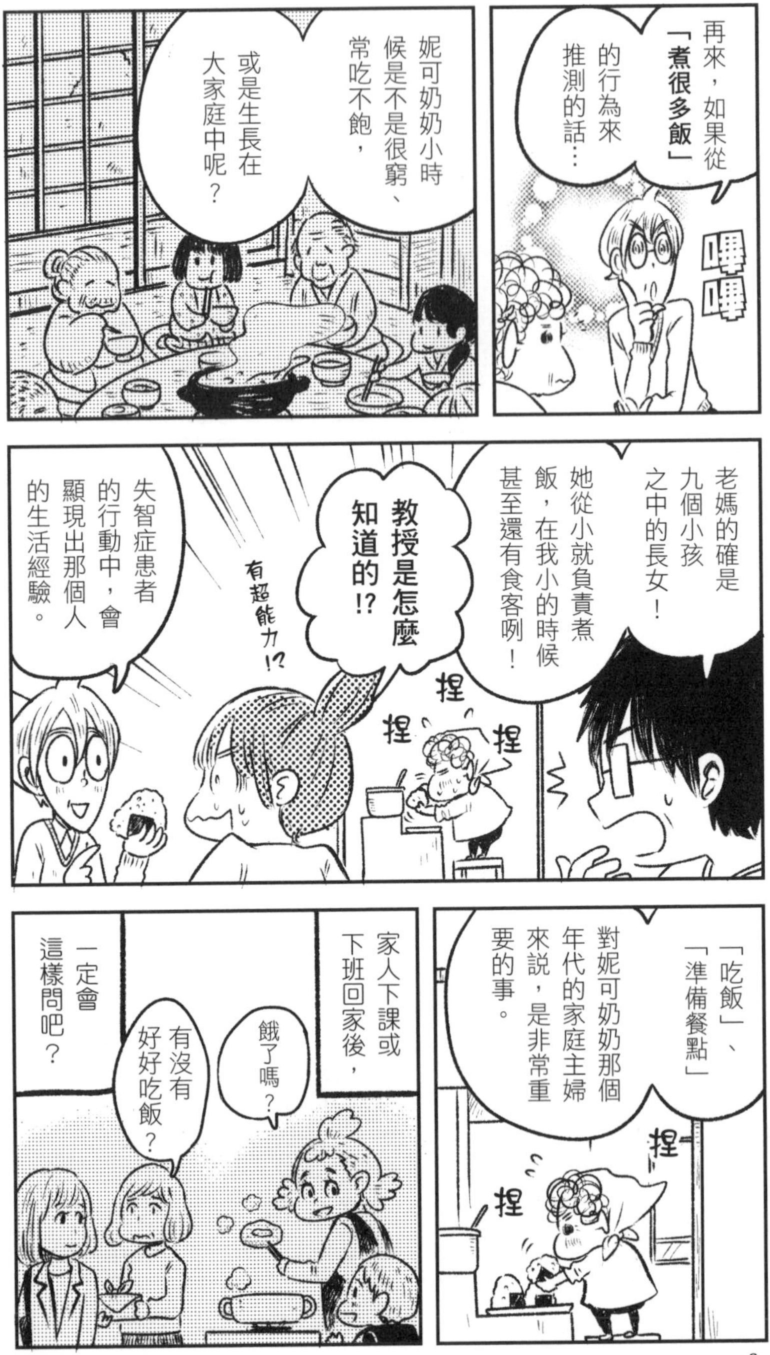
再來，如果從「煮很多飯」的行為來推測的話…
嗶嗶
妮可奶奶小時候是不是很窮、常吃不飽，
或是生長在大家庭中呢？
老媽的確是九個小孩之中的長女！
她從小就負責煮飯，在我小的時候甚至還有食客咧！
捏
捏
捏
教授是怎麼知道的!?
有超能力!?
失智症患者的行動中，會顯現出那個人的生活經驗。
「吃飯」、「準備餐點」
對妮可奶奶那個年代的家庭主婦來說，是非常重要的事。
捏
捏
家人下課或下班回家後，
餓了嗎？
有沒有好好吃飯？
一定會這樣問吧？

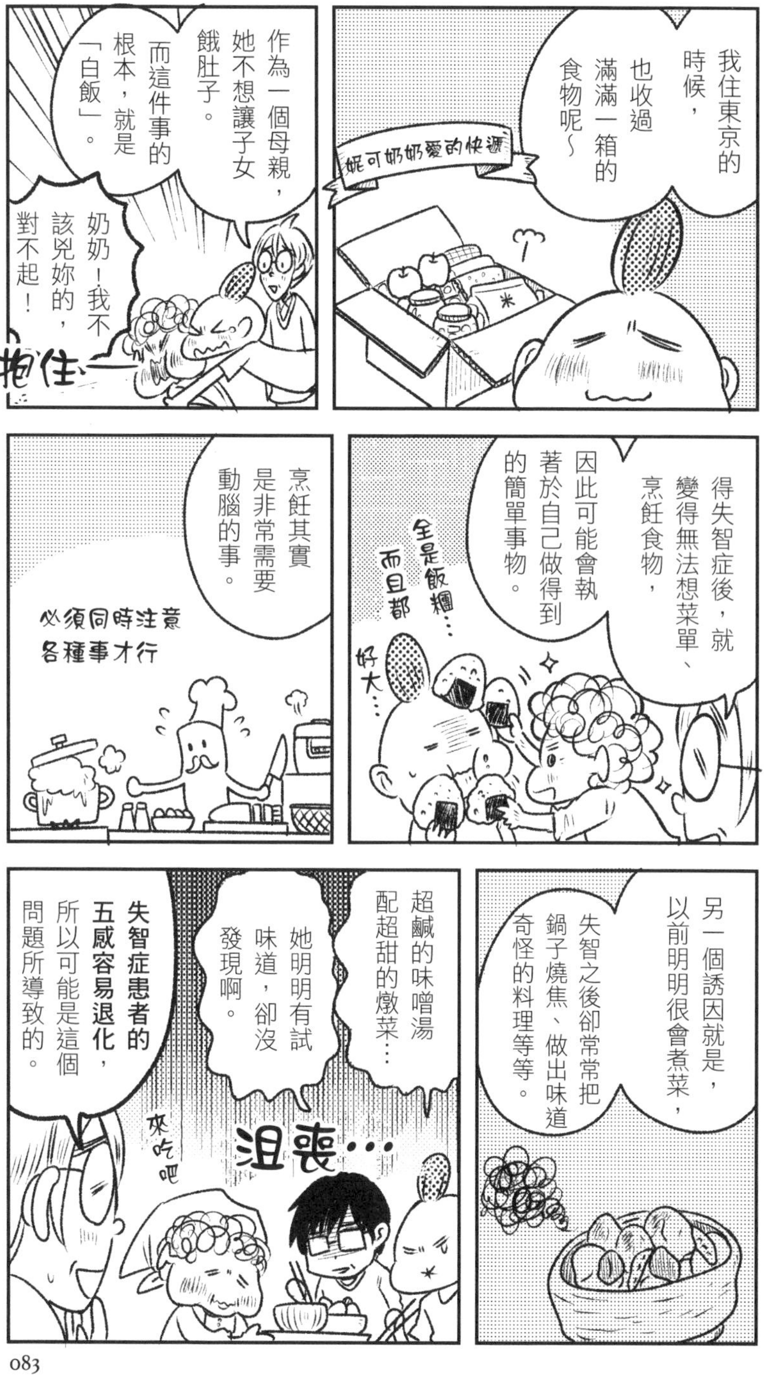
我住東京的時候，也收過滿滿一箱的食物呢～
妮可奶奶愛的快遞
作為一個母親，她不想讓子女餓肚子。
而這件事的根本，就是「白飯」。
奶奶！我不該兇妳的，對不起！
抱住
得失智症後，就變得無法想菜單、烹飪食物，
因此可能會執著於自己做得到的簡單事物。
而且都全是飯糰……
好大……
烹飪其實是非常需要動腦的事。
必須同時注意各種事才行
另一個誘因就是，以前明明很會煮菜，
失智之後卻常常把鍋子燒焦、做出味道奇怪的料理等等。
超鹹的味噌湯配超甜的燉菜……
她明明有試味道，卻沒發現啊。
失智症患者的五感容易退化，所以可能是這個問題所導致的。
來吃吧
沮喪…

※關於因失智症而引起的注意力衰退，將於第五章解說。

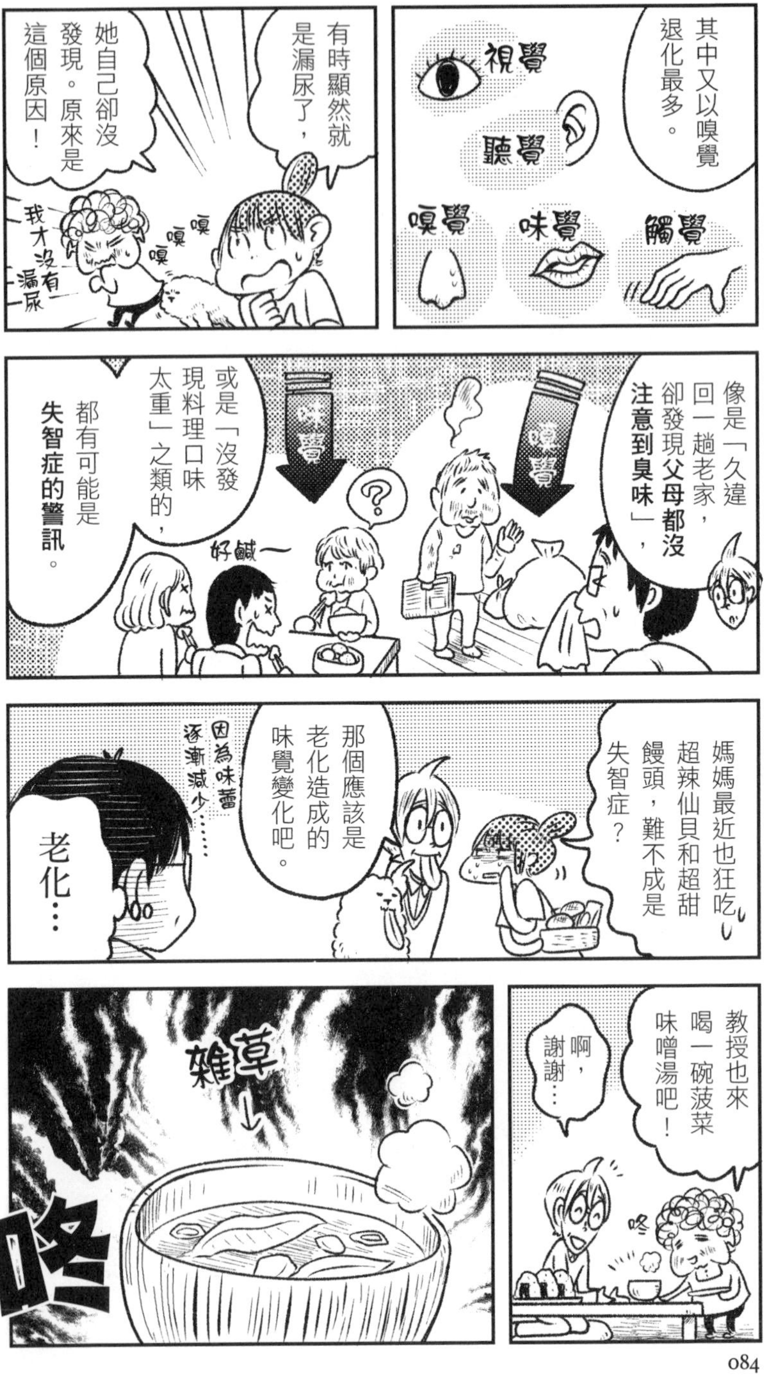
其中又以嗅覺退化最多。
視覺
聽覺
嗅覺
味覺
觸覺
有時顯然就是漏尿了，
她自己卻沒發現。原來是這個原因！
嗅嗅嗅
我才沒有漏尿
像是「久違回一趟老家，卻發現父母都沒**注意到臭味**」，
嗅覺
味覺
好鹹～
或是「沒發現料理口味太重」之類的，
都有可能是**失智症的警訊**。
媽媽最近也狂吃超辣仙貝和超甜饅頭，難不成是失智症？
那個應該是老化造成的味覺變化吧。
因為味蕾逐漸減少……
老化…
教授也來喝一碗菠菜味噌湯吧！
啊，謝謝……
咚
雜草
咚

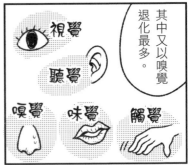

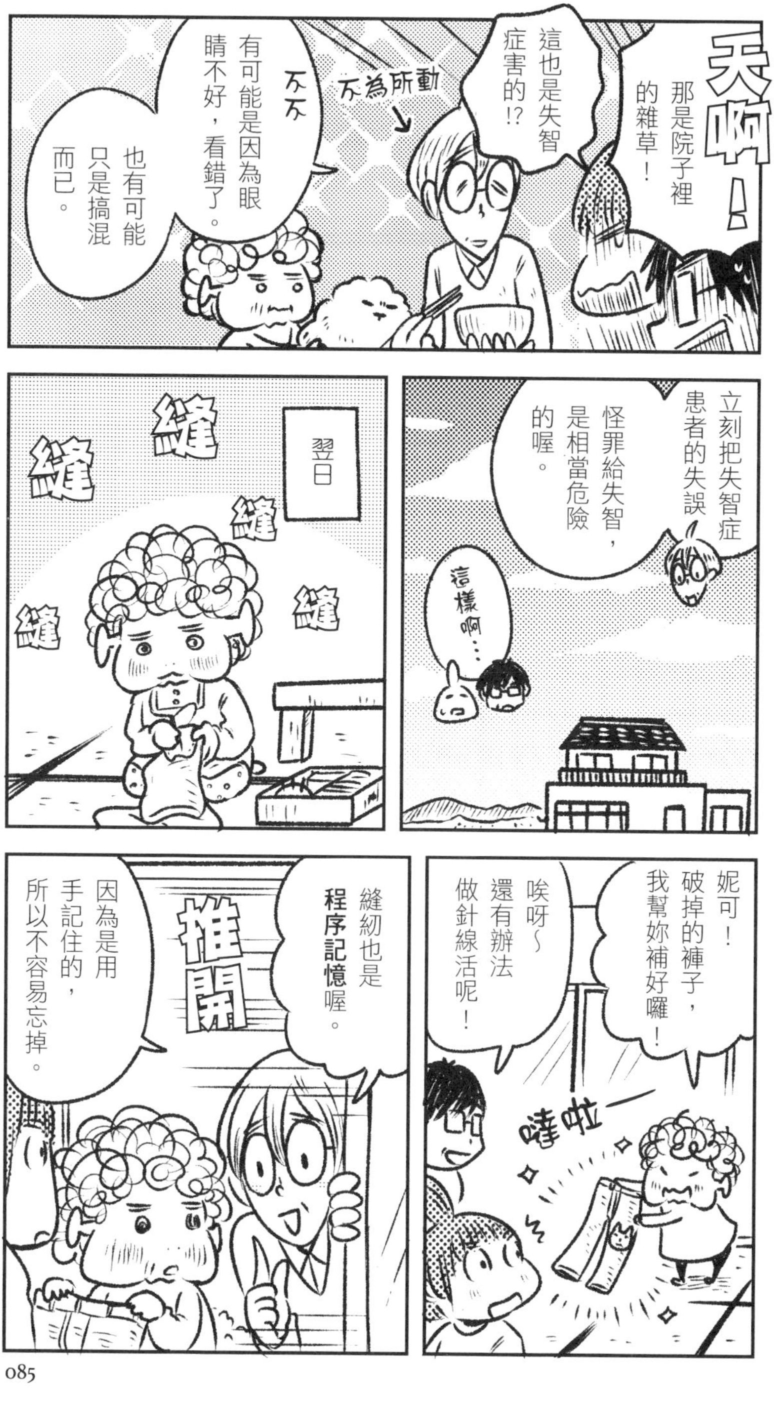
天啊！
那是院子裡的雜草！
這也是失智症害的!?
不為所動
不不
有可能是因為眼睛不好，看錯了。
也有可能只是搞混而已。
立刻把失智症患者的失誤怪罪給失智，是相當危險的喔。
這樣啊……
翌日
縫
縫
縫
縫
縫
妮可！破掉的褲子，我幫妳補好囉！
嘩啦—
唉呀～還有辦法做針線活呢！
推開
縫紉也是**程序記憶**喔。
因為是用手記住的，所以不容易忘掉。

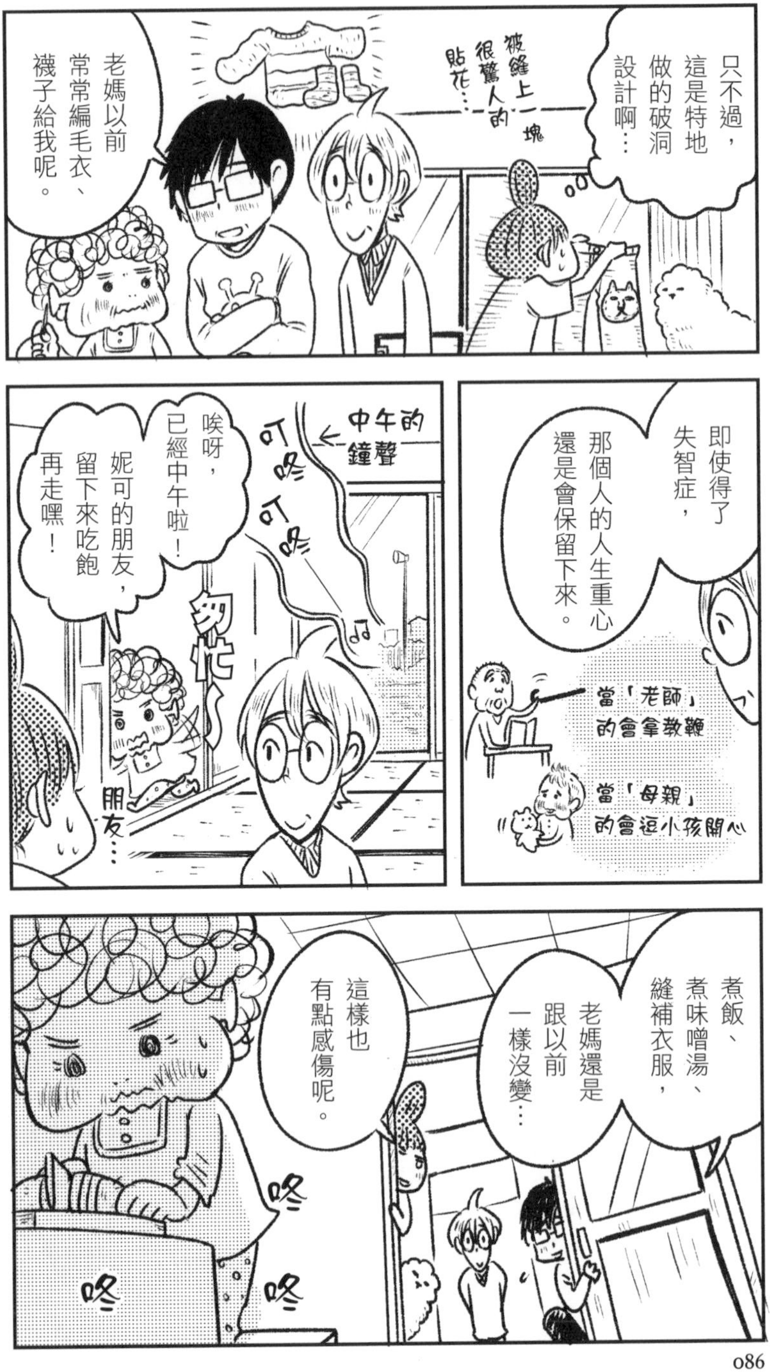
只不過，這是特地做的破洞設計啊⋯
被縫上一塊很驚人的貼花⋯
老媽以前常常編毛衣、襪子給我呢。
即使得了失智症，那個人的人生重心還是會保留下來。
當「老師」的會拿教鞭
當「母親」的會逗小孩開心
中午的鐘聲
可咚
可咚
唉呀，已經中午啦！
妮可的朋友，留下來吃飽再走嘿！
匆忙
朋友⋯
煮飯、煮味噌湯、縫補衣服，
老媽還是跟以前一樣沒變⋯
這樣也有點感傷呢。
咚
咚
咚

當患者一直做會造成困擾的家事時——

①需要時再拜託對方「快要吃飯了，洗米煮飯就交給你囉。」讓他養成「受到請求後再做」的習慣。

②在一旁守護，然後慢慢增加他辦得到的家事。

③試著這樣想：重複的行為是「那個人的身分證明」。

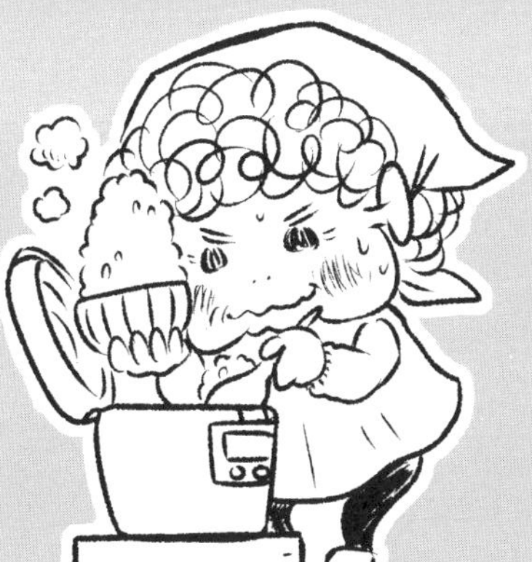

第三章

為什麼就算再三提醒，還是會煮一大堆飯？

「炊煮大量的飯」——這是我第一次遇到這種事例。但是，「失智症患者幫忙做家事，反而替家人添麻煩」的例子，倒是時有所聞。

雖然身體還記得那些做了一輩子的家事，但腦袋卻不記得自己剛剛做過什麼。記憶的性質因記憶種類而異，因此才會引發這些問題。

†陳述性記憶與非陳述性記憶

恰如我在第二章中解釋過的，記憶可依據內容不同，來分成陳述性記憶和非陳述性記憶（第六十九頁）。

陳述性記憶包含言語的意義（語意記憶）及個人的體驗（情節記憶）等。非陳述性記憶則是「無法用語言表達的記憶」。而我也已經在第二章解釋過陳述性記憶退化的原因了。

非陳述性記憶又分成程序記憶、促發記憶、古典制約等好幾個種類。

簡單來說，「促發記憶」就是因為某種契機而想起來的記憶。好比聽到「醫院」時，不是會同時想起藥的味道與醫生的臉嗎？像這種隨著某個字或某個東西，從記憶貯藏庫中跑出來的記憶，就叫做促發記憶。

「古典制約」是指「看到酸梅就分泌唾液」之類的反應。即人在累積經驗後，會習慣性地對特定的刺激產生某種反應。

然後，像騎腳踏車、開車、游泳這種經由反覆執行，使身體記住的「做法」記憶，就是「程序記憶」。洗米煮飯、捏飯糰、織毛線等家事，也包含在這個程序記憶之中。

†為何會記得做事程序？

非陳述性記憶跟第二章講解過的情節記憶不一樣，它不會經過「先把短期記憶暫存在海馬迴，再轉移到長期記憶」的轉換過程。程序記憶主要保存在小腦與基底核中。所以說，如果是患有阿茲海默症型失智症，那麼即便開始出現情節記憶障礙，也不會那麼快影響到程序記憶，因此暫時還有辦法做料理或開車。

不過，做料理和開車，都是必須同時應付很多事的複雜作業，因此會隨著注意力衰退，而逐漸變得難以執行（關於失智症所造成的注意力衰退，將於第五章解說）。最後還辦得到的，大概就剩洗米煮飯之類的簡單家事吧。

另一方面，由於情節記憶障礙使患者喪失「剛剛煮過飯」、「昨天買過油炸豆皮」等記憶，所以患者才會不斷煮飯或買一大堆油炸豆皮。

†重複行為中顯現出那個人的身分

在情節記憶當中，負責建構病患本人身分的重要記憶，稱作自傳式記憶。有個實驗是要向七、八十歲的人詢問他們的自傳記憶，結果發現，人在回顧自己的人生時，常常會想起十五到三十幾歲的事。小時候的事情已經想不起來，接著，記得的事情越來越多，然後在青年期達到高峰。而四、五十歲時的事已經不太記得了。最近的事則是大概都記得。將記憶量繪製成圖表時，出現在青年期的記憶隆起部分，就叫做「記憶高峰」（圖5）。

尤其，有子女的女性會經常回想起養育孩子的事。我聽說，妮可奶奶在煮飯時，似乎都非常開心。就算飯鍋被藏到書櫃裡，妮可奶奶也有辦法找出來，繼續煮飯，可見她相當執著於此呢。對妮可奶奶來說，建構自我身分的記憶，大多都環繞著養育子女的時期，而那個時期煮飯的記憶，或許就會作為「人生中的輝煌時刻」，深深地烙印在她的腦中。

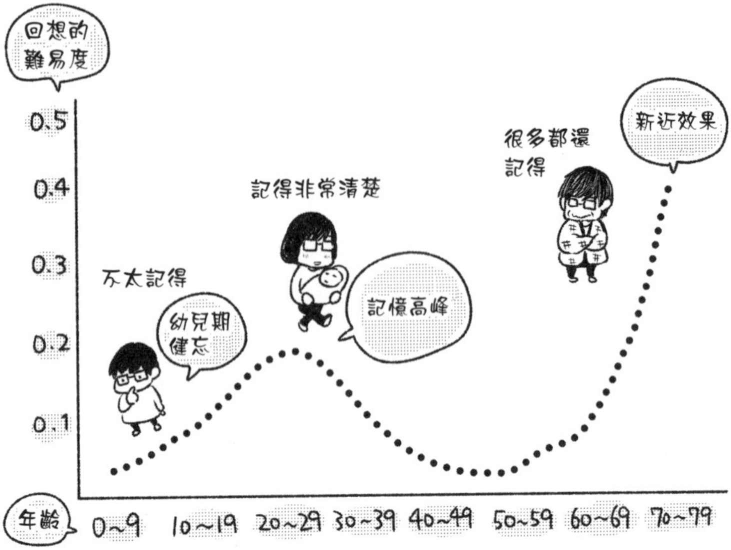

圖5 高齡者想得起的記憶量（Rubin，1997）

養育子女、讓全家人吃飽飯的記憶，變成了自我身分的核心。就這一點來看，妮可奶奶扮演著符合此身分的角色，其實也是挺幸福的。

在一旁守護的家人雖然會比較累一點，但只要能夠慢慢替患者增加符合「母親」身分的工作，或許就能減緩煮太多飯的問題。

另外，趁著有需要的時候，請患者幫忙洗米煮飯，似乎也可以幫他建立起「被拜託之後，再去做家事」的概念。

因為程序記憶保留得比較多，所以，若能試著以患者過去擅長的事為中心，來找出他辦得到的事，那就太棒了。

†大量購入同樣的東西後，該怎麼辦？

如就心理層面來看，重複購入大量的東西可能是因為「那個買了嗎？」的不安感在作祟，所以才做出「還是先買起來好了」的決定。如果是失智症初期的話，也許能透過預先製作購物清單來解決這個問題。

但是，倘若已經進展到重度失智，那就很難處理了。由於到這個階段後，往往連管理金錢都有困難，因此，家人可以在病患出門購物時，只給予最低限度的金錢，以限制購物量；或是先跟患者常去的超市說一聲之類的，以免造成別人的困擾。

不然，也可以善加利用代購、宅配服務或移動式販賣服務。請各位試著利用周遭的協助或外部服務，來減輕照護負擔。

Q4
為何會突然生氣？

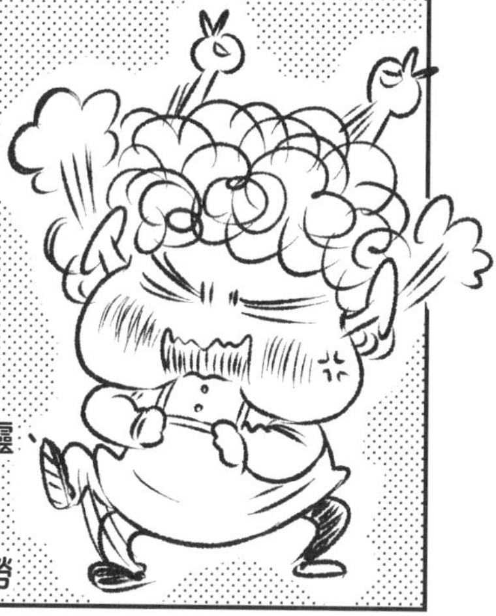

⊙可能的原因
抑制機能退化、性格、生理時鐘失靈、邏輯思考力衰退
⊙提高發生頻率的誘因
受到某種刺激、周遭環境影響、疲勞

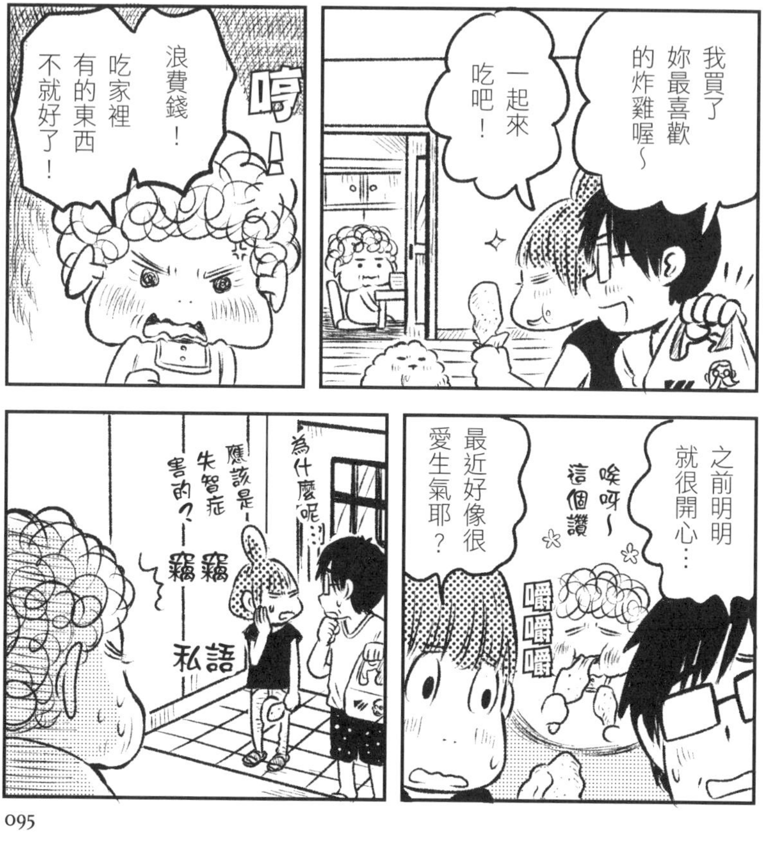
我買了妳最喜歡的炸雞喔～
一起來吃吧！
哼！
浪費錢！吃家裡有的東西不就好了！
之前明明就很開心…
唉呀～這個讚
嚼嚼嚼
最近好像很愛生氣耶？
為什麼呢…
應該是失智症害的？
竊竊私語

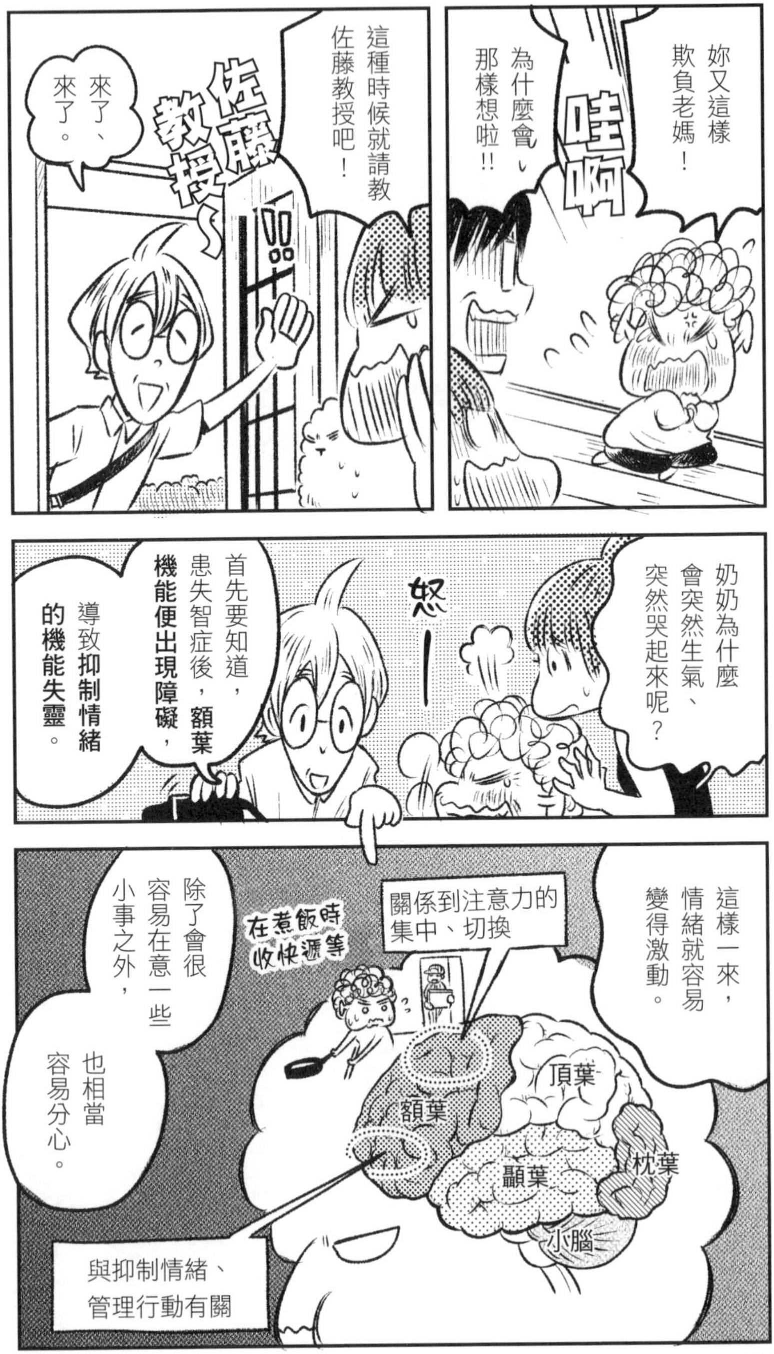
妳又這樣欺負老媽！
哇啊
為什麼會那樣想啦!!
這種時候就請教佐藤教授吧！
佐藤教授～
來了、來了。
奶奶為什麼會突然生氣、突然哭起來呢？
怒－
首先要知道，患失智症後，**額葉機能便出現障礙，**
導致**抑制情緒的機能失靈。**
這樣一來，情緒就容易變得激動。
關係到注意力的集中、切換
在煮飯時收快遞等
除了會很容易在意一些小事之外，
也相當容易分心。
頂葉
額葉
枕葉
顳葉
小腦
與抑制情緒、管理行動有關

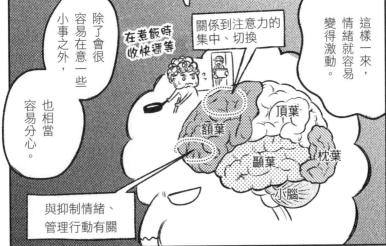

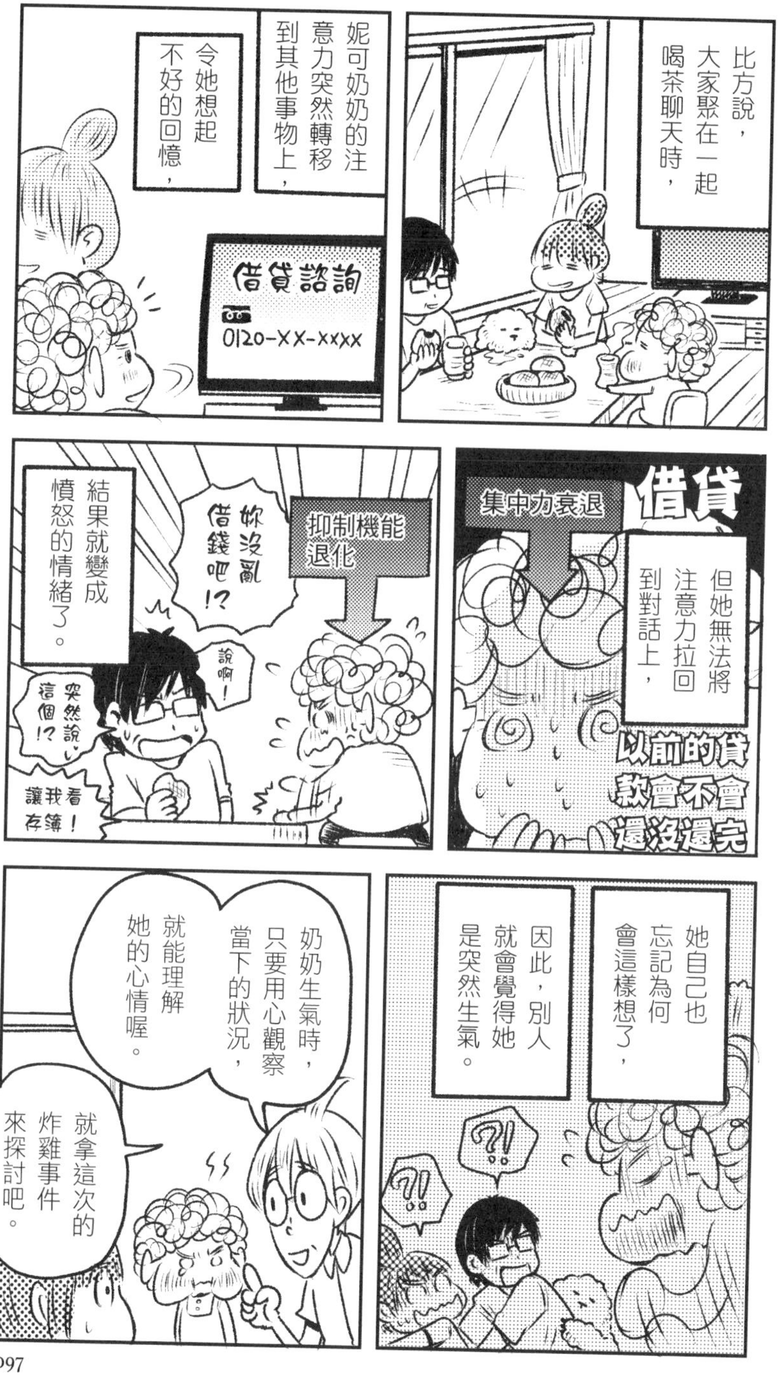
比方說，大家聚在一起喝茶聊天時，
妮可奶奶的注意力突然轉移到其他事物上，
令她想起不好的回憶，
借貸諮詢
0120-XX-XXXX
借貸
集中力衰退
但她無法將注意力拉回到對話上，
以前的貸款會不會還沒還完
抑制機能退化
結果就變成憤怒的情緒了。
妳沒亂借錢吧!?
說啊!
突然說這個!?
讓我看存簿!
她自己也忘記為何會這樣想了，
因此，別人就會覺得她是突然生氣。
?!!
?!!
奶奶生氣時，只要用心觀察當下的狀況，
就能理解她的心情喔。
就拿這次的炸雞事件來探討吧。

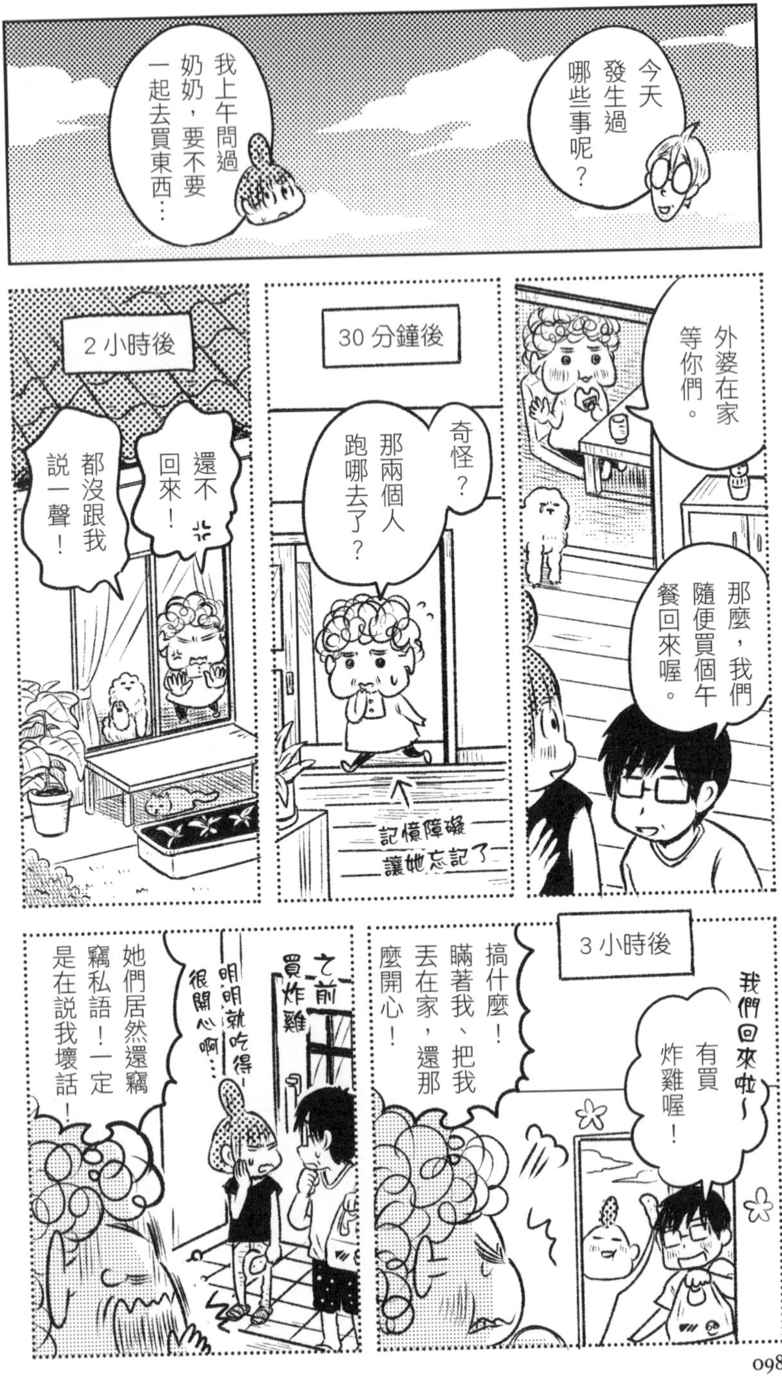
今天發生過哪些事呢？
我上午問過奶奶，要不要一起去買東西…
外婆在家等你們。
那麼，我們隨便買個午餐回來喔。
30 分鐘後
奇怪？
那兩個人跑哪去了？
記憶障礙讓她忘記了
2 小時後
還不回來！
都沒跟我說一聲！
3 小時後
我們回來啦～
有買炸雞喔！
搞什麼！瞞著我、把我丟在家，還那麼開心！
之前買炸雞
明明就吃得很開心啊…
她們居然還竊竊私語！一定是在說我壞話！

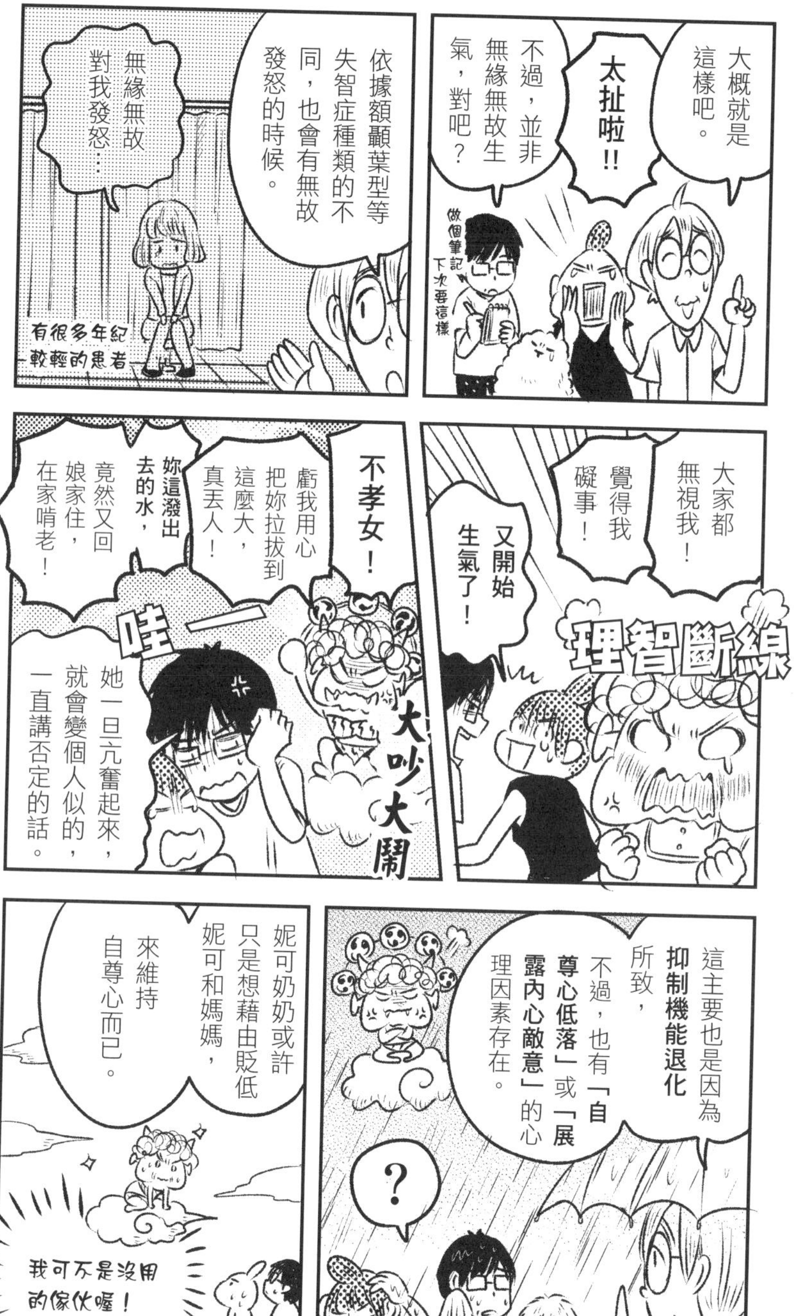
大概就是這樣吧。
太扯啦!!
不過，並非無緣無故生氣，對吧？
做個筆記下次要這樣
依據額顳葉型等失智症種類的不同，也會有無故發怒的時候。
無緣無故對我發怒……
有很多年紀較輕的患者
大家都無視我！
覺得我礙事！
又開始生氣了！
理智斷線
不孝女！
虧我用心把妳拉拔到這麼大，真丟人！
妳這潑出去的水，竟然又回娘家住，在家啃老！
哇——
大吵大鬧
她一旦亢奮起來，就會變個人似的，一直講否定的話。
這主要也是因為抑制機能退化所致，
不過，也有「自尊心低落」或「展露內心敵意」的心理因素存在。
？
妮可奶奶或許只是想藉由貶低妮可和媽媽，
來維持自尊心而已。
我可不是沒用的傢伙喔！

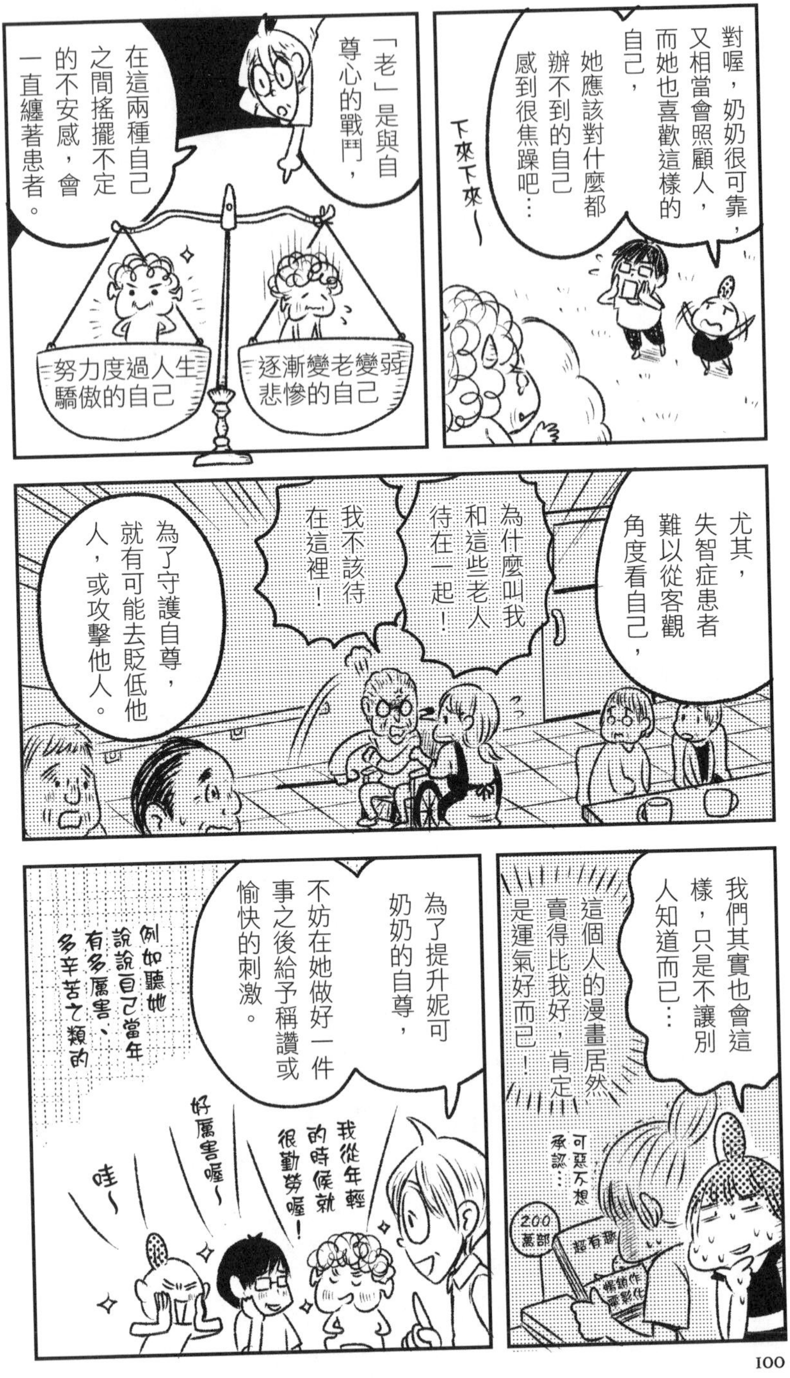
對喔，奶奶很可靠，又相當會照顧人，而她也喜歡這樣的自己，
她應該對什麼都辦不到的自己感到很焦躁吧…
下來下來～
「老」是與自尊心的戰鬥，
在這兩種自己之間搖擺不定的不安感，會一直纏著患者。
逐漸變老變弱悲慘的自己
努力度過人生驕傲的自己
尤其，失智症患者難以從客觀角度看自己，
為什麼叫我和這些老人待在一起！
我不該待在這裡！
為了守護自尊，就有可能去貶低他人，或攻擊他人。
我們其實也會這樣，只是不讓別人知道而已…
這個人的漫畫居然賣得比我好，肯定是運氣好而已！
可惡不想承認…
200萬部
超有趣
暢銷作電影化
為了提升妮可奶奶的自尊，
不妨在她做好一件事之後給予稱讚或愉快的刺激。
例如聽她說說自己當年有多厲害、多辛苦之類的
我從年輕的時候就很勤勞喔！
好厲害喔～
哇～

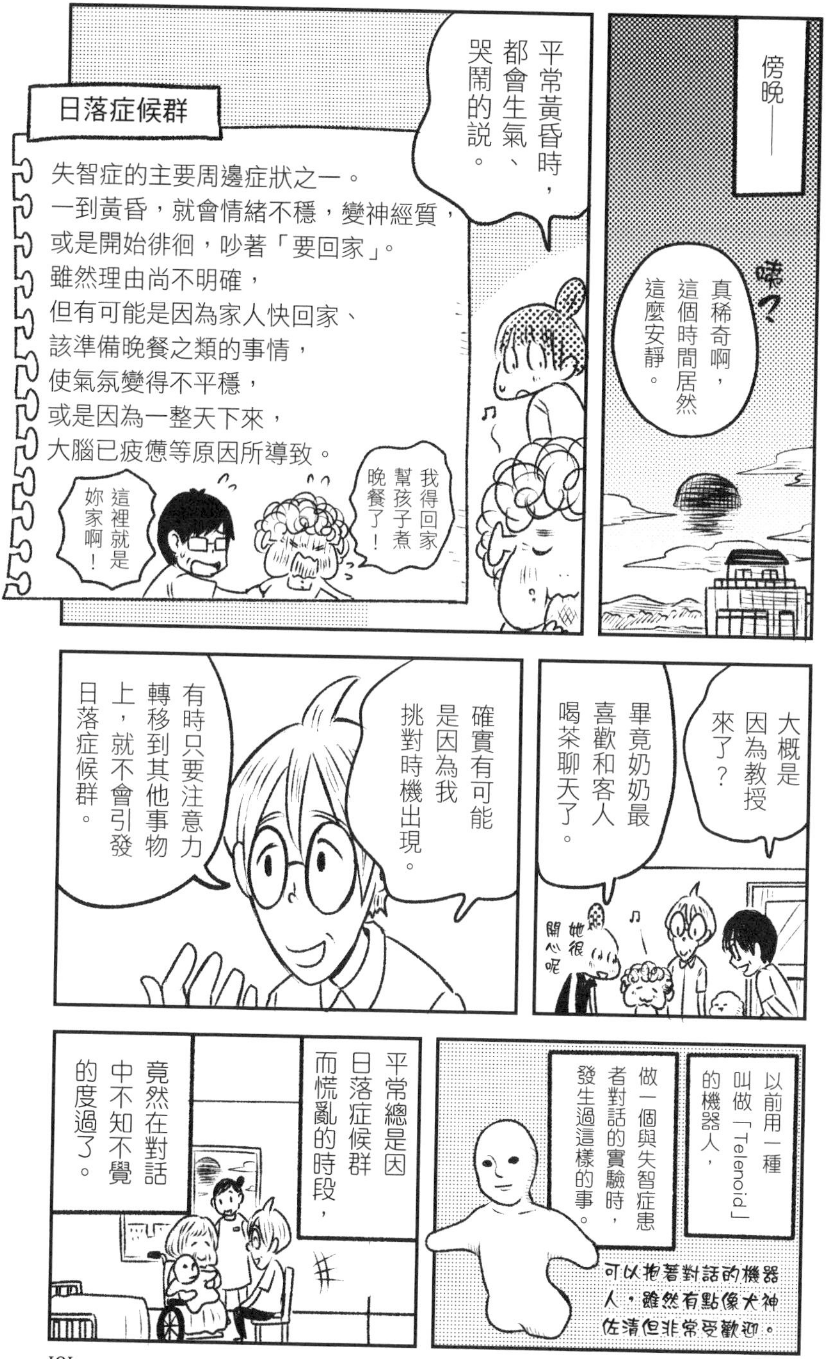
傍晚——
嘵?
真稀奇啊,這個時間居然這麼安靜。
平常黃昏時,都會生氣、哭鬧的說。
日落症候群
失智症的主要周邊症狀之一。
一到黃昏,就會情緒不穩,變神經質,
或是開始徘徊,吵著「要回家」。
雖然理由尚不明確,
但有可能是因為家人快回家、
該準備晚餐之類的事情,
使氣氛變得不平穩,
或是因為一整天下來,
大腦已疲憊等原因所導致。
我得回家幫孩子煮晚餐了!
這裡就是妳家啊!
大概是因為教授來了?
畢竟奶奶最喜歡和客人喝茶聊天了。
她很開心呢
確實有可能是因為我挑對時機出現。
有時只要注意力轉移到其他事物上,就不會引發日落症候群。
以前用一種叫做「Telenoid」的機器人,
做一個與失智症患者對話的實驗時,發生過這樣的事。
可以抱著對話的機器人,雖然有點像犬神佐清但非常受歡迎。
平常總是因日落症候群而慌亂的時段,
竟然在對話中不知不覺的度過了。
ATR 石黑浩特別研究所開發

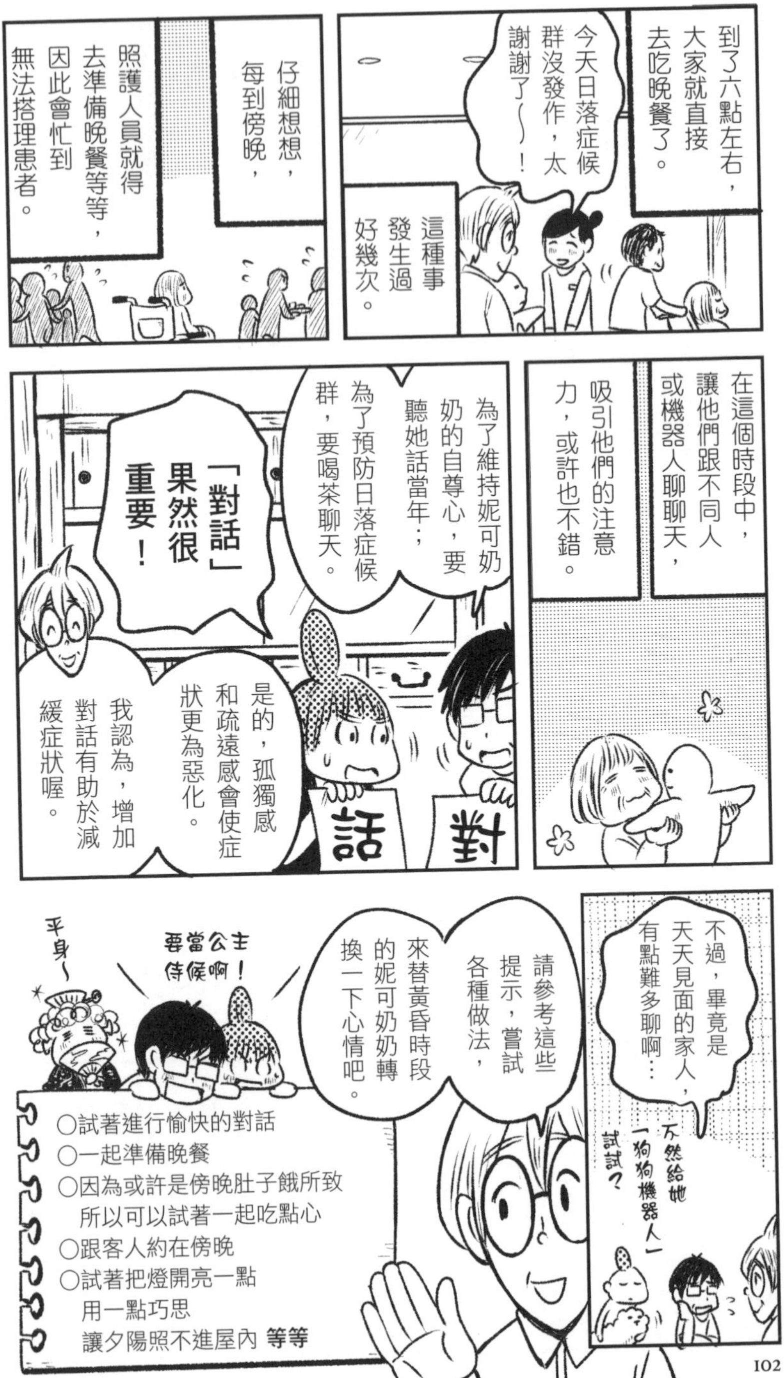
到了六點左右，大家就直接去吃晚餐了。
今天日落症候群沒發作，太謝謝了～～！
這種事發生過好幾次。
仔細想想，每到傍晚，
照護人員就得去準備晚餐等等，因此會忙到無法搭理患者。
在這個時段中，讓他們跟不同人或機器人聊聊天，
吸引他們的注意力，或許也不錯。
為了維持妮可奶奶的自尊心，要聽她話當年；
為了預防日落症候群，要喝茶聊天。
「對話」果然很重要！
是的，孤獨感和疏遠感會使症狀更為惡化。
我認為，增加對話有助於減緩症狀喔。
對
話
不過，畢竟是天天見面的家人，有點難多聊啊……
不然給她「狗狗機器人」試試？
請參考這些提示，嘗試各種做法，
來替黃昏時段的妮可奶奶轉換一下心情吧。
要當公主侍候啊！
平身～
○試著進行愉快的對話
○一起準備晚餐
○因為或許是傍晚肚子餓所致
所以可以試著一起吃點心
○跟客人約在傍晚
○試著把燈開亮一點
用一點巧思
讓夕陽照不進屋內 等等

突然發怒時——

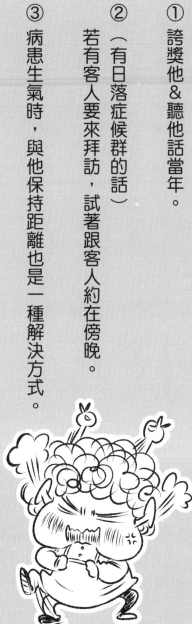

①誇獎他&聽他話當年。

②（有日落症候群的話）若有客人要來拜訪，試著跟客人約在傍晚。

③病患生氣時，與他保持距離也是一種解決方式。

為何會突然生氣？

失智症患者的家人常常說到「變了個人似的，變得很愛生氣」、「變得很愛罵人」。這是由兩個問題所致。一個是大腦機能的問題，也就是大腦的額葉萎縮了。另一個是心理的問題，也就是為了保護自己的自尊而攻擊他人。

再來，我們也可以從一到黃昏就情緒激昂的「日落症候群」當中，看出失智症患者容易焦躁的理由。

†額葉損傷導致患者難以控制行動

由阿茲海默症造成的腦部萎縮，是從海馬迴開始慢慢的向顳葉延伸，接著擴展到頂葉、額葉，最終影響到所有的大腦皮質。

正如同第十五頁的圖所示，額葉是負責掌管「整體注意力」、「執行機能」及「社會認知」這三種能力的區塊。其中尤以整體注意機能、社會認知機能衰退，最容易造成「突然生氣」的問題。

首先，額葉是負責管控社會性行為的部位。這個部位一旦出現障礙，若極端一點的話，就有可能無法抑制怒氣，做出「暴力」或「搶走想要的東西」等等的行為。即使沒有嚴重到那種程度，心情也容易受到雞毛蒜皮之事影響，變得很愛生氣。另外，一般的老化現象也會有難以控制情緒的問題。

妮可奶奶一亢奮，就跟變了個人似的，不但會惡言相向，還會責備媽媽。講話之所以會變難聽，有一部分也是由額葉障礙導致克制能力低落所致。

回想一下小時候就會發現，大家都會模仿當下流行的漫畫，說些「大便！」之類的話，對吧。因為做這些事，就會被父母罵「不要說髒話」，所以令人覺得有趣。而且，實物還是從自己身體裡出來的。所以，當它變成必須遮遮掩掩的事物時，就會令孩童非常感興趣。然後，隨著年紀逐漸變大，便開始懂得看場合而不再講那些話。這就是所謂的抑制。

每個人的腦中都有髒話，只是因為抑制機能正常運作，所以才沒有說出來。我也曾遇過這樣的案例：一位很高雅的母親，突然開始使用「笨蛋」、「這傢伙」之類的詞彙，令她的家人大吃一驚。

這是因為，即便現在是一位很有氣質的母親，小時候也一定有用過那些單字。她只是隨著逐漸長大，而不再使用那些字而已。一旦得了失智症，導致抑制機能衰退後，就有可能在生氣時講出那些話。

†注意力衰退，容易分心

另一個伴隨著額葉機能衰退一同出現的問題，就是注意力下降。

「整體注意力」低落時，不只會使人無法同時處理兩件事，還會產生「無法專注在單一行動上」的問題（第五章）。

明明剛剛都還在和家人聊天，下一刻就突然關注起別的事，甚至加以聯想，然後為此發怒。這樣一來，家人就會覺得患者是「突然生氣」。而且，患者自己根本不會記得剛剛究竟為什麼要生氣。

正如同我在漫畫中說明過的，這可以藉由仔細觀察、記錄患者發怒時的情況，來推敲出「容易令患者生氣的情況」或「生氣的理由」。只要知道對方為何生氣，就能擬訂對策，以避免再度發生。生氣的理由消失後，患者的心情就會平靜許多，而負責照護的人也會輕鬆一點。

†額顳葉型失智症

因為妮可奶奶屬於阿茲海默症型失智症，所以額葉比較晚受到影響，惡化速度也比較緩慢。

然而，如果是額顳葉型失智症的話，那就跟它的名字一樣，是從額葉或顳葉外側前部開始萎縮的。而且，它會萎縮得非常厲害，因此這種失智症的特徵就是病徵顯著。在初期，記憶障礙並不明顯，不過會像所謂的「人格變化」那樣，做出脫離社會規則的行為，或表現出缺乏同理心的言行。

額葉顳葉型失智症的患者有的年紀比較輕。找他們講話時，他們往往會以「無緣無故生氣」的方式來回應。他們自己似乎沒辦法控制，也不知道理由。而且也沒有什麼觸發契機，但就是會生氣。

†日落症候群

聽說，妮可奶奶常常一到黃昏就開始生氣，不斷吵著「要回家」、「為什麼不讓我回家？」然後和妮可媽媽吵架。有時候是突然抓狂生氣，有時候則是變得非常沮喪，一直說「想死」。

許多病患都會在黃昏時表現出失智症特有的症狀，若從「很多患者都有定向力障礙（不知道自己身處何地／何時。第七章）」這一點來看，就會有「為何總是到了傍晚就激動」、「為何知道已經黃昏了」的疑問。

以下是我個人的見解。每到這個時段，從早活動到晚的大腦已經開始疲累，因此我想，會不會是由此所致。此時，身體當然也累了，而腦袋裡更是積存了許多資訊，所以才陷入混亂。

許多待在照護機構裡的女性，都是一到傍晚就開始說：「我必須回家準備晚餐。」這裡的重點較偏重於「要回家」的部分，而不是「準備晚餐」。我想，她們的意思是「我累了，不想繼續待在這兒」、「我想快點回去能夠放鬆的地方」。換句話說，她們待在那個地方，會呈現無法放鬆的緊張狀態。

†偶然間發現的提示

以前我在進行「讓失智症患者與Telenoid機器人對話」的實驗時，曾發生過這樣的事。

一開始，我們都是在中午過後，也就是一點左右前往安養院，然後在那裡待到兩點半至三點左右。有一次為了配合其他行程，改成傍晚前往。我們研究團隊從下午三點，一直待到五點左右，而這正是日落症候群頻繁發生的時段。

我們在那邊做的事，就是利用Telenoid來跟機構裡的老人家交談，結果，平時最混亂的傍晚時段，就在對話過程中不知不覺地度過了。到了六點左右，甚至還能讓他們爽快地去吃晚餐。那天沒有出現日落症候群，讓大家都輕鬆不少。這樣的情形重複發生幾次之後，安養院的工作人員便向我們提出變更時間的要求，希望我們能改到傍晚時段。後來，我們團隊就改成三點左右前往實驗了。

其實仔細想想，一到傍晚，無論是負責照護的家人，或是照護機構裡的職員，都得忙著準備晚餐等等。這是最忙碌的時段，因此大家都沒空關心病患。

我想，一定是因為有不一樣的人和機器人來找他們聊天，使他們得以將注意力轉移到跟平時不一樣的事物上，所以才沒有發作。而且，這樣還可以跟白天的事做個切換，讓大腦「重置」一下。

天天見面的家人雖然做不到這一點，但也可以試著讓患者在傍晚做一些能轉換心情的事，或是請客人傍晚再來等等，這樣也許就能獲得一些啟示喔。

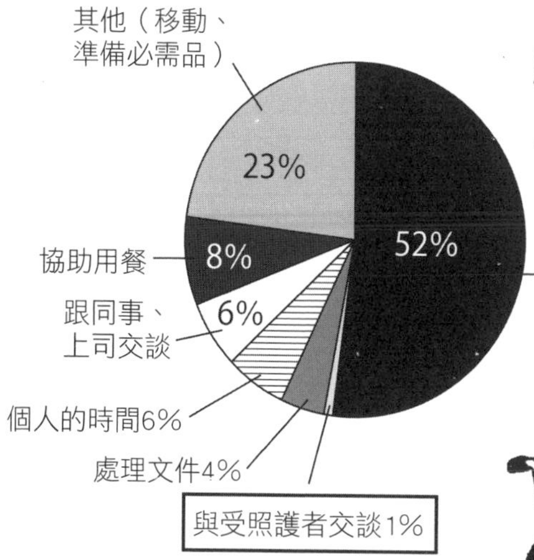
其他（移動、
準備必需品）
23%
52%
個別照護
（洗澡、上廁所等）
協助用餐
8%
跟同事、
上司交談
6%
個人的時間6%
處理文件4%
與受照護者交談1%

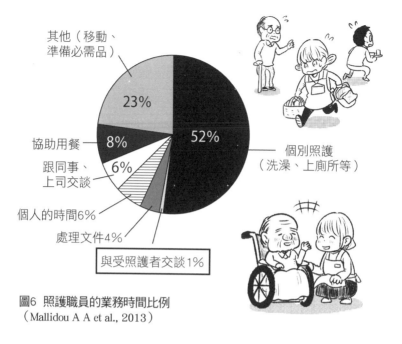

圖6 照護職員的業務時間比例
（Mallidou A A et al., 2013）

†對話的重要性

在前述的例子中，其實還有一個重點。那就是我們的團隊會與失智症患者「對話」。

根據某研究顯示，在失智症患者的照護機構中，照護人員與失智症患者閒話家常的量，只占總業務量的1～2%（圖6）。大家幾乎都只做照護指示書上的事而已。之所以會變成這樣，是因為一般人很難和失智症患者進行日常對話。

我們的日常對話，通常都圍繞

著天氣、近期新聞，或自己的近期體驗。但是，因為失智症患者有記憶障礙（第二章），所以記不得「昨天去哪邊吃了什麼」之類的事。

在前文提過的Telenoid機器人對話實驗中，我們會利用遠距離操作，讓學生講的話從機器人口中傳出。剛開始，學生們也會問一些「今天午餐吃了什麼啊？」、「今年過年有沒有回家啊？」之類的問題。失智症患者聽到這些問題後，因為不記得，所以就會露出疑惑的表情，為這段對話畫下句點。

失智症患者不記得最近發生在自己身上的事。因此，只要問問那些已經被記起來的往事，就能讓他們打開話匣子。學生們也在詢問「小學時最擅長的科目是什麼？」或陪患者聊子女的過程中，逐漸掌握到和失智症患者對話的訣竅。

聽聽他們吹牛、誇獎一下他們，或是一起唱唱懷舊童謠之類的。若對話能順利進行的話，那麼應該也能達到不錯的轉換心情效果。

†偶爾放著不管也有效

「失智症患者生氣時，該怎麼辦才好？」這是一個非常困難，且沒有單一解答的問題。

如果陪在患者身邊就能讓他冷靜的話，那就陪陪他，但也有相反的情況。有的患者是一有人接近自己，就會開始亢奮。

在照顧失智症患者的方法當中，有一種叫做「應用行動分析」的手法。

應用行動分析的基本做法為「對方有問題時，不要接近他。對方冷靜時，就去接近他」。看到患者亢奮時，若去關心他「怎麼了？沒事吧？」，就等於是在製造「一亢奮就有人來找我」、「會有人來關心我」等條件。相反的，若選在對方心情穩定時去找他聊天，就能讓他學到「只要我乖乖的，就會有人來關心我」。

只不過，這種做法在照護現場並不普及。那是因為，這與「幫助有困難的人」之關懷思想恰好相反。但如果是在家庭內，或許就能試試。

亢奮狀態很容易累，因此不會持續太久。在病患陷入亢奮的這一小段時間內，先忍耐一下，等對方冷靜下來之後，再去找他說話。當然啦，這對照顧者來說，絕不是什麼「短暫的時間」，不小心做出反應，也是常有的事。

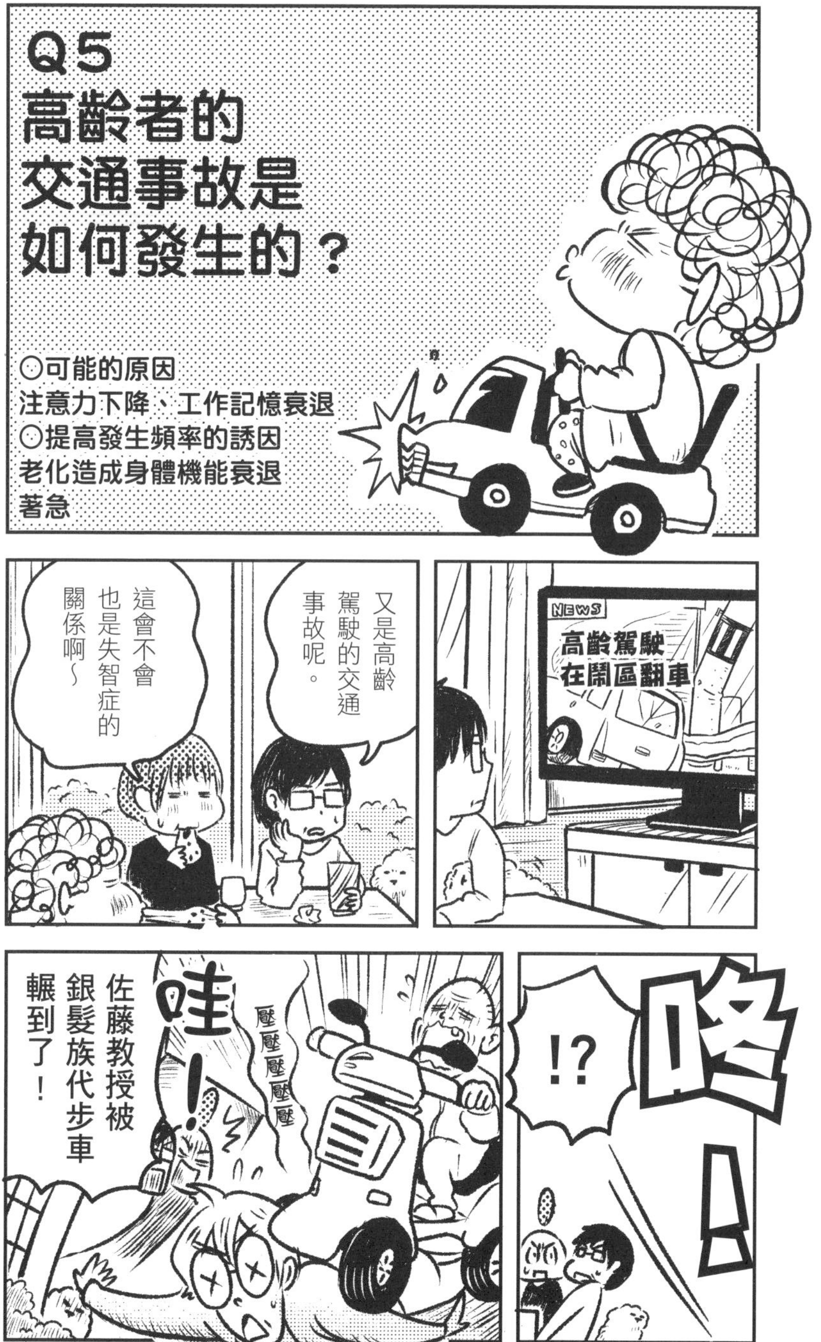
Q5
高齡者的交通事故是如何發生的？
⊙可能的原因
注意力下降、工作記憶衰退
⊙提高發生頻率的誘因
老化造成身體機能衰退
著急
NEWS
高齡駕駛在鬧區翻車
又是高齡駕駛的交通事故呢。
這會不會也是失智症的關係啊～
咚！！
!?
哇！
壓壓壓壓壓
佐藤教授被銀髮族代步車輾到了！

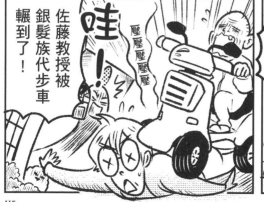

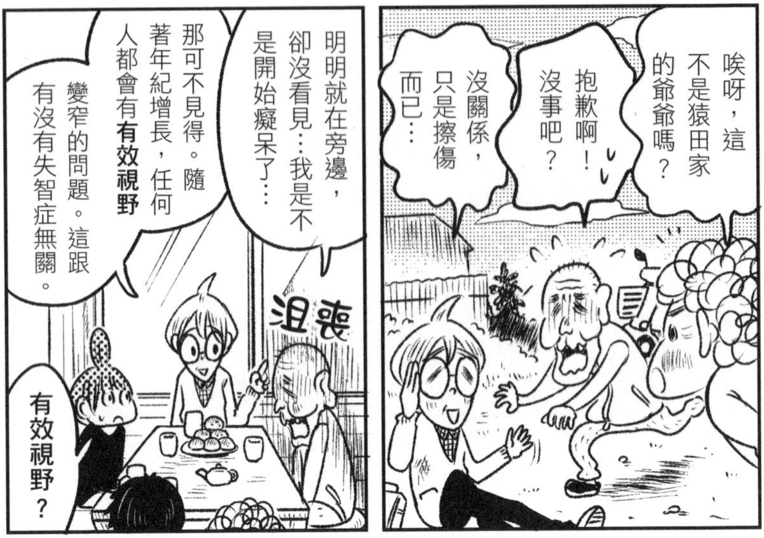
唉呀，這不是猿田家的爺爺嗎？
抱歉啊！沒事吧？
沒關係，只是擦傷而已…
明明就在旁邊，卻沒看見…我是不是開始癡呆了…
沮喪
那可不見得。隨著年紀增長，任何人都會有**有效視野**變窄的問題。這跟有沒有失智症無關。
有效視野？

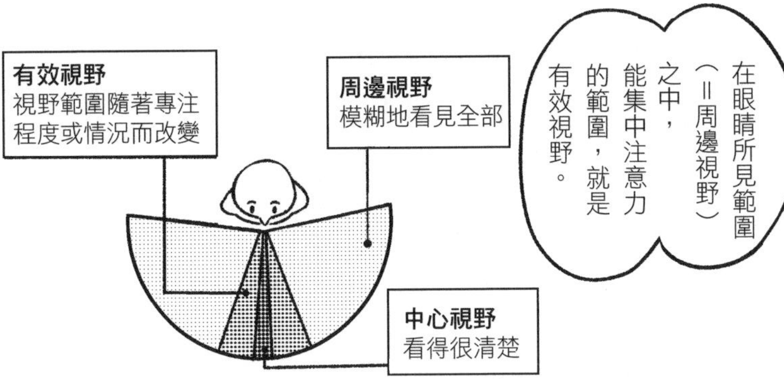
在眼睛所見範圍（＝周邊視野）之中，能集中注意力的範圍，就是有效視野。
周邊視野
模糊地看見全部
有效視野
視野範圍隨著專注程度或情況而改變
中心視野
看得很清楚

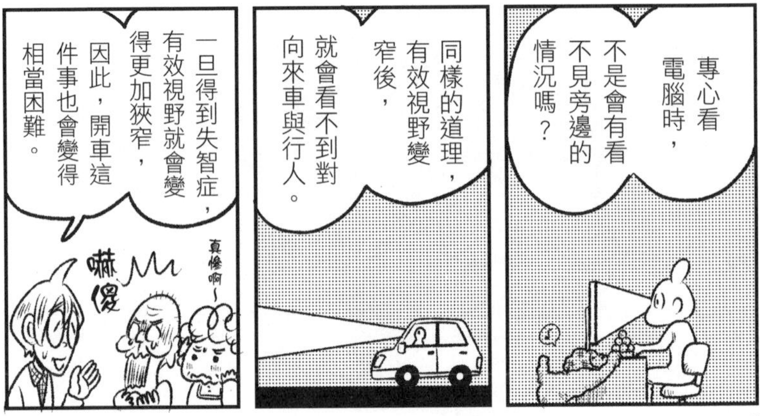
專心看電腦時，不是會有看不見旁邊的情況嗎？
同樣的道理，有效視野變窄後，就會看不到對向來車與行人。
一旦得到失智症，有效視野就會變得更加狹窄，因此，開車這件事也會變得相當困難。
嚇傻
真慘啊～

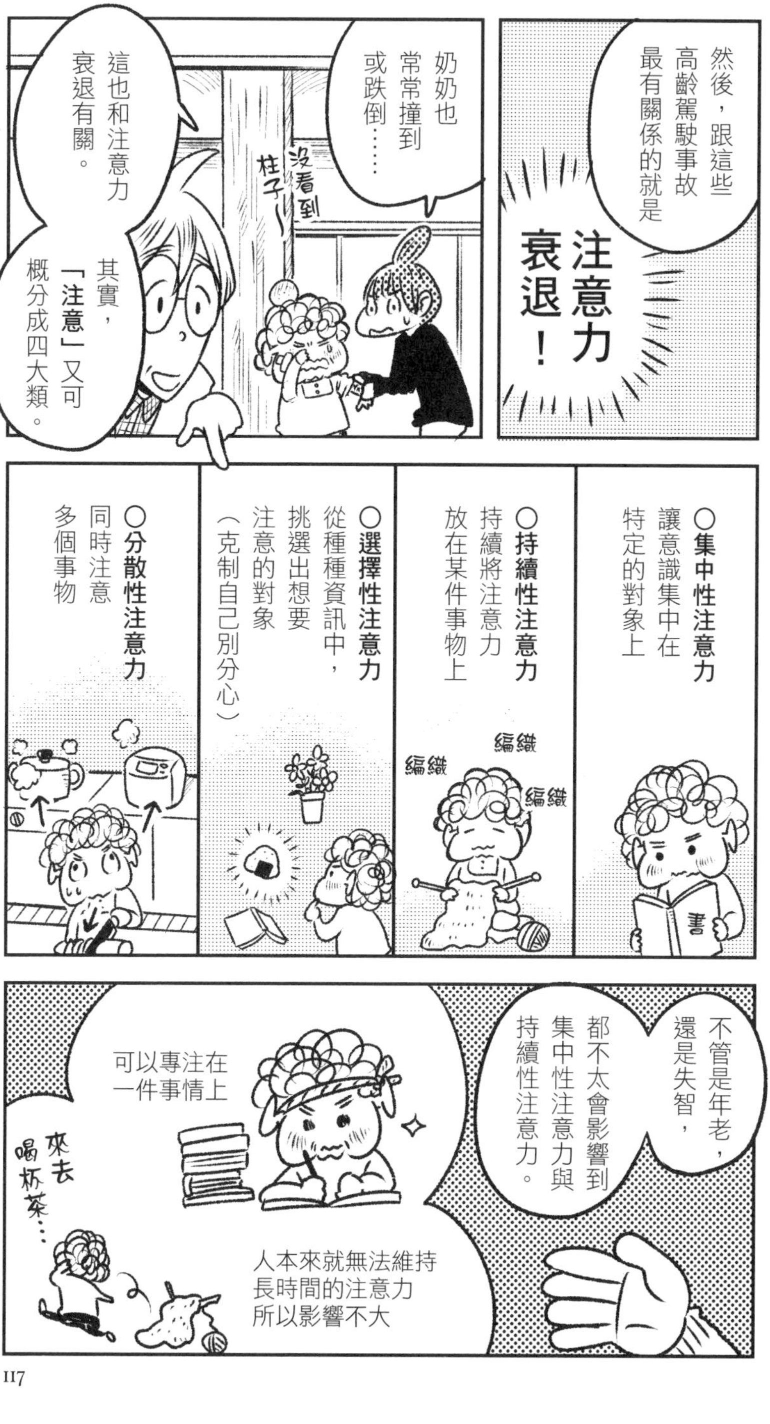
然後，跟這些高齡駕駛事故最有關係的就是
注意力衰退！
奶奶也常常撞到或跌倒……
沒看到柱子～
這也和注意力衰退有關。
其實，「注意」又可概分成四大類。
○集中性注意力
讓意識集中在特定的對象上
○持續性注意力
持續將注意力放在某件事物上
編織
編織
編織
書
○選擇性注意力
從種種資訊中，挑選出想要注意的對象
（克制自己別分心）
○分散性注意力
同時注意多個事物
不管是年老，還是失智，都不太會影響到集中性注意力與持續性注意力。
可以專注在一件事情上
人本來就無法維持長時間的注意力所以影響不大
來去喝杯茶…

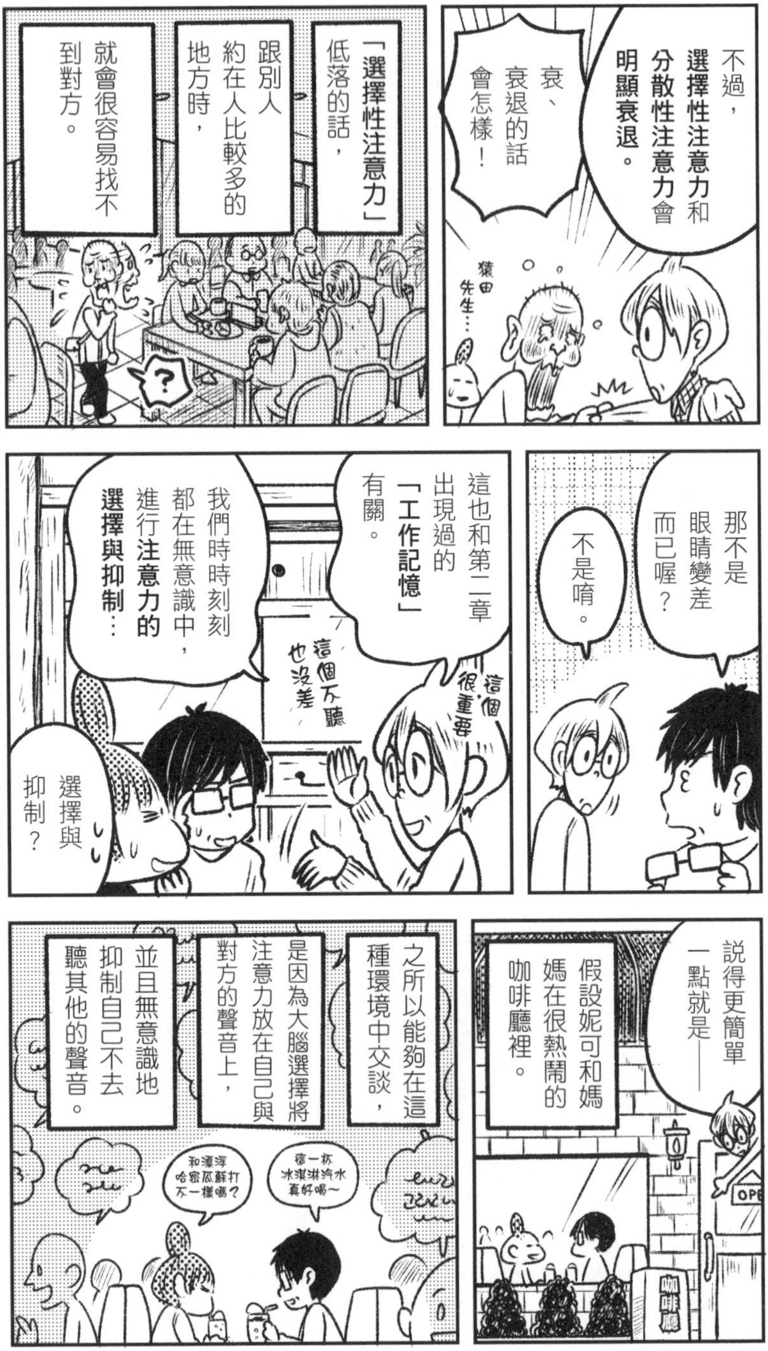

不過，
選擇性注意力和分散性注意力會明顯衰退。
衰、衰退的話會怎樣！
猿田先生…
「選擇性注意力」低落的話，
跟別人約在人比較多的地方時，
就會很容易找不到對方。
?
那不是眼睛變差而已喔？
不是唷。
這也和第二章出現過的「工作記憶」有關。
這個很重要
這個不聽也沒差
我們時時刻刻都在無意識中，進行注意力的選擇與抑制…
選擇與抑制？
說得更簡單一點就是——
假設妮可和媽媽在很熱鬧的咖啡廳裡。
咖啡廳
之所以能夠在這種環境中交談，
是因為大腦選擇將注意力放在自己與對方的聲音上，
並且無意識地抑制自己不去聽其他的聲音。
這一杯冰淇淋汽水真好喝～
和漂浮哈密瓜蘇打不一樣嗎？

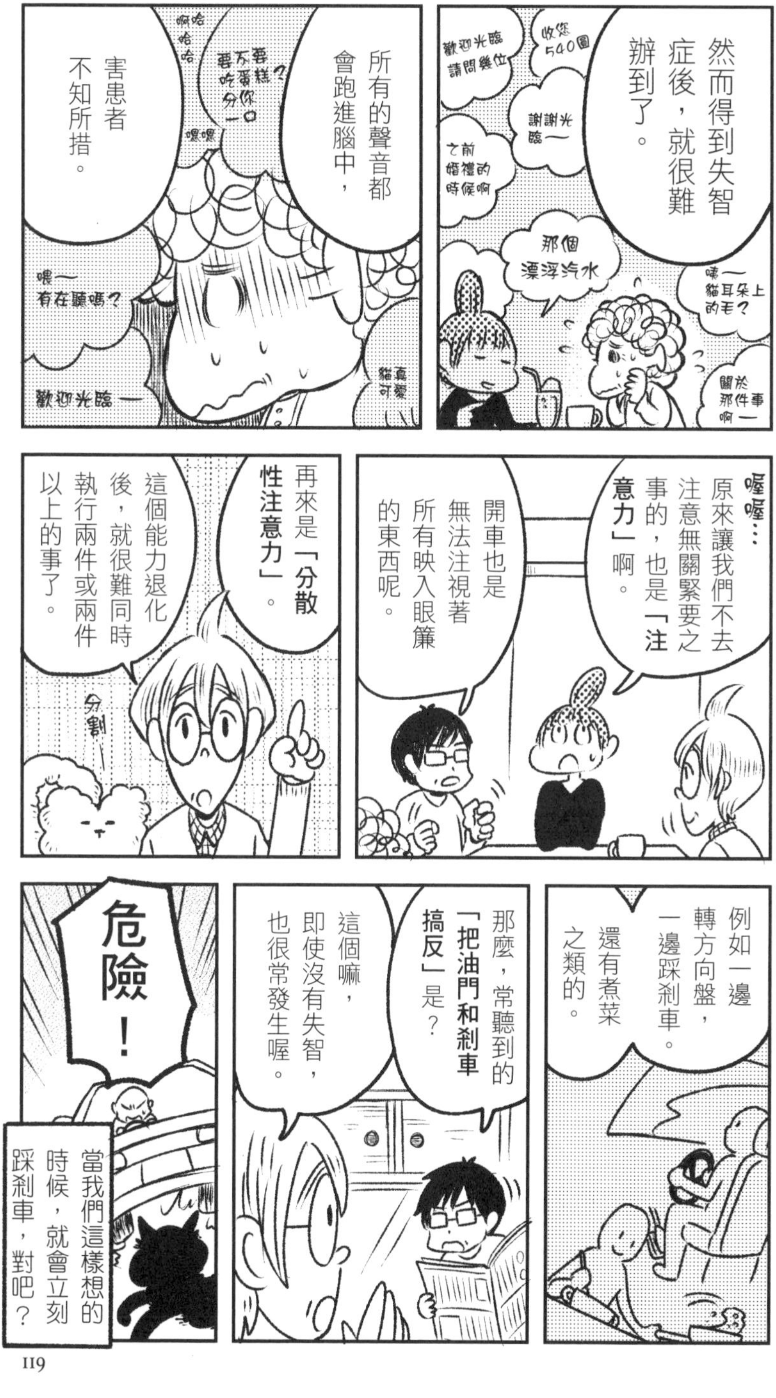
然而得到失智症後，就很難辦到了。
歡迎光臨 請問幾位
收您540圓
謝謝光臨—
之前婚禮的時候啊
那個漂浮汽水
咦—貓耳朵上的毛？
關於那件事啊—
所有的聲音都會跑進腦中，
害患者不知所措。
啊哈哈哈
要不要吃蛋糕？分你一口
嘿嘿
喂—有在聽嗎？
歡迎光臨—
貓真可愛
喔喔…原來讓我們不去注意無關緊要之事的，也是「注意力」啊。
開車也是無法注視著所有映入眼簾的東西呢。
再來是「分散性注意力」。
這個能力退化後，就很難同時執行兩件或兩件以上的事了。
分割
例如一邊轉方向盤，一邊踩剎車。
還有煮菜之類的。
那麼，常聽到的「把油門和剎車搞反」是？
這個嘛，即使沒有失智，也很常發生喔。
危險！
當我們這樣想的時候，就會立刻踩剎車，對吧？

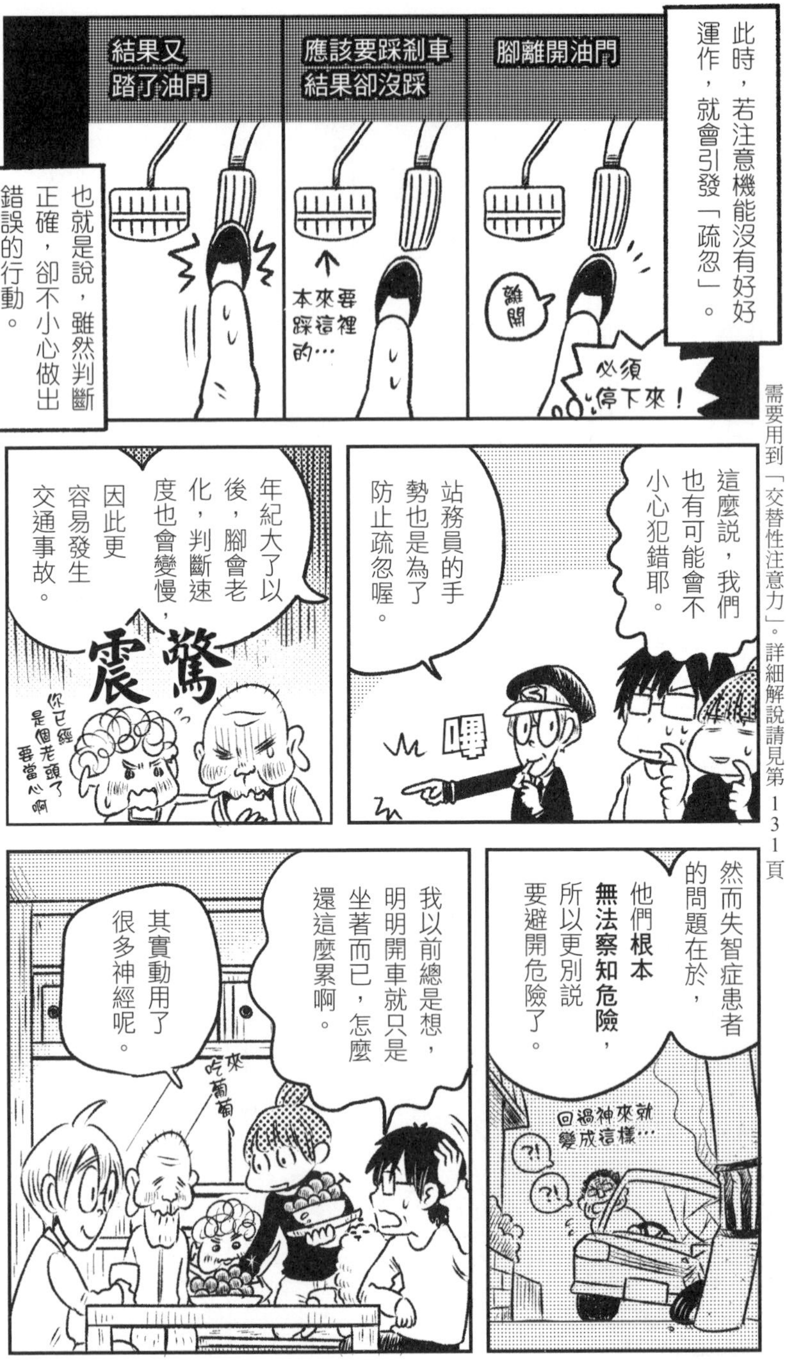
此時，若注意機能沒有好好運作，就會引發「疏忽」。
腳離開油門
離開
必須停下來！
應該要踩剎車結果卻沒踩
本來要踩這裡的…
結果又踏了油門
也就是說，雖然判斷正確，卻不小心做出錯誤的行動。
這麼說，我們也有可能會不小心犯錯耶。
站務員的手勢也是為了防止疏忽喔。
嗶
年紀大了以後，腳會老化，判斷速度也會變慢，因此更容易發生交通事故。
驚
震
你已經是個老頭了要當心啊
然而失智症患者的問題在於，他們**根本無法察知危險**，所以更別說要避開危險了。
回過神來就變成這樣…
?!
?!
我以前總是想，明明開車就只是坐著而已，怎麼還這麼累啊。
其實動用了很多神經呢。
來吃葡萄～

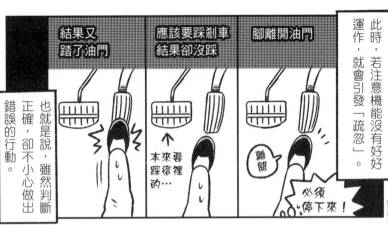

※將注意力從油門轉移到剎車上時需要用到「交替性注意力」。詳細解說請見第131頁

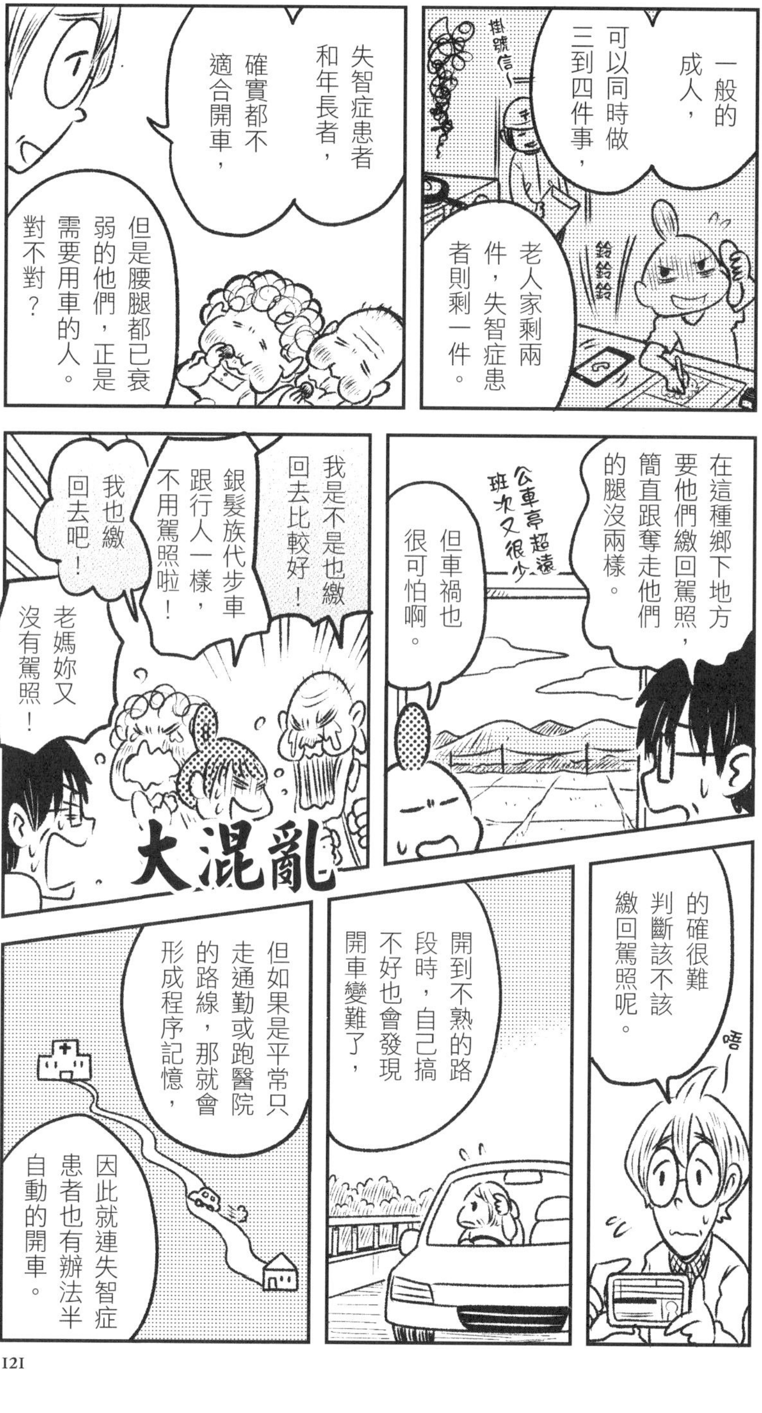
一般的成人，可以同時做三到四件事，
掛號信～
鈴鈴鈴
老人家剩兩件，失智症患者則剩一件。
失智症患者和年長者，確實都不適合開車，
但是腰腿都已衰弱的他們，正是需要用車的人。對不對？
在這種鄉下地方要他們繳回駕照，簡直跟奪走他們的腿沒兩樣。
公車亭超遠班次又很少
但車禍也很可怕啊。
我是不是也繳回去比較好！
銀髮族代步車跟行人一樣，不用駕照啦！
我也繳回去吧！
老媽妳又沒有駕照！
大混亂
的確很難判斷該不該繳回駕照呢。
唔—
開到不熟的路段時，自己搞不好也會發現開車變難了，
但如果是平常只走通勤或跑醫院的路線，那就會形成程序記憶，
因此就連失智症患者也有辦法半自動的開車。

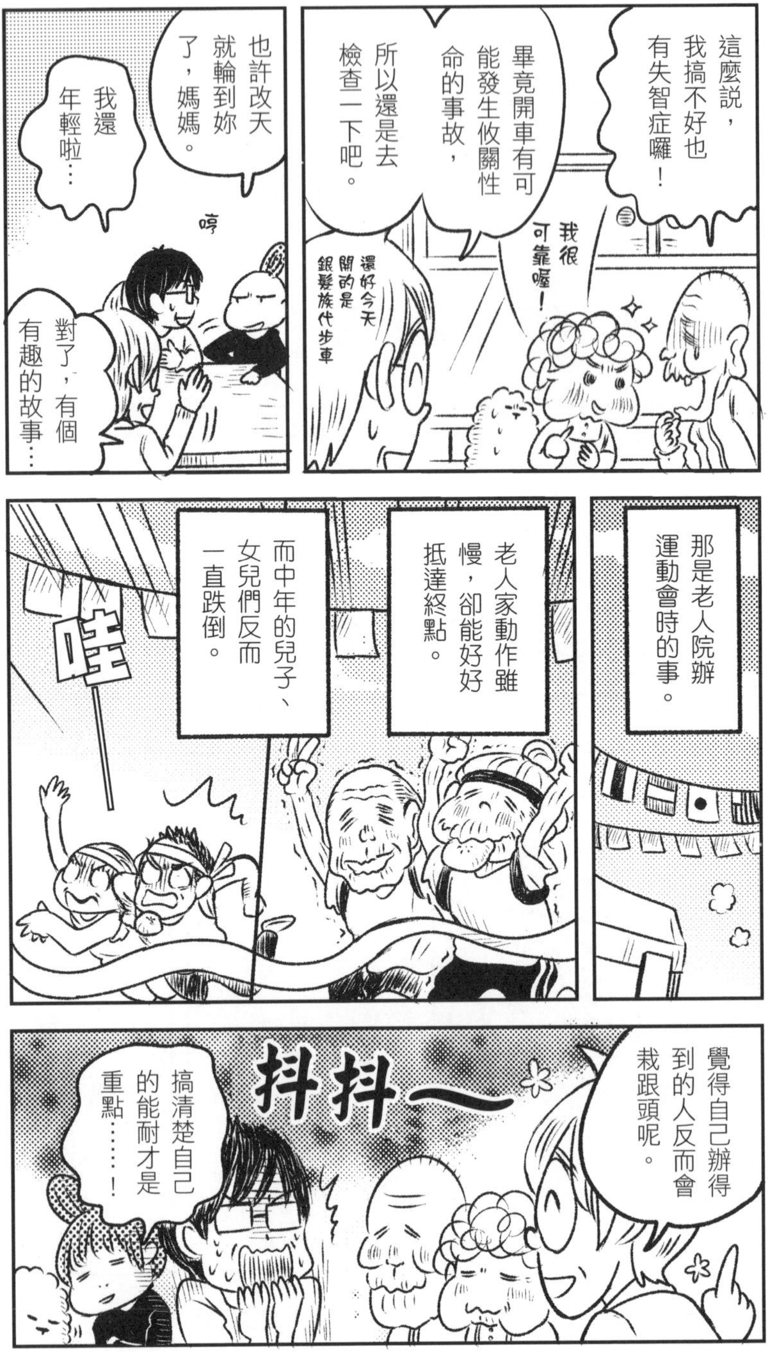

這麼說，我搞不好也有失智症囉！
我很可靠喔！
畢竟開車有可能發生攸關性命的事故，
所以還是去檢查一下吧。
還好今天開的是銀髮族代步車
也許改天就輪到妳了，媽媽。
哼
我還年輕啦⋯
對了，有個有趣的故事⋯
那是老人院辦運動會時的事。
老人家動作雖慢，卻能好好抵達終點。
而中年的兒子、女兒們反而一直跌倒。
哇
覺得自己辦得到的人反而會栽跟頭呢。
抖抖—
搞清楚自己的能耐才是重點⋯⋯！

發現逐漸無法進行複雜作業後——

①開車時若有出現任何驚險狀況，就去做一下認知機能的檢查吧。

②對話時，站在對方的正面（有效視野的範圍）和他講話。

③如果是對方早已做慣的事，那麼即便會擔心，也不要在一旁干擾。

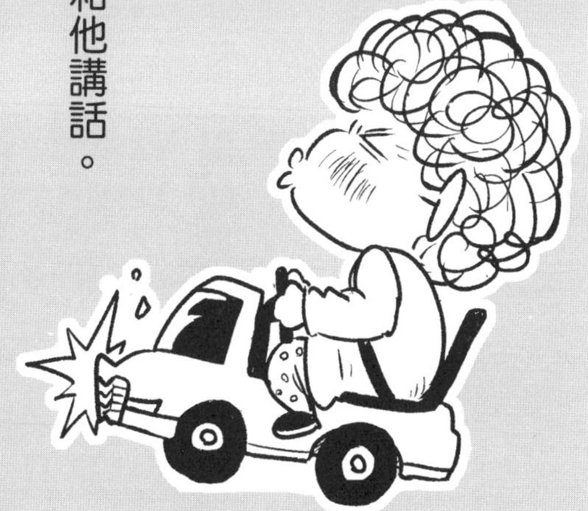

第五章

高齡者的交通事故是如何發生的？

近來似乎有不少老人家開車發生交通事故的新聞。認知功能退化跟招致事故有直接關係，因此，日本在二〇一七年修訂道路交通法，規定七十五歲以上的高齡駕駛有義務在更新駕照時，一併接受認知機能檢查。疑似有失智症的人，得轉由醫師診斷，若確定有失智症，就會註銷或吊銷駕照。

那麼，為何一得到失智症，就很容易發生車禍呢？本章主要會針對原因，也就是與控制行動有關的「整體注意力低落」，來進行解說。

†銀髮族代步車撞上來

雖然不是被汽車撞，但前陣子，我被老婆婆駕駛的銀髮族代步車撞到了。

我家附近的車站旁，有個設有紅綠燈的小十字路口。我在那邊等紅燈時，右邊還有一位騎代步車的老婆婆。因為馬路對面有間醫院，所以我猜她就是要去那裡。可是綠燈後，她卻完全沒有動作。我心想：「她可能是想等我先過吧？」便開始過馬路。誰知道老婆婆突然來個左轉，就撞上來了（圖7）。

儘管不曉得那位老婆婆有沒有失智症的問題，不過如果有的話，就有幾個說得通的

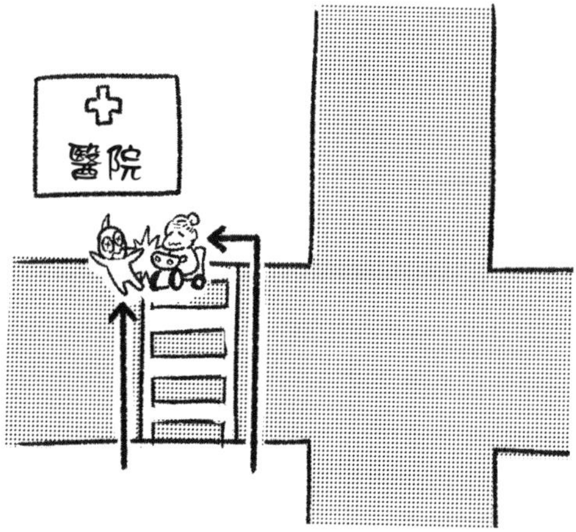

圖7 被銀髮族代步車撞到時

解釋。可推測的主要原因有：視覺功能退化、記憶障礙、注意力衰退等。接下來，就讓我們一個一個看下去吧。

†有效視野變小

首先，站在旁邊的我，可能根本沒有進入老婆婆的視野中。

就像我在漫畫中解釋過的，有效視野會隨著年齡增長而逐漸變窄。人們普遍認為，造成銀髮族容易發生交通事故的一大主因，就是有效視野的問題。要是看不見的地方剛好有障礙物就會撞到。失智症患者特別容易有這個跡象。

†不知道自己在做什麼

老婆婆之所以會停在路邊動也不動，也有可能是因為她搞不清楚當下的情況。我在第二至三章也說明過，失智症會導致短期記憶退化，因此，患者可能會搞不清楚自己剛剛在做什麼，或是忘記自己本來打算去哪裡。

第七章中也有說明，罹患失智症後，會因定向力障礙而搞不清楚自己在哪裡、怎麼來到這裡的。如此一來，在路上進退不得、突然往錯誤方向移動的機率也會大幅提升。

逆向行駛高速公路、把車開上人行道之類的交通事故，或許就是由這些機能障礙，以及不安帶來的恐慌所導致。

†注意力衰退

然後，造成騎車、開車變困難的一大原因，就是整體注意力衰退。

注意機能與額葉息息相關，它又可以概分成「集中性注意力」、「持續性注意力」、「選擇性注意力」、「分散性注意力」。而漫畫中也解釋過，最容易受失智症影響而退化的，就是「選擇性注意力」與「分散性注意力」。

這些注意機能，其實就是第二章中出現過的「工作記憶」的機能之一。而額葉（尤其是背外側的部分）就是負責管理這些機能的部位。

我在第二章中提過，工作記憶負責選擇「什麼要記住、什麼不用記住」。也就是說，這個機能是從眾多訊息中，挑選出值得注意的東西。換言之，這就是選擇性注意力的功能。此機能一旦衰退，便會像漫畫裡的例子一樣，變得無法在吵雜的地方交談，或是一到人多的地方就變得不知所措、進退兩難。

†選擇性注意力與有效視野

開車時總會說「當心行人」之類的。像這種必須將注意力放在特定事物上的情況，就與有效視野息息相關。

比方說，聽覺也會受到選擇性注意力影響。有一個實驗是這樣的：讓受試者戴上耳機，並對左、右耳分別播放不同的聲音。此時，若受試者被事先告知「請注意聽右耳聽到的聲音」，那麼之後，他就有辦法回答出右邊播放的內容。不過，如果被問到「剛剛左邊說了什麼？」，就回答不出來了。縱使耳朵能自動接收聲音，也不見得會聽進去。因為「有沒有聽到」與「自己有沒有把注意力放在那上面」有關。

總之，不去注意，就不會有資訊進來，所以得到失智症，且選擇性注意力開始衰退時，也是以「把注意力放在看到的對象上」較為容易做到。

因此，從正面向失智症患者搭話是個很有效的做法。看著對方的眼睛也能讓對話進行得更順利。若從旁邊或後面向患者搭話，就會害他們嚇一大跳，或是無法順利對話。「對話」是很不可思議的事，看得見講話的人，就會聽得很清楚；而看不見對方時，就會聽不清楚對方在講什麼。

由於得到失智症之後，不僅注意力降低，視野也變狹窄了，因此很難一邊駕駛，一邊從周遭情況中擷取必要資訊並做出判斷。

†無法同時做兩件事

更重要的是：分散性注意力（亦稱為分配性注意力、注意分配）的衰退。這是指工作記憶的另一種機能——把處理資訊時所必要的東西暫時記起來，並用它來進行操作——衰退了。

簡單來說，分散性注意力低落就是「無法同時做很多事」。

在第三章中也有提到，妮可奶奶之所以一直煮飯，可能就是因為她已經無法應付「做料理」這項複雜的作業了。例如要利用水煮開的空檔切菜，這項作業需要妮可奶奶一面注意鍋子裡的熱水，一面注意既不要切到手指，又能把菜切成一定的大小。

像這種要同時注意很多事、把注意力同時分給其他事，就是分散性注意力的功能，它是由工作記憶所掌控的。

如果只是洗米煮飯的話，妮可奶奶還辦得到。開車時也一樣，如果只是在熟悉的路上駕駛，就有辦法靠著程序記憶做到一定的程度。

但是，開車原本是需要同時進行多項作業的極複雜行為。只要在陌生的地方開車，就必須透過周遭景色或地圖，來判斷自己身在何方以及接下來該走哪條路等等，因此，即便是自認為有辦法開車，也不見得不會引發交通事故。而且也很難對小孩突然衝到馬路上等的突發事件，做出判斷與反應。

†「切換注意力容易失敗」並非失智症的專利

我在漫畫中提過，誤踩油門這種事，其實也是由注意機能運作不良所引起的。即使沒有失智症，也沒有很老，這種事也經常發生在我們的日常生活中。「疏忽（slip）」就是明知該怎麼做，卻採取了錯誤的行動。它與「失誤（lapse，因記憶出錯而弄錯順序或忘記做）」、「錯誤（mistake，計畫本身出錯）」並列為一般的人為錯誤（Human error），而且跟老化沒什麼關係。

漫畫中介紹的疏忽事例，是因為沒有順利地將注意力從油門切換到剎車上所造成，而這種切換注意對象的機能，就叫做「交替性注意力」。它也屬於工作記憶的機能之一。

如果是高次腦機能障礙等病變引發的交替性注意力低弱，就會變得很容易對單一事物過度專注，不進行下個行動，或對事物的一部分過於講究。除此之外，還有「找東西時，老是找同一個地方」等問題。有這些問題的話，不妨試著先決定好行程，或者設一個簡單明瞭的結束信號。

不過我想，雖然也有「受老化或失智症影響，而無法切換注意力」的案例，但更常見的案例是「切換時很花時間」與「切換時機變差」。

即使已經切換注意力，也有可能因身體的問題，而無法如願移動或突然縮回自己的腳，導致誤踩油門、沒有鬆開油門等等。

†有家人共乘也不見得是好事

有時候，家人會不放心讓老人家自己開車，於是就跟著上車，然後在旁邊給一堆意見，對吧？其實這樣做對失智症患者來說，也不見得是一件好事。因為他們的認知能力已大不如前，所以不太能夠應付開車途中受干擾。

比方說，我們現在要請患者記住「櫻花、貓、電車」這三個詞。假設在講完之後，馬上問對方：「剛剛我說什麼？」那麼，對方即便是中度失智症患者，也有辦法正常回答。然而，如果是先問了別的問題，才問：「我剛剛說過的三個詞是什麼？」對方就答不出來了。因為中途受到妨礙或干擾後，就辦不到「原本辦得到」的事了。

實際上也有這樣的例子：即使連「回家後換拖鞋」這種簡單的日常動作，也只因「家人幫忙把拖鞋擺到更好穿的位置」而已，就變成辦不到了。失智症患者對「不同於以往的事」很不在行。

開車時也一樣。好比衛星導航說：「前方三百公尺右轉」，或是家人在旁邊說：「接下來要右轉」等，都會造成妨礙，因此就連開在熟知的路上，也很容易發生交通事故。

由於交通事故攸關生命安全，因此也沒辦法一概而論，但如果只是日常生活中的行為，那麼即便擔心，也不要在旁邊出嘴干涉患者一直以來都辦得到的事情。而這也是照護技巧之一。

†並非只有失智症會影響到開車能力

不只是失智症患者，任何高齡人士都有認知機能退化的問題。像開車這種「複雜，卻也可以自動辦到」的行為，會讓人無法察覺自己已經做不到了。這在專業領域中，稱做「後設認知低下」。

日本現在的道路交通法規定，七十歲以上的駕駛人，必須在更新駕照時接受交通安全講習。而且如同標題所示，在更換駕照或有違規情況時，只要是七十五歲以上的駕駛人，都有義務接受認知機能檢查。認知機能檢查分成三個階段，若檢查出有失智症的疑慮，就必須接受醫師診斷。

若經診斷發現失智症已惡化到一定的程度，那麼當然會影響到行車安全，因此不應該再開車了。

不過，還有一個問題就是：有些人的檢查結果即便正常，卻也有可能因為其他機能衰退（例如腳不靈活、視野狹窄、耳朵不好，聽不見外面的聲音等），而有機會發生車禍，然而卻無法透過檢查來找出這些人。

造成高齡駕駛發生交通事故的原因，搞不好是以老化居多，而非失智症。因此我認為，最好不要武斷地認為「引發交通事故的老人，一定是得了失智症」。

人老後，即便沒有得失智症，反應和判斷的速度也會變慢。開車時，也很容易以自我為中心。老化的程度與老化的機能，都是因人而異；開車技術與開車的必要性，也是因人而異。我認為，高齡者的行車問題，還需要更仔細的個別應對。

Q6
為什麼離不開主要照顧者？

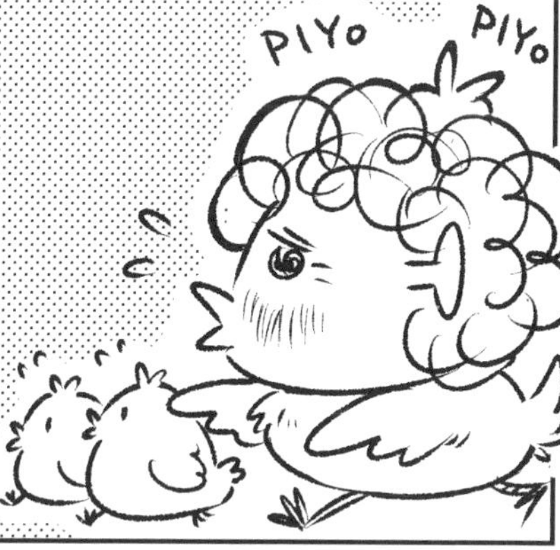
PIYO
PIYO

◎可能的原因
執行機能障礙、定向力障礙、受影響性亢進
◎提高發生頻率的誘因
不安感

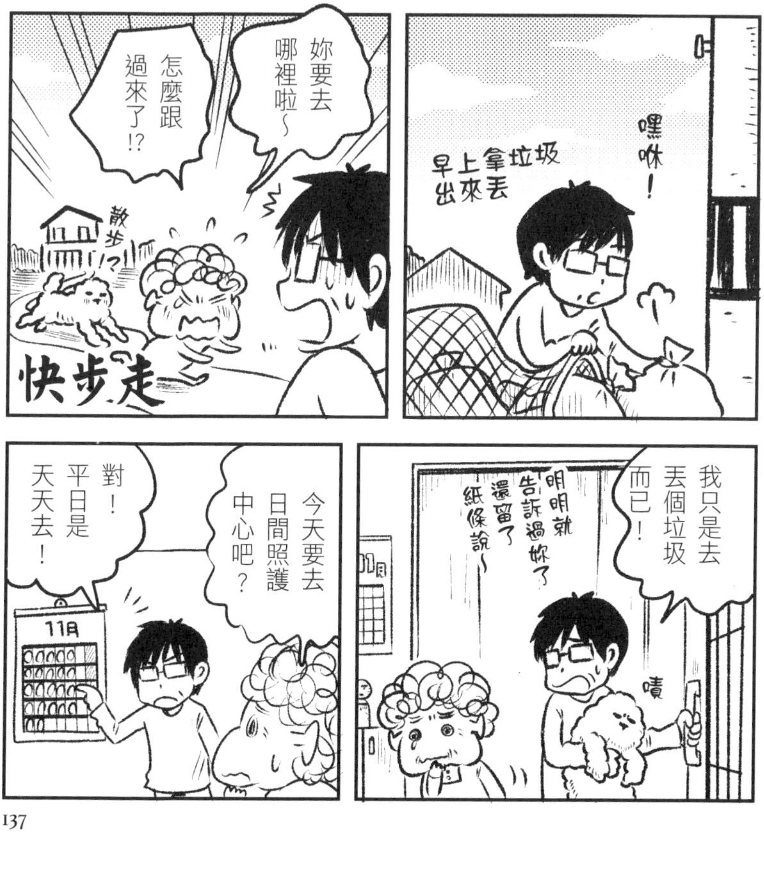
早上拿垃圾出來去
嘿咻！
妳要去哪裡啦～
怎麼跟過來了!?
散步!?
快步走
我只是去丟個垃圾而已！
明明就告訴過妳了還留了紙條說～
嘖
今天要去日間照護中心吧？
對！平日是天天去！
11月

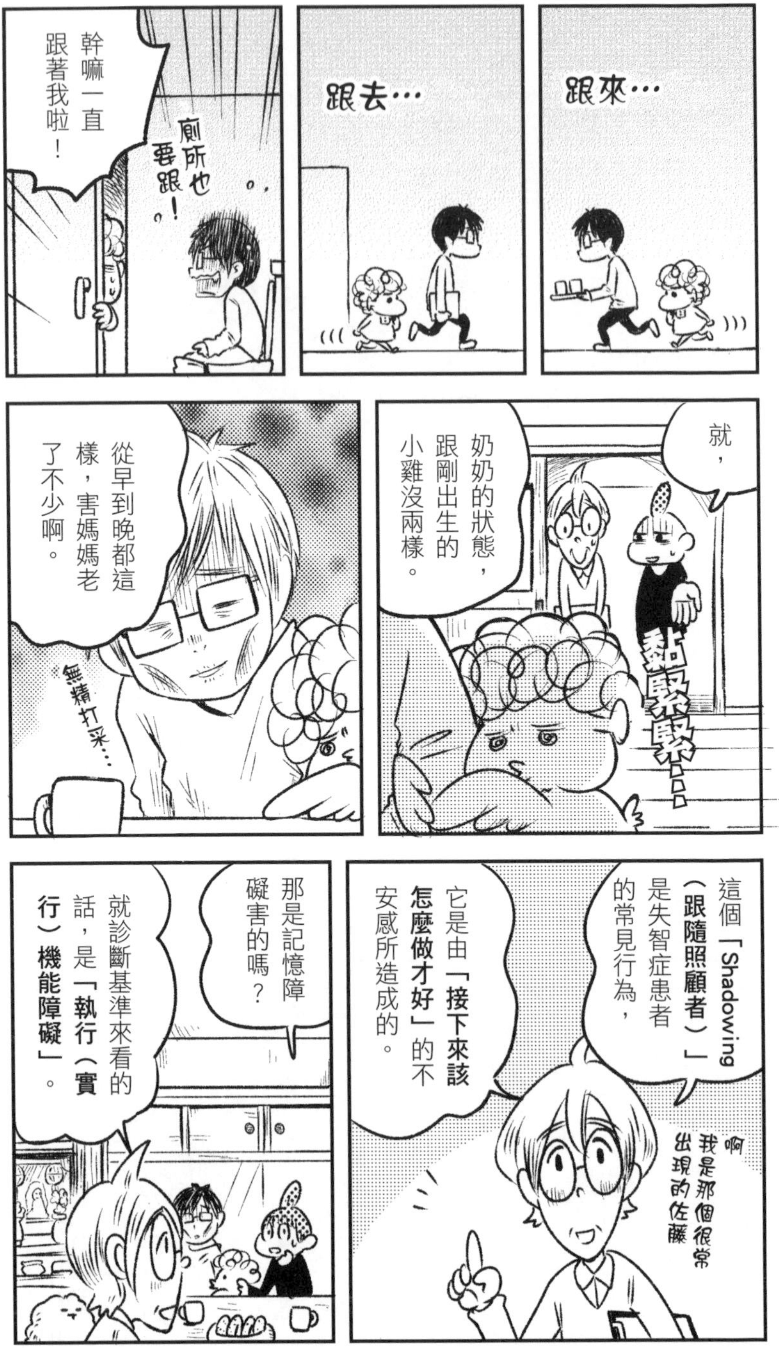
跟來…
跟去…
廁所也要跟！
幹嘛一直跟著我啦！
就，
奶奶的狀態，跟剛出生的小雞沒兩樣。
黏緊緊…
從早到晚都這樣，害媽媽老了不少啊。
※無精打采…
這個「Shadowing（跟隨照顧者）」是失智症患者的常見行為，
它是由「接下來該怎麼做才好」的不安感所造成的。
啊 我是那個很常出現的佐藤
那是記憶障礙害的嗎？
就診斷基準來看的話，是「執行（實行）機能障礙」。

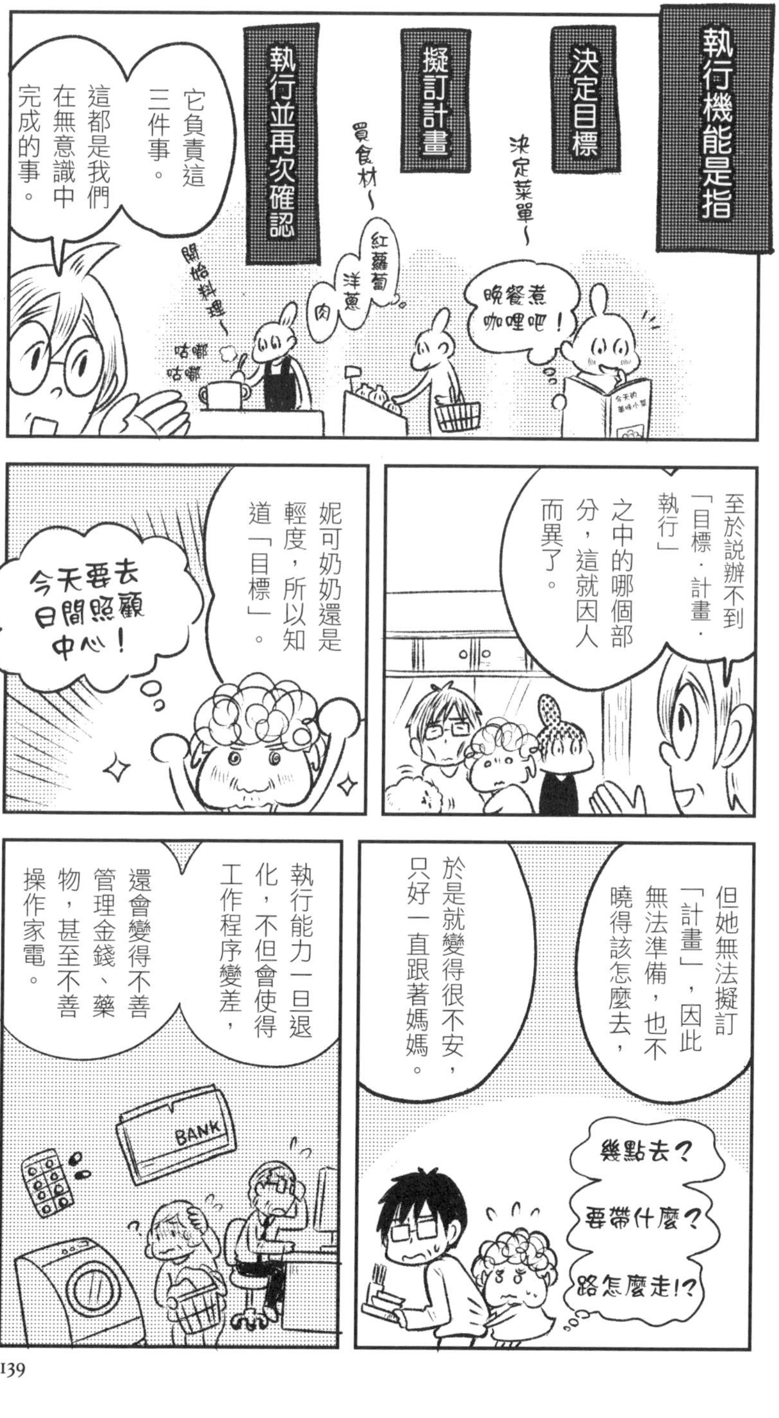
執行機能是指
決定目標
決定菜單～
晚餐煮咖哩吧！
擬訂計畫
買食材～
紅蘿蔔
洋蔥
肉
執行並再次確認
開始料理～
咕嘟咕嘟
它負責這三件事。這都是我們在無意識中完成的事。
至於說辦不到「目標・計畫・執行」之中的哪個部分，這就因人而異了。
妮可奶奶還是輕度，所以知道「目標」。
今天要去日間照顧中心！
但她無法擬訂「計畫」，因此無法準備，也不曉得該怎麼去，
於是就變得很不安，只好一直跟著媽媽。
幾點去？
要帶什麼？
路怎麼走！？
執行能力一旦退化，不但會使得工作程序變差，
還會變得不善管理金錢、藥物，甚至不善操作家電。
BANK

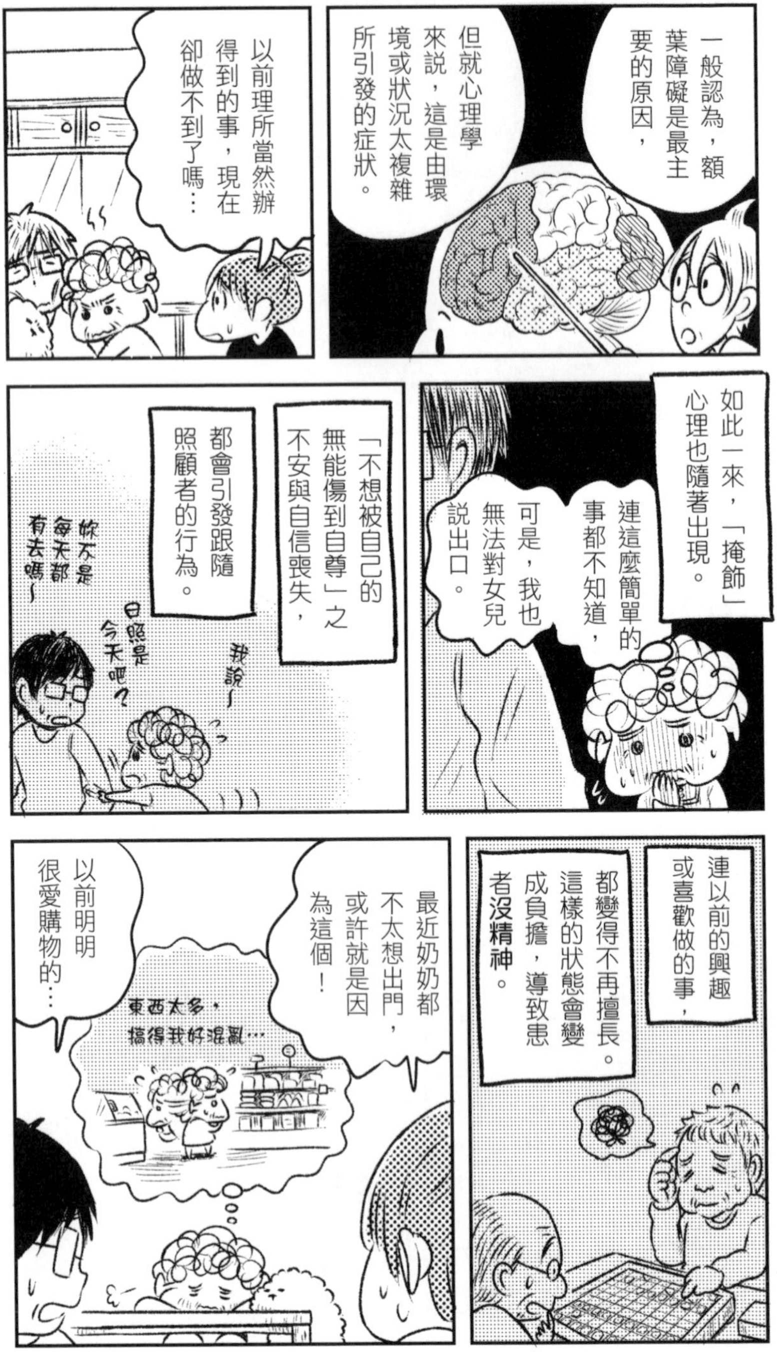
一般認為，額葉障礙是最主要的原因，
但就心理學來說，這是由環境或狀況太複雜所引發的症狀。
以前理所當然辦得到的事，現在卻做不到了嗎…
如此一來，「掩飾」心理也隨著出現。
連這麼簡單的事都不知道，可是，我也無法對女兒說出口。
「不想被自己的無能傷到自尊」之不安與自信喪失，
都會引發跟隨照顧者的行為。
我說～
今天是日照吧？
妳不是每天都有去嗎～
連以前的興趣或喜歡做的事，
都變得不再擅長。這樣的狀態會變成負擔，導致患者**沒精神**。
最近奶奶都不太想出門，或許就是因為這個！
以前明明很愛購物的…
東西太多，搞得我好混亂…

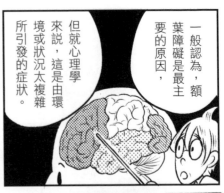

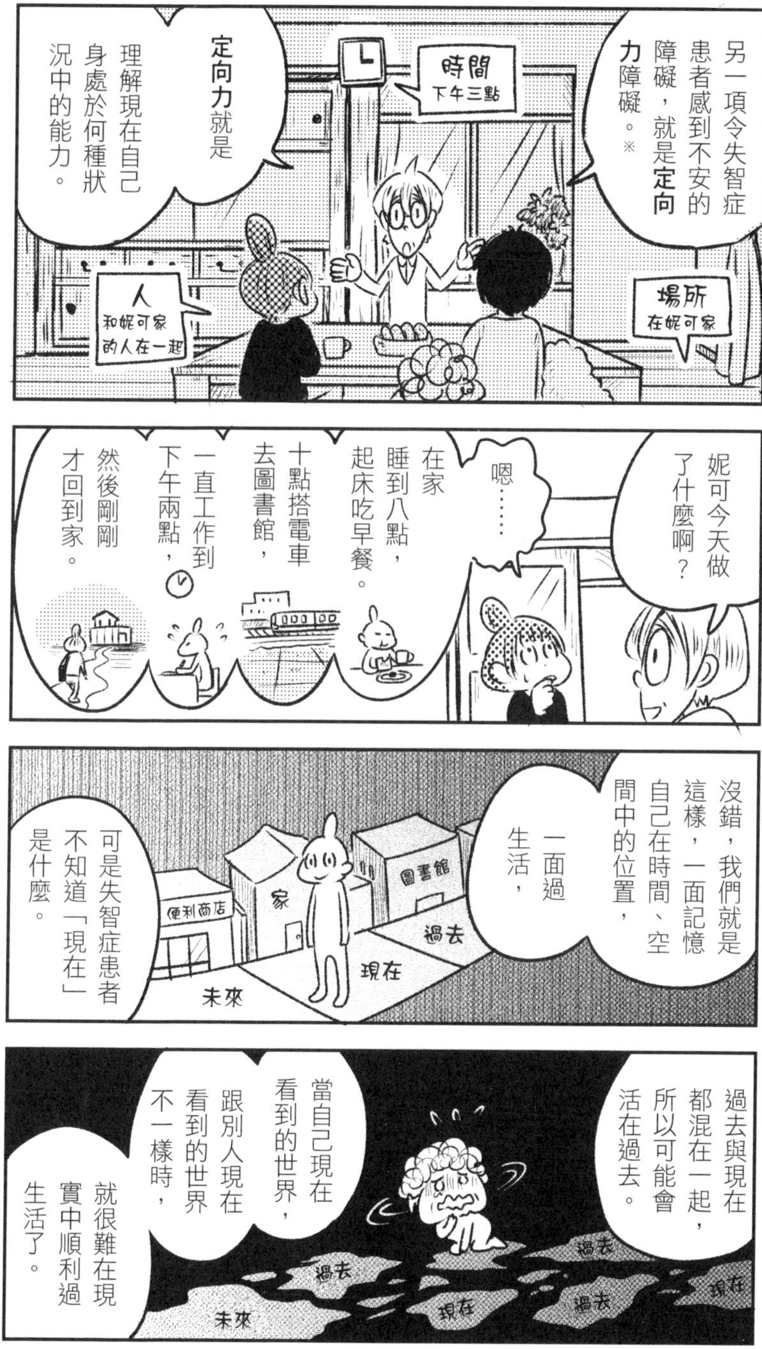
另一項令失智症患者感到不安的障礙，就是**定向力障礙**。※
時間
下午三點
定向力就是
理解現在自己身處於何種狀況中的能力。
場所
在妮可家
人
和妮可家的人在一起
妮可今天做了什麼啊？
嗯……
在家
睡到八點，起床吃早餐。
十點搭電車去圖書館，
一直工作到下午兩點，
然後剛剛才回到家。
沒錯，我們就是這樣，一面記憶自己在時間、空間中的位置，
一面過生活，
可是失智症患者不知道「現在」是什麼。
圖書館
家
便利商店
過去
現在
未來
過去與現在都混在一起，所以可能會活在過去。
當自己現在看到的世界，跟別人現在看到的世界不一樣時，
就很難在現實中順利過生活了。
過去
過去
現在
過去
現在
未來

※關於定向力障礙，將於第七章做詳細解說。

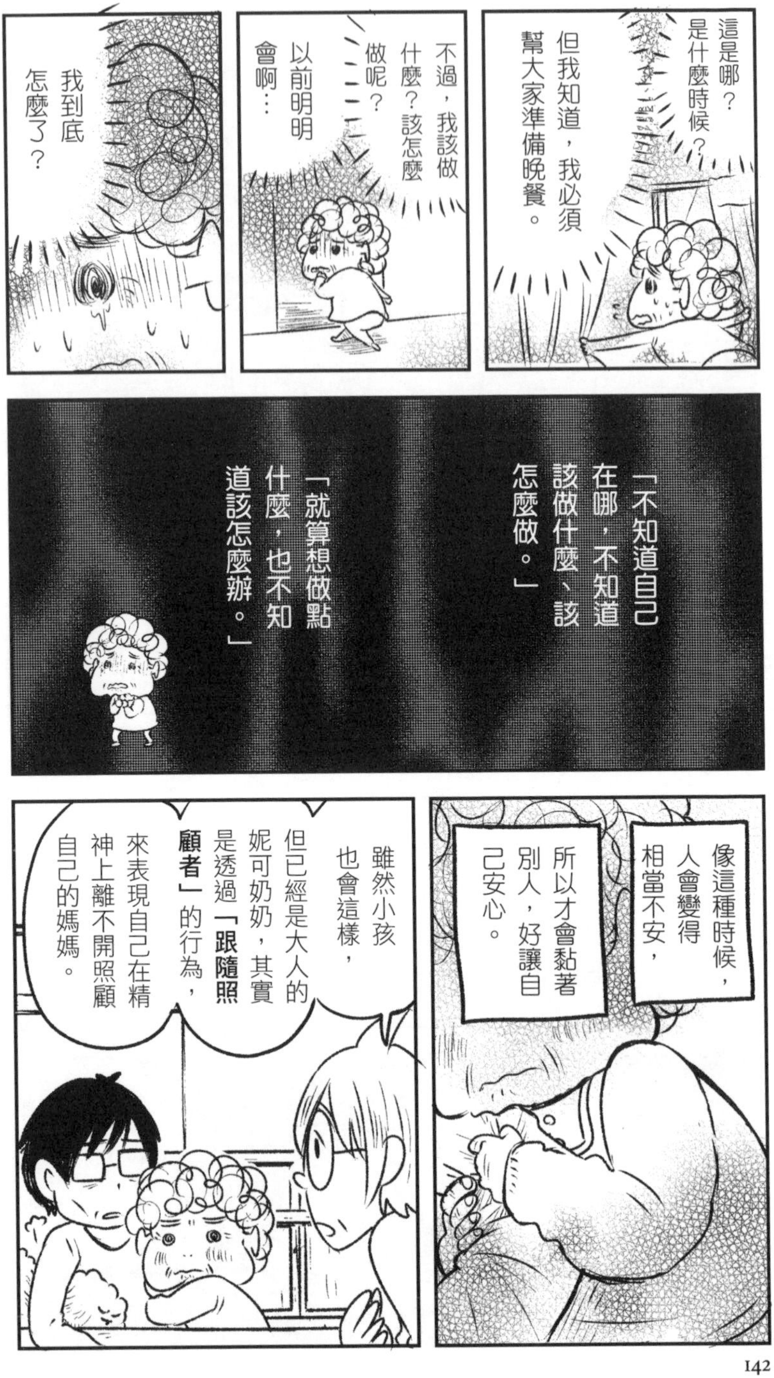
這是哪？是什麼時候？
但我知道，我必須幫大家準備晚餐。
不過，我該做什麼？該怎麼做呢？
以前明明會啊……
我到底怎麼了？
「不知道自己在哪，不知道該做什麼、該怎麼做。」
「就算想做點什麼，也不知道該怎麼辦。」
像這種時候，人會變得相當不安，
所以才會黏著別人，好讓自己安心。
雖然小孩也會這樣，
但已經是大人的妮可奶奶，其實是透過「跟隨照顧者」的行為，來表現自己在精神上離不開照顧自己的媽媽。

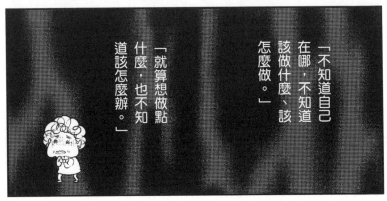

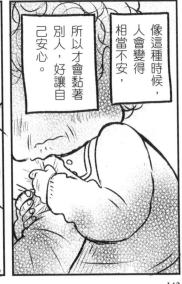

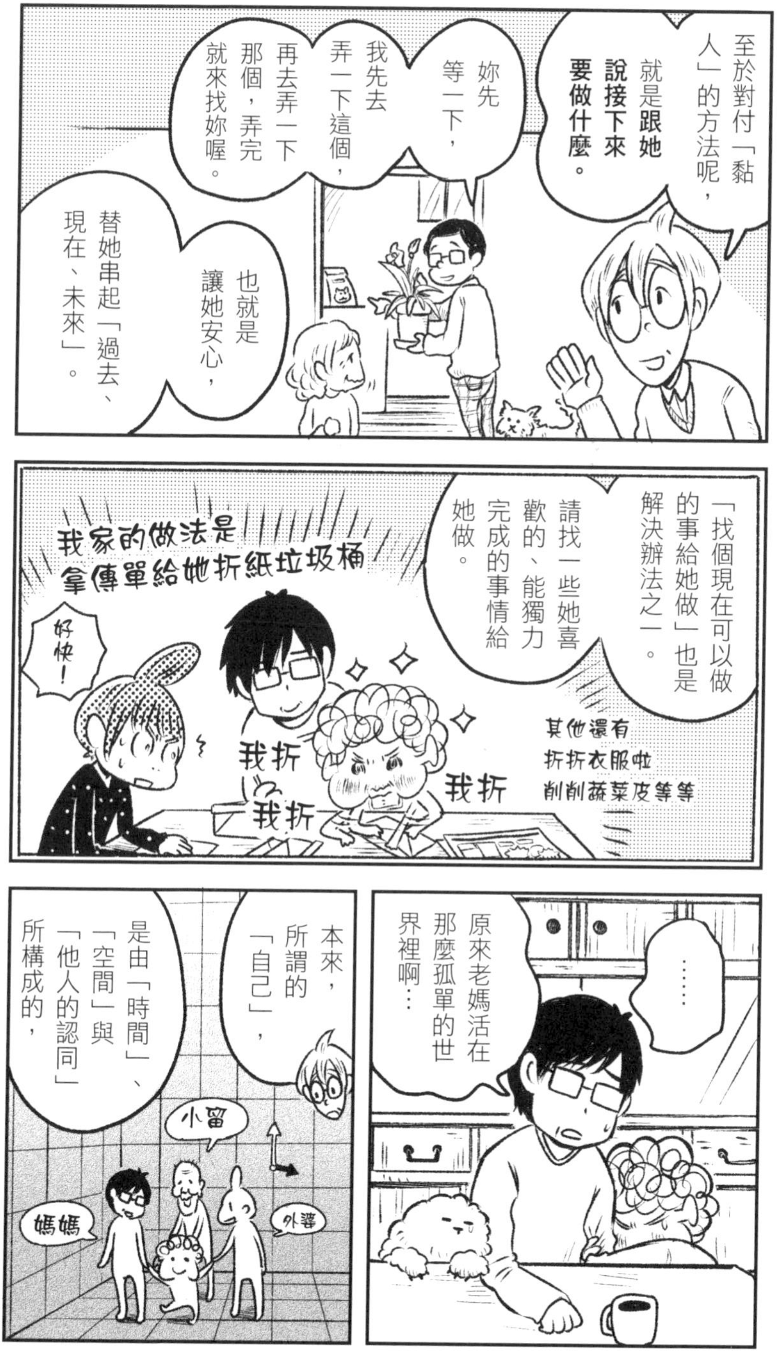
至於對付「黏人」的方法呢，
就是跟她說接下來要做什麼。
妳先等一下，
我先去弄一下這個，再去弄一下那個，弄完就來找妳喔。
也就是讓她安心，
替她串起「過去、現在、未來」。
「找個現在可以做的事給她做」也是解決辦法之一。
請找一些她喜歡的、能獨力完成的事情給她做。
我家的做法是拿傳單給她折紙垃圾桶
好快！
我折
我折
我折
其他還有
折折衣服啦
削削蔬菜皮等等
……
原來老媽活在那麼孤單的世界裡啊…
本來，所謂的「自己」，
是由「時間」、「空間」與「他人的認同」所構成的，
小留
媽媽
外婆

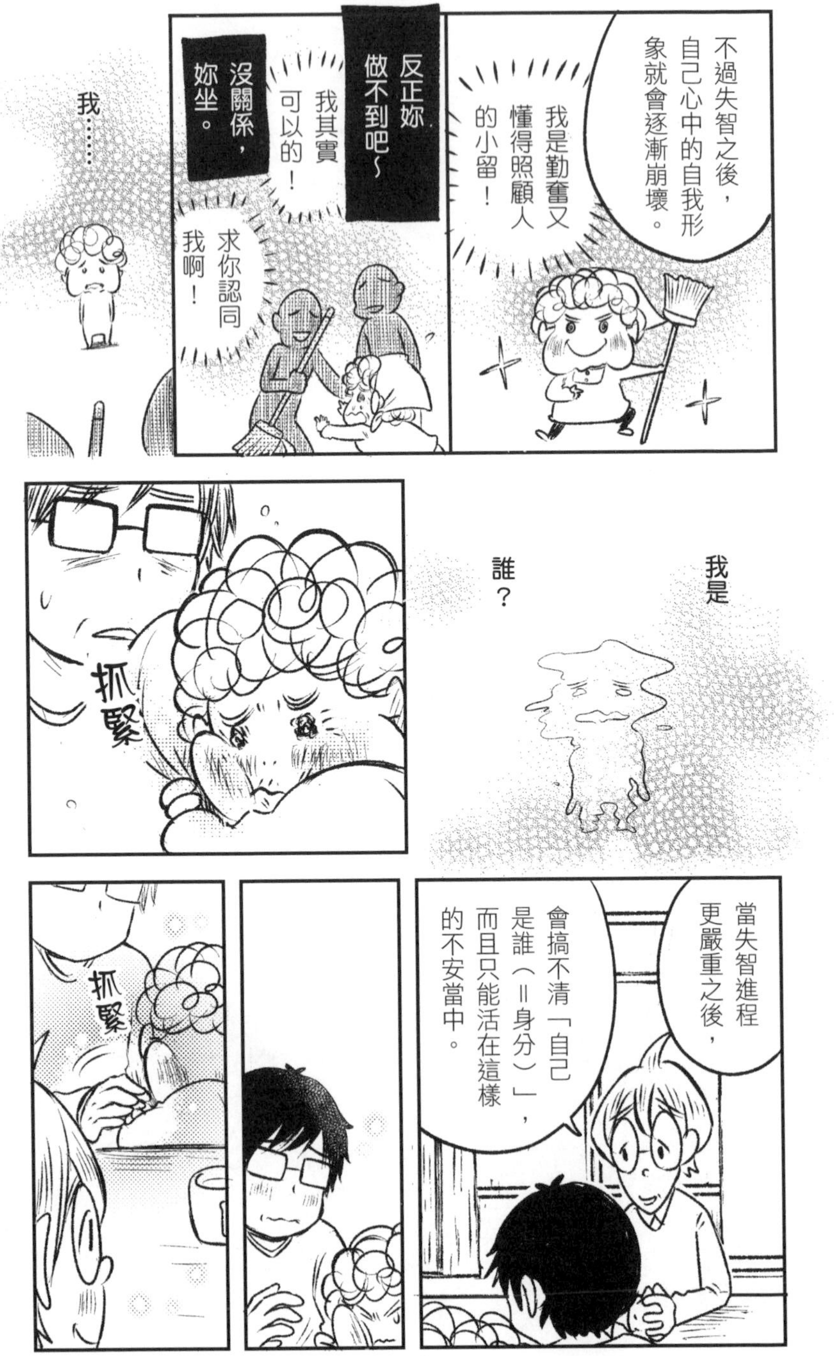
不過失智之後，自己心中的自我形象就會逐漸崩壞。
我是勤奮又懂得照顧人的小留！
反正妳做不到吧～
我其實可以的！
沒關係，妳坐。
求你認同我啊！
我……
我是
誰？
抓緊
當失智進程更嚴重之後，
會搞不清「自己是誰（＝身分）」，而且只能活在這樣的不安當中。
抓緊

當患者纏著照顧者不放時——

①跟他說自己接下來要做什麼。

②找現在能做的事給他做。

③分析他做不到日常生活中的哪些事。

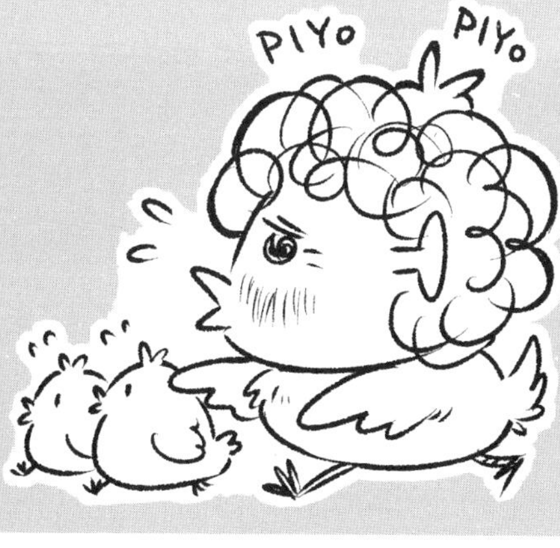

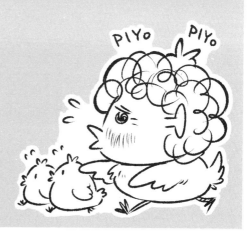

第六章

為什麼離不開主要照顧者？

只要沒看到家人，就會拚命到處找人，然後緊緊跟著，寸步不離。失智症患者的這種行為，叫做「跟隨照顧者（shadowing）」。

因為這種行為會打擾到自己的工作或時間，所以這對家人與照護者來說，也許是件令人厭煩的事。媽媽也說，自己被搞得相當煩燥，以至於不小心說了一些很冷漠的話。

漫畫中也有說明過，這是失智症患者為了消除「不知道接下來該怎麼做」的不安感，才採取的行動。

為何得到失智症後，就會不知道下一步該做什麼事呢？

這雖然也與記憶障礙、定向力障礙脫不了關係，但本章主要是針對「執行（實行）機能障礙」做講解。

†執行（實行）機能障礙

執行（實行）機能是指：決定目標、擬訂計畫、依序執行。

各位可以把它想成「在工作上解決課題的程序」。相信不少人都聽過「Plan（計畫）Do（執行）See（評價）」或「PDCA（計畫、執行、檢驗、改善）」吧（圖8）。我們平常也是在無意識中，循著這樣的程序來進行日常的行動。

比方說，當一個人打算去醫院時，就會先訂出「今天去醫院」的目標，然後開始查公車時刻表，並規劃出具體的行程——「〇點出門，走路去公車等，搭〇點的公車，然後在〇站下車……」接著就是實際依照計畫出門，再走到公車亭，然後搭上公

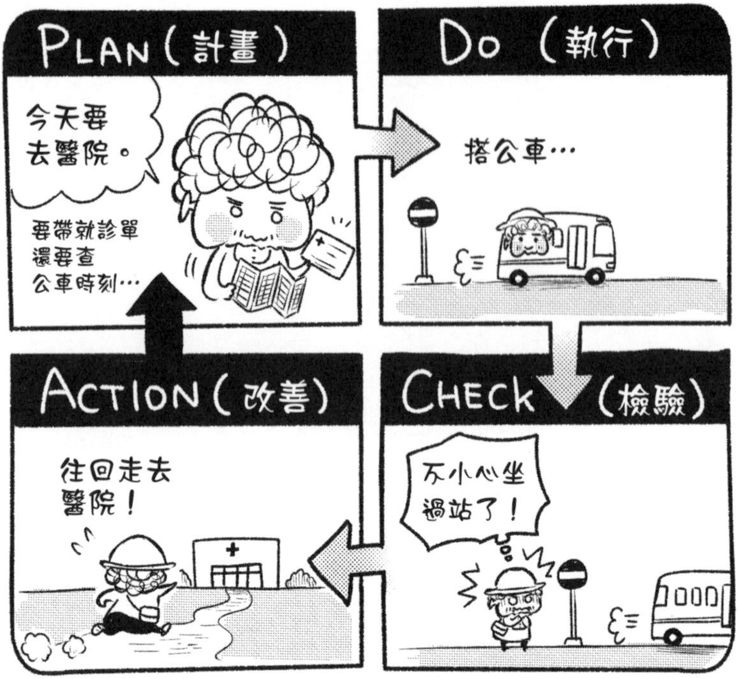

圖8 日常生活中的PDCA

車。執行到一半時，說不定會碰到公車誤點之類的突發狀況，但只要配合情況檢查並修正行程，終究還是會抵達醫院。

使我們能夠辦到這一連串動作的，就是「執行機能」。執行機能和第五章提過的注意機能一樣，都是受到額葉的背外側前額葉皮質所控制。執行機能障礙，是阿茲海默症中期以後的常見症狀。

†辦不到目標、計畫、執行的哪個部分？

有些人在輕度失智症的時期，雖然還有辦法設定目標，卻無法安排具體的執行順序。

這也就是說，即便知道今天得去醫院，也不曉得路該怎麼走、交通方式是什麼，到了醫院後也不知道該辦什麼手續。由於輕度失智症的人知道自己會有那些問題，因此在這種時候，常常就會說：「今天要去醫院對吧。可以陪我一起去嗎？」

到了重度之後，就會連設定目標（去醫院）都辦不到了。而辦不到目標、計畫、執行之中的哪個部分，也會因人而異。因此，每個案例都需經過調查，才有辦法提供協助。

我曾見過這樣的例子：患有失智症的老人家被接到兒子家住之後，就無法自己去上廁所。變成重度失智症後，有可能連「去上廁所」是什麼事都搞不懂。或者，也有可能是：雖然知道「有尿意或便意時，應該要去上廁所」，卻不知道如何去廁所。

而這個案例中的老人家，其實只是不知道兒子家的廁所門該怎麼開而已。以前住的家是拉門，兒子家卻是有門把的那種普通門，需要抓住門把往自己的方向拉才會開。聽說那位老人家還曾在廁所前哭出來。不過知道原因後，就可以想對策了。例如平常不要關廁所門等等。

†對自己的無能感到傷心

纏著照顧者不放的失智症患者，可能也有「不想讓無能的自己傷心」的心理。不知道接下來該怎麼辦才好，就有可能招致失敗，因此他們也會擔心這樣會傷了自己的自尊。

執行機能障礙會使人辦不到「原本理所當然做得到的事」。這種挫折感的累積，或是進行思考所帶來的負擔，都會造成失智症患者無精打采，或是做出「掩飾」的行為。

前文中介紹過失智症患者說「今天要去醫院對吧。可以陪我一起去嗎？」的例子，而這也是為了要掩飾自己不會去醫院，所以才想找人帶自己去。

†容易接受強迫推銷是怎麼一回事？

還有一個相關問題是：失智症患者面對強迫推銷時，很容易被推銷成功。這不只跟判斷力衰退有關，有時候還跟掩飾心理有關，即「為了掩飾自己無法理解，所以就裝懂、蓋下印章」。

聽說妮可奶奶就曾被登門推銷成功，買了巨大的味噌桶。

這主要是因為語言理解障礙與判斷機能障礙，導致病患以為對方的說明是正確的，結果就被登門推銷騙了。

不僅如此，患者還有可能會因為無法理解對方說的話，便假裝聽懂，就連那些對自己不利的事也不例外。有些人被騙後，甚至會為了逃避「被騙」的事實，而對家人展現出「這是我自願購買」的模樣。

不管對誰來說，要面對自己能力衰退的事實，都是一件相當痛苦、相當困難的事。

†定向力障礙所造成的問題

失智症患者之所以不易執行計畫，就是因為他們無法理解自己處在哪個時空、跟誰在一起。

所謂的定向力障礙是指：無法在時間與空間中，替自己找到適切的位置。我會在下一章針對定向力障礙做詳細解說，而本章主要是想先讓大家簡單了解一下「無法區分過去、現在、未來」的問題。

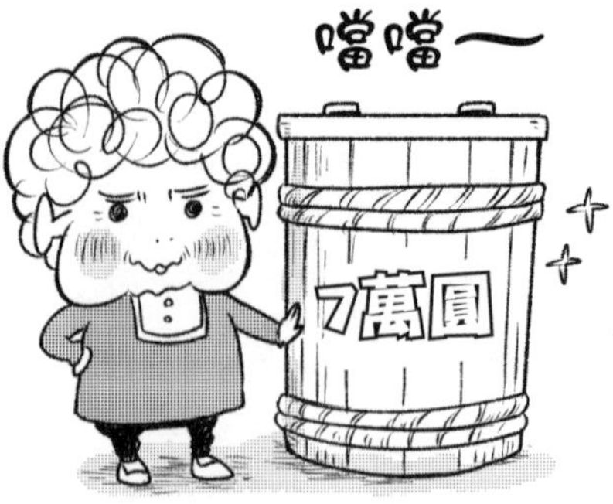

人類是活在當下的生物。人必須在自己的心中完全掌握過去、現在與未來，才有辦法活在當下。然而，失智症患者卻不知道什麼才是「現在」。因為過去與現在變得亂七八糟，所以也有可能用「以前的自己」在過生活，而且，對於現在發生的事，也有可能會產生異於常人的看法。

如此一來，當然無法靠自己去判斷事情，也無法知道接下來該怎麼做。因此我們可以想像，沒人陪在自己身邊是多麼令人不安的事啊。

†串聯起過去、現在與未來

當跟前跟後的行為造成困擾時，可以先告訴對方接下來的安排。「我現在在做○○」，「接著要做這個，做完之後馬上來找你喔」。請將過去、現在、未來串聯起來，並告訴對方，好讓對方安心。

還有，就「滿足患者的自尊」這一點來看，讓患者做一些現在能做的事，也是個不錯的選擇。做好一件事之後所獲得的讚美，以及提升的自我肯定，都有助於消除不安。

另外，跟前跟後的另一個原因，也有可是額葉障礙加劇，令受影響性亢進（很容易對外來刺激產生反應），因而不由自主地被對方的行動牽著走。像這種時候，如果想讓患者轉移注意力的話，不妨請他去做別的喜歡的事。

†實行能力與執行能力

最後，我想談一些稍微專業一點的事情——為何本書是以「執行（實行）機能障礙」來表記？

計畫、實行事物的機能，以往都是以「實行機能障礙」來稱呼。

在英文中，額葉機能的中樞稱作「central executive system」。翻成中文便是「中央實行系統」。由於是中央實行系統出現障礙，導致病人無法做好「計畫、實行事物」這種複雜的行動，所以才會出現「實行機能障礙」這種稱呼。因此也可說，這是僅考慮腦機能時的、認知心理學與神經心理學的用語。此時的實行機能障礙，就會被視為「造成額葉障礙的直接原因」。

而另一方面，「無法在現實生活中計畫、實行事物」這件事也與大腦之外的種種條件有關，好比當下的情況、心情等等。因此在心理學的領域中，不少研究者都推薦使用「執行機能」這個稱呼，以免人們以為這全都是「中央實行系統」的問題。順帶一提，英文為「executive function」。

基於上述的理由，本書以「執行（實行）機能障礙」來表記。

Q7
為何人在家卻還說「想回家」？

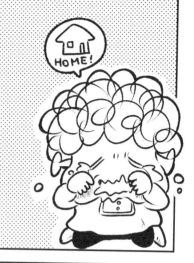

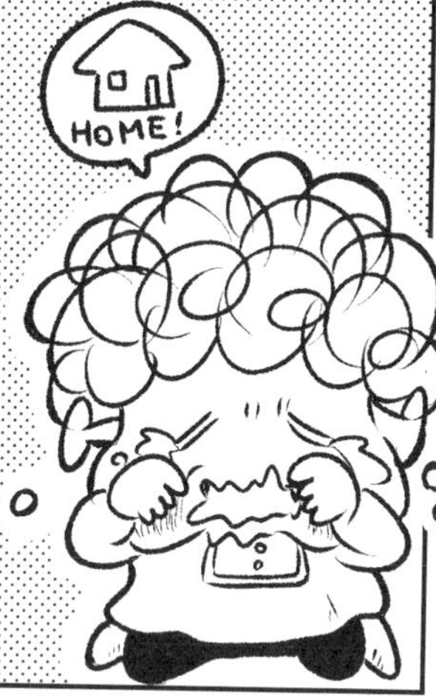
HOME!

◎可能的原因
定向力障礙
每下愈況的記憶退化
◎提高發生頻率的誘因
孤獨感

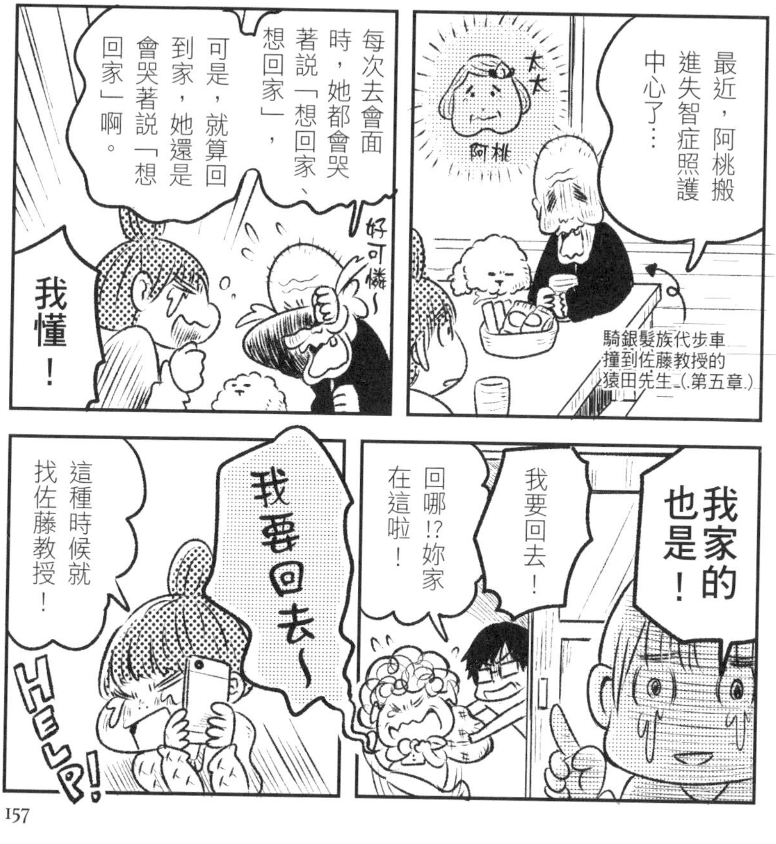
最近，阿桃搬進失智症照護中心了…
太太
阿桃
騎銀髮族代步車撞到佐藤教授的猿田先生（第五章）
每次去會面時，她都會哭著說「想回家、想回家」，
可是，就算回到家，她還是會哭著說「想回家」啊。
好可憐~
我懂！
我家的也是！
我要回去！
回哪!?妳家在這啦！
我要回去~
這種時候就找佐藤教授！
HELP!

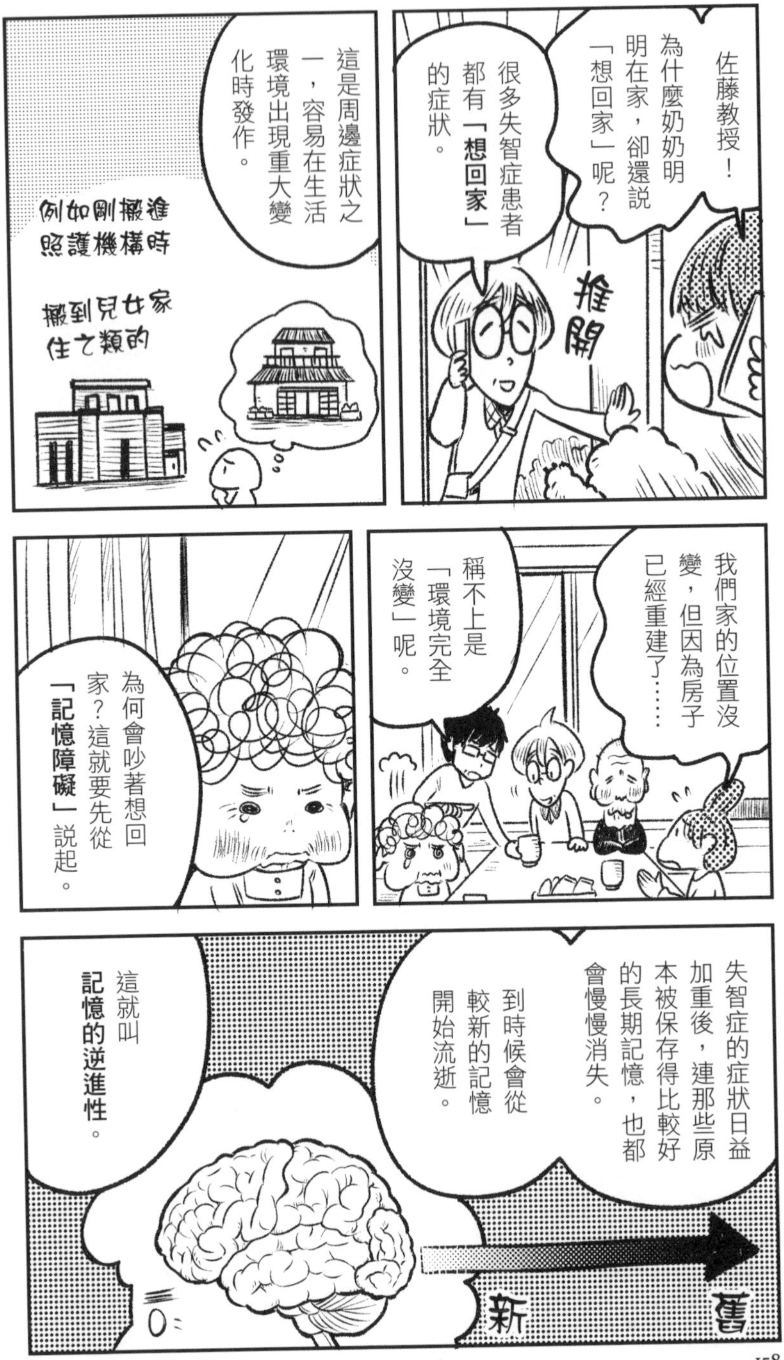

佐藤教授！
為什麼奶奶明明在家，卻還說「想回家」呢？
很多失智症患者都有「想回家」的症狀。
推開
這是周邊症狀之一，容易在生活環境出現重大變化時發作。
例如剛搬進照護機構時
搬到兒女家住之類的
我們家的位置沒變，但因為房子已經重建了……
稱不上是「環境完全沒變」呢。
為何會吵著想回家？這就要先從「記憶障礙」說起。
失智症的症狀日益加重後，連那些原本被保存得比較好的長期記憶，也都會慢慢消失。
到時候會從較新的記憶開始流逝。
這就叫記憶的逆進性。
舊
新

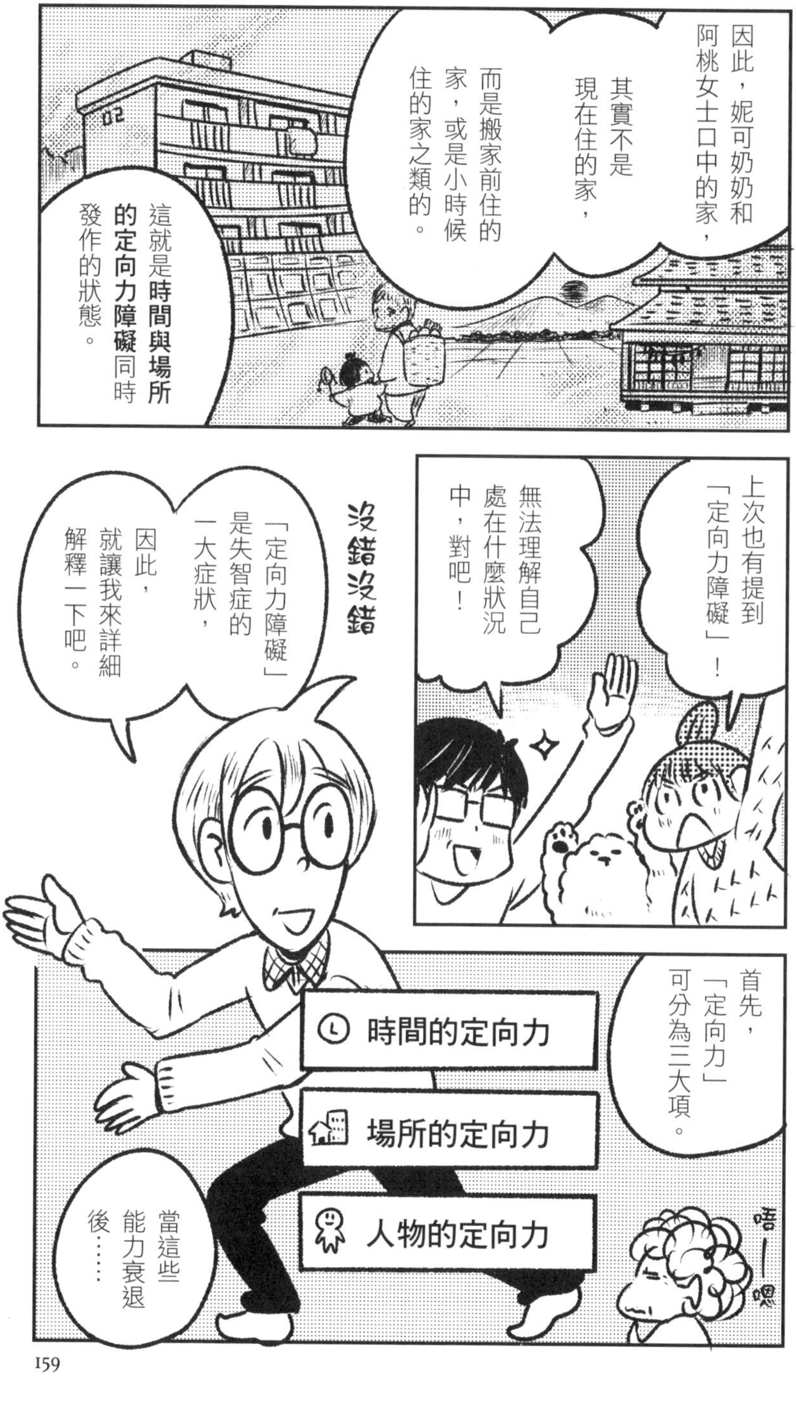

因此，妮可奶奶和阿桃女士口中的家，
其實不是現在住的家，
而是搬家前住的家，或是小時候住的家之類的。
這就是**時間與場所的定向力障礙**同時發作的狀態。
上次也有提到「定向力障礙」！
無法理解自己處在什麼狀況中，對吧！
沒錯沒錯
「定向力障礙」是失智症的一大症狀，
因此，就讓我來詳細解釋一下吧。
首先，「定向力」可分為三大項。
時間的定向力
場所的定向力
人物的定向力
唔—嗯
當這些能力衰退後……

阿茲海默症型
失智症

初期

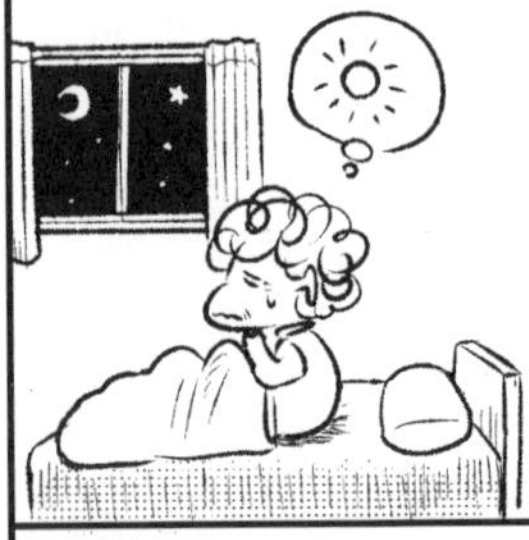

時間定向力障礙

搞不懂現在是什麼時候

不知道現在的時間
季節是什麼
容易把很久以前
的事當作現在的事

中期

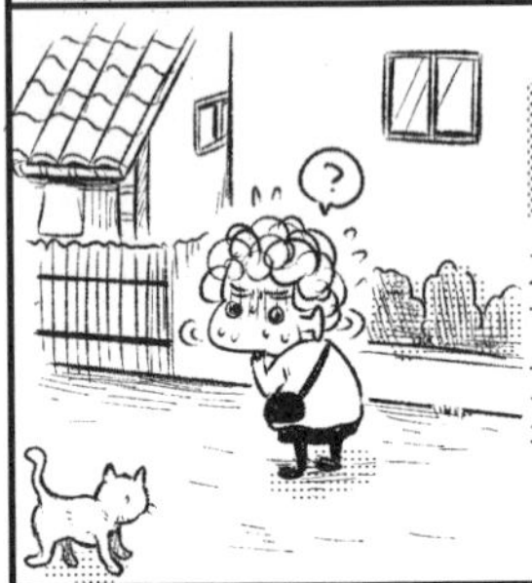

?

場所定向力障礙

不知道現在身處何方
可能會在熟悉的地方迷路
或是說要回家
卻走向不認識的路

晚期

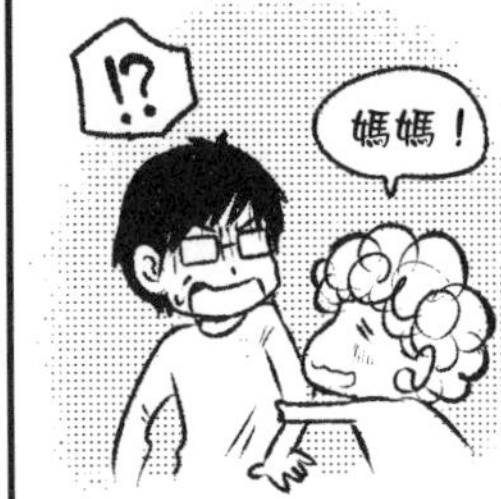

!?
媽媽！

人物定向力障礙

不知道眼前的人是誰

可能會認不得生活在一起的家人
更嚴重時，甚至會把自己的
兄弟姊妹或子女認成別人

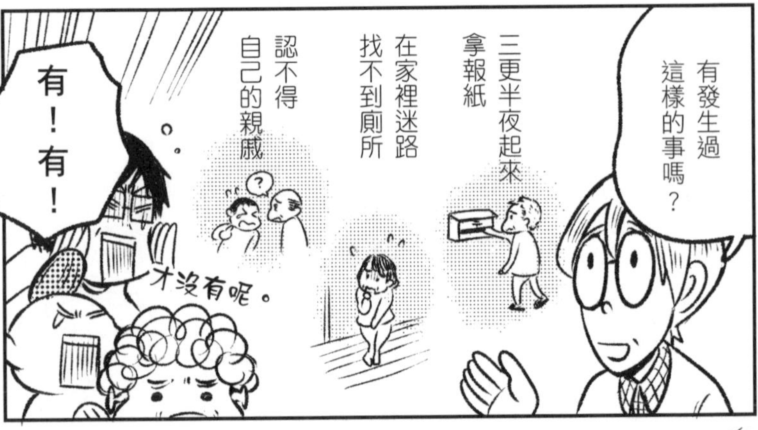

有發生過這樣的事嗎？
三更半夜起來拿報紙
在家裡迷路找不到廁所
認不得自己的親戚
有！有！
才沒有呢。

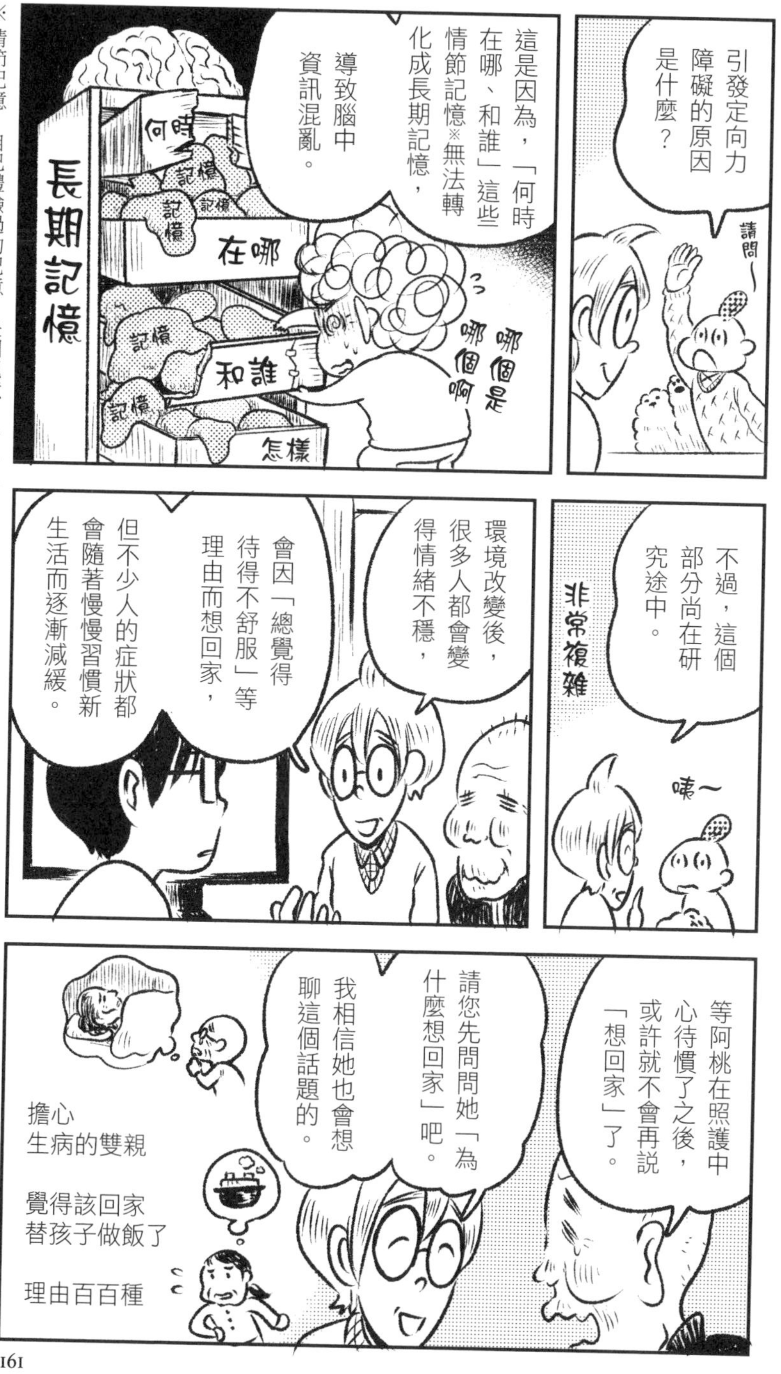

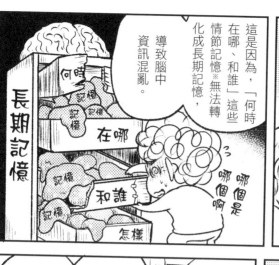

※情節記憶＝自己體驗過的記憶。長期記憶＝半永久留存的記憶。詳見第二章及第三章。

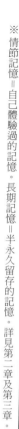

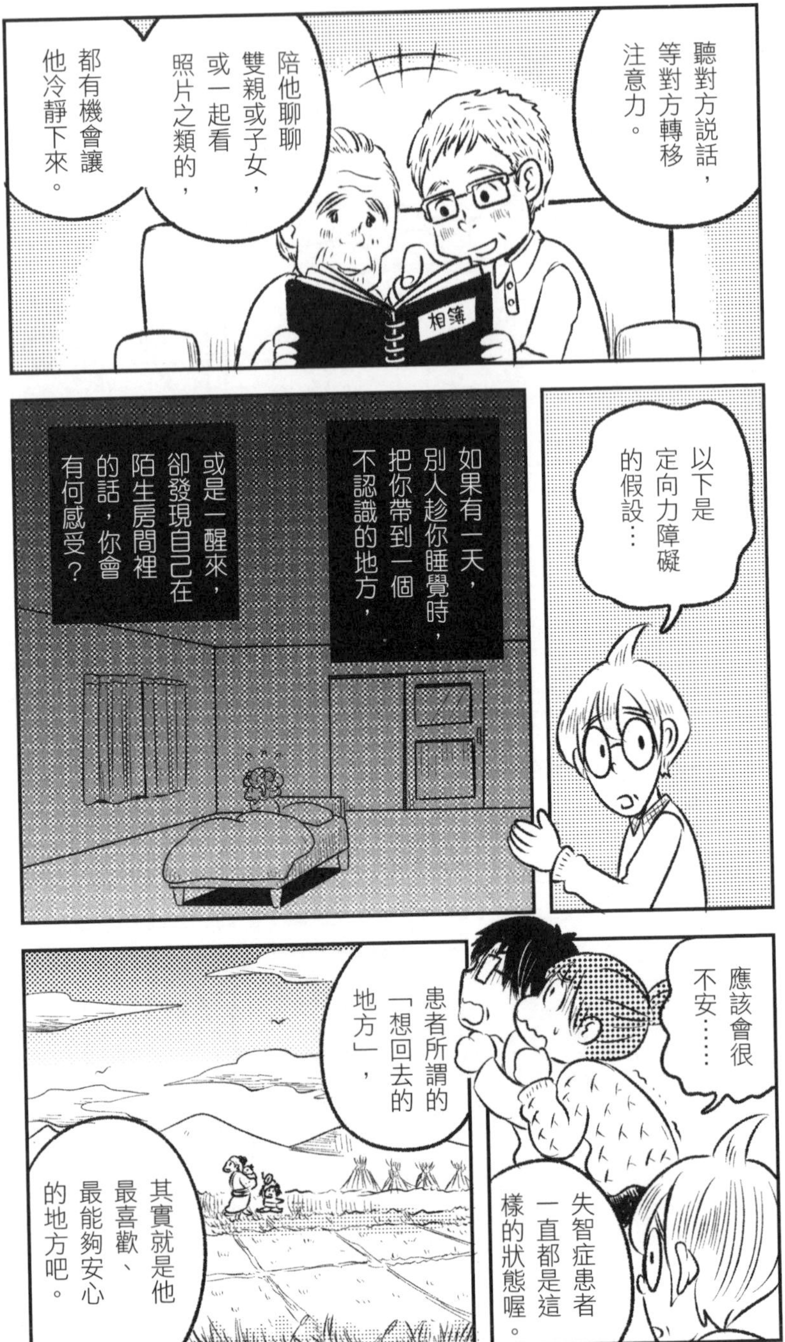
聽對方説話，等對方轉移注意力。
陪他聊聊雙親或子女，或一起看照片之類的，都有機會讓他冷靜下來。
相簿
以下是定向力障礙的假設…
如果有一天，別人趁你睡覺時，把你帶到一個不認識的地方，
或是一醒來，卻發現自己在陌生房間裡的話，你會有何感受？
應該會很不安……
失智症患者一直都是這樣的狀態喔。
患者所謂的「想回去的地方」，
其實就是他最喜歡、最能夠安心的地方吧。

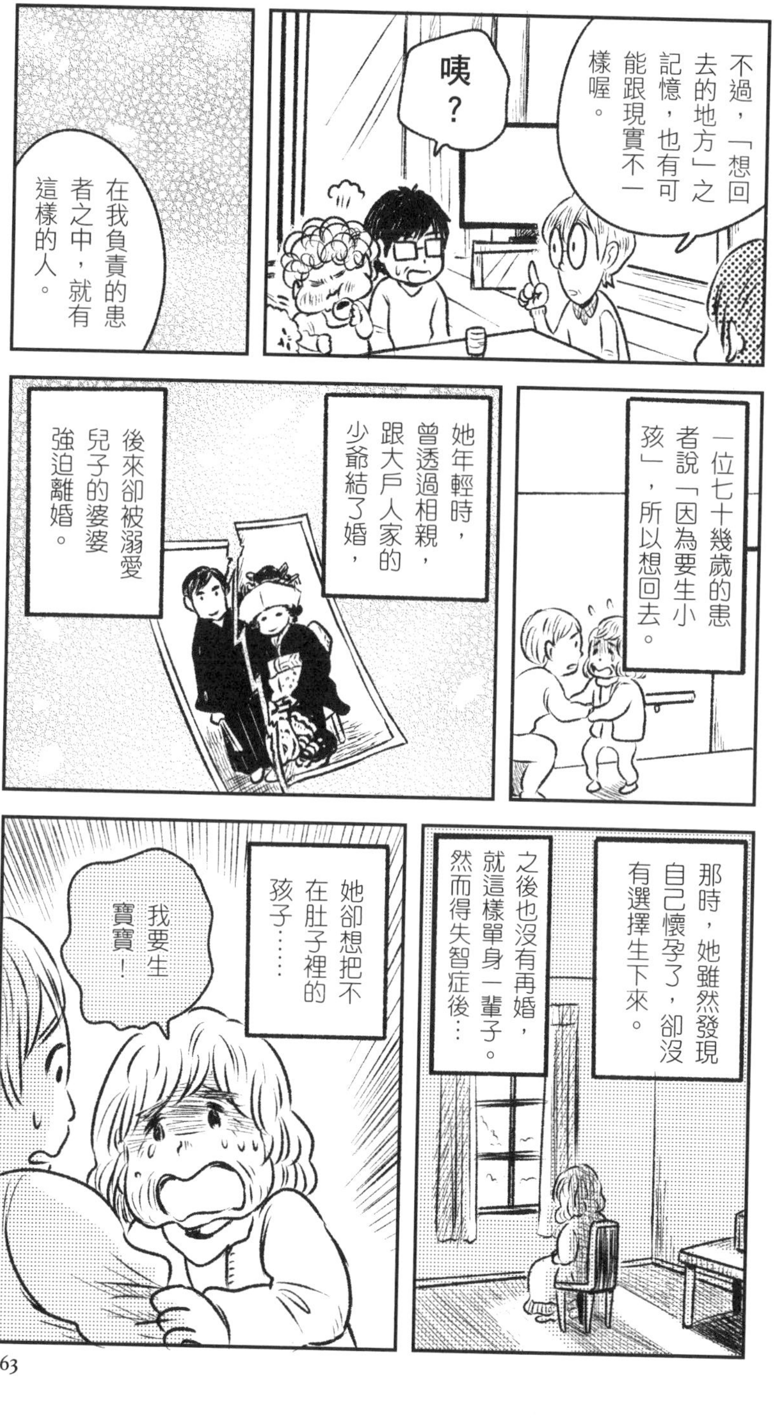
不過，「想回去的地方」之記憶，也有可能跟現實不一樣喔。
咦？
在我負責的患者之中，就有這樣的人。
一位七十幾歲的患者說「因為要生小孩」，所以想回去。
她年輕時，曾透過相親，跟大戶人家的少爺結了婚，
後來卻被溺愛兒子的婆婆強迫離婚。
那時，她雖然發現自己懷孕了，卻沒有選擇生下來。
之後也沒有再婚，就這樣單身一輩子。然而得失智症後⋯⋯
她卻想把不在肚子裡的孩子⋯⋯
我要生寶寶！

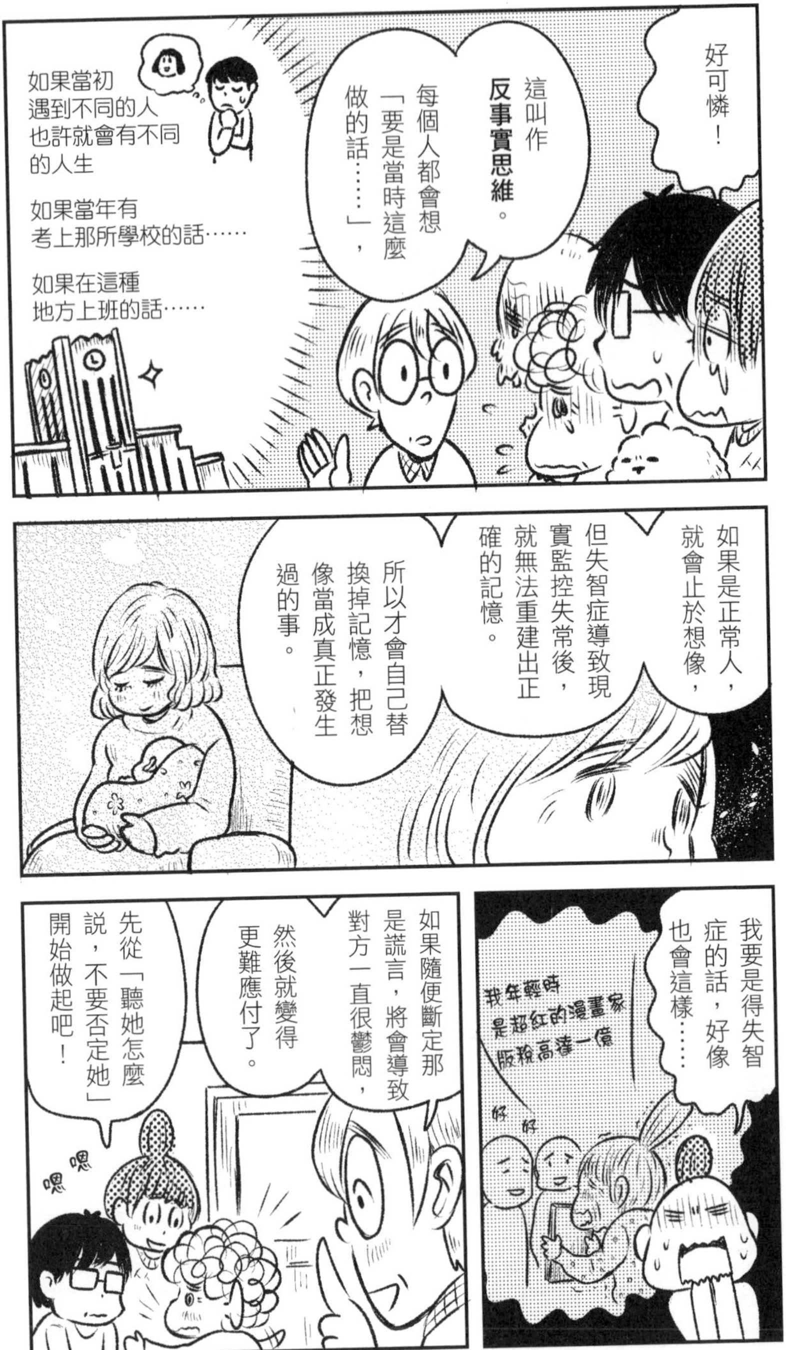
好可憐！
這叫作反事實思維。
每個人都會想「要是當時這麼做的話……」，
如果當初遇到不同的人也許就會有不同的人生
如果當年有考上那所學校的話……
如果在這種地方上班的話……
如果是正常人，就會止於想像，
但失智症導致現實監控失常後，就無法重建出正確的記憶。
所以才會自己替換掉記憶，把想像當成真正發生過的事。
我要是得失智症的話，好像也會這樣……
我年輕時是超紅的漫畫家版稅高達一億
好
好
如果隨便斷定那是謊言，將會導致對方一直很鬱悶，
然後就變得更難應付了。
先從「聽她怎麼說，不要否定她」開始做起吧！
嗯
嗯

患者一直吵著「想回家」時——

①問他為何想回家、回家之後想做什麼。

②等過一會兒之後就改變話題。

③等他習慣新環境。

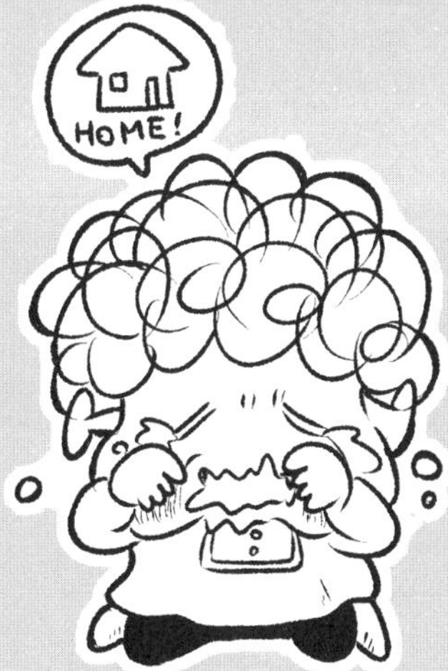

第七章

為何人在家卻還說「想回家」？

「訴說想回家」是阿茲海默症型失智症常見的周邊症狀之一。而且，並非只有照護中心裡的患者會出現這種症狀。許多個案都像妮可奶奶一樣，即使人在家中，也不停地吵著「想回家」，令家人相當困擾。

此時，妮可奶奶所謂的「家」，並非指現在住的這個家。在妮可奶奶的記憶中，可能有另一個最能夠令她安心的地方。

造成患者想回家的原因有兩個，一個是：會把最近發生的事忘光光的「記憶障礙」，另一個是：會搞不清楚自己現在在哪、跟誰在一起的「定向力障礙」。本章主要會針對定向力障礙做說明。

人們普遍認為，定向力障礙在失智症當中，算是一個相當重要的特徵，但其實於心理學的領域中，還沒有比較完善的研究。我自己也打算以此做為新的研究主題，所以說，究竟為何會引發定向力障礙，目前尚不得而知。

†何謂定向力？

我在上一章也說過了，簡單來說，定向力就是「在時間與空間中替自己定位的能力」。英文叫做「orientation（定位）」。

有些人小時候，或許參加過一種叫做地圖定位的野外活動。遊戲方式是利用地圖與磁鐵，尋找設置在野外的幾個站點，越快找完越好。「判斷自己現在在哪裡，接下來該往哪裡去」就是所謂的「定位」。

因為有定向力，所以我們才有辦法把過去、現在與未來的自己，當作自己的事來看。此項能力一旦退化，就會對自己在時間長河中的行動沒有把握，也無法將它意識化，因此會感到非常不安。

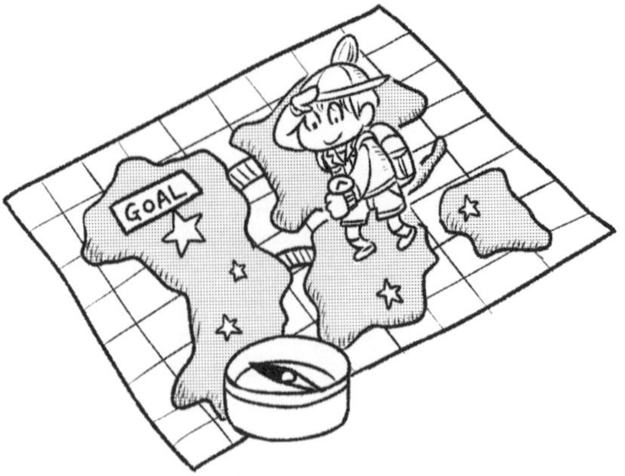

在漫畫中，我把定向力障礙所帶來的不安，比喻成「一覺醒來，發現自己在陌生的地方」。對「無法確信自己的行動」所感到的不安是什麼呢？假設自己參加旅行團到語言不通的國度旅遊，結果在自由活動時，因為買東西買得太忘我，所以趕不上集合時間，甚至還迷了路……大家應該可以想像，在這種狀況下，究竟會有多麼不安。

†與記憶力衰退的關係

本書的第二、三章中，一直在強調失智症的最大特徵，也就是記憶力衰退。我在那兩章中也曾說明過，阿茲海默症型失智症初期常見的情節記憶衰退，是由短期記憶無法轉移至長期記憶所引起的。

定向力障礙也一樣。人們認為引發定向力障礙的原因，就是短期記憶無法轉移至長期記憶。

長期記憶是以「依時間並列」、「依場所區分」等方式，來把進入腦中的資訊做分類貯藏。各位不妨想像一下圖書館依照種類來區分、排列書籍的樣子。

得到阿茲海默症型失智症後，便無法替進入腦中的資訊做適當的編碼（也就是這裡所說的區分種類），分不清「人、時、地」，所以各種記憶都是亂七八糟的擱在腦內。而這也導致情節記憶無法變成長期記憶，進而使人出現定向力障礙，分不清自己是「何時、在哪、跟誰」在一起。

†類似於幼兒期的記憶方式

順帶一提，定向能力的發育時期，大概在三歲左右。

不管去問誰，都沒有人記得三歲以前的事，但這並不是因為幼兒沒有記憶，而是因為情節記憶尚無法轉換成長期記憶。換言之，幼兒無法在時空的座標軸中，替遇到的事情、人物標出位置。

小孩只要能玩，就會盡全力玩，根本不會去想「之後要回家」這件事。因此很容易在回家路上累到睡著。

大人會思考：「今天一整天要這樣過，最後在這裡吃晚餐，然後回家。」但小孩不會。小孩只會思考眼下的事，也就是只活在當下，所以才沒留下記憶。因為大腦也無法重建記憶。

得失智症的人也一樣，他們只剩「現在」了。而且，那個「現在」還是很久以前的回憶。這就是失智症患者與幼兒的相異之處。

†妮可奶奶想回去哪裡？

妮可奶奶人在家中，卻喊著「想回家」。這是因為妮可奶奶受到定向力障礙的影響，而無法正確掌握自己處在哪個時空中。

雖然這是下一章才會在漫畫中提起的事，但聽說，妮可奶奶似乎是想去見已故的雙親，而且完全不聽別人解釋。即便聽到媽媽說「他們都進墳墓了啦」，妮可奶奶還是會生氣的反駁「怎麼可能！」。

聽起來，妮可奶奶應該覺得自己是小孩，所以才會想念爸媽、想見爸媽吧。

如果雙親是最能夠令自己安心的對象，那麼就可以推測出，因為自己現在感到相當孤單、寂寞，並將雙親視為填補這些空洞的對象，所以才會想要去找雙親。妮可奶奶心中最舒適的避風港，很有可能就是那個和父母住在一起的、小時候的家。

在安養院裡，常有患者在入住後的兩、三個月內，會一直說「想回家」，或自己跑出去。這叫做「入住不適應」。人只要乍到一個完全陌生的環境中，好比住院之類的，任誰都會先適應不良一陣子。

雖說只要知道「何時開始、何時結束」就有辦法忍耐，不過住進照護中心又是另一回事了。

我想，失智症患者隨時都能透過待得不舒服，而得知「這裡不是自己該待的地方」、「我還有可以回去的地方」。而造成患者「想回家」的誘因，就是孤單感與無趣感。

Q8
這難道就是「失智徘徊」？

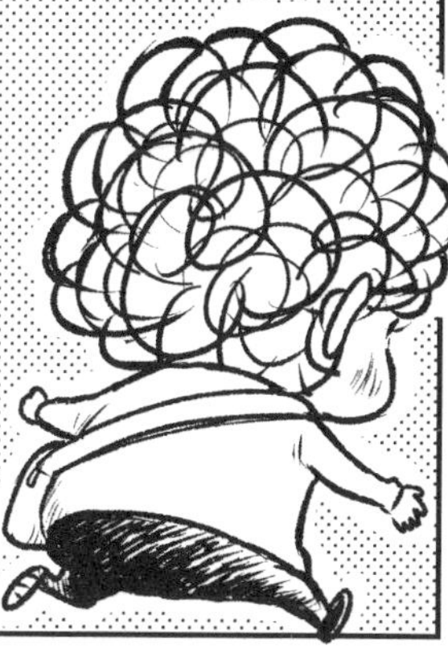

〇可能的原因
定向力障礙、視空間認知機能障礙、街道失認、地標失認、固著行為
〇提高發生頻率的誘因
感到無聊、有強烈慾望

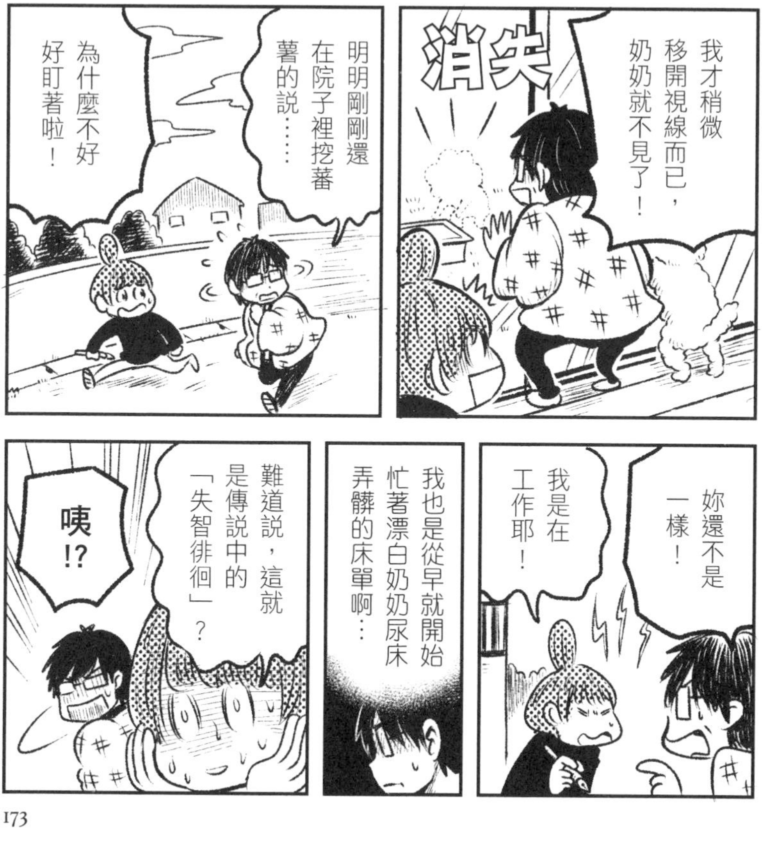
消失
我才稍微移開視線而已，奶奶就不見了！
明明剛剛還在院子裡挖蕃薯的說……
為什麼不好好盯著啦！
妳還不是一樣！
我是在工作耶！
我也是從早就開始忙著漂白奶奶尿床弄髒的床單啊…
難道說，這就是傳說中的「失智徘徊」？
咦!?

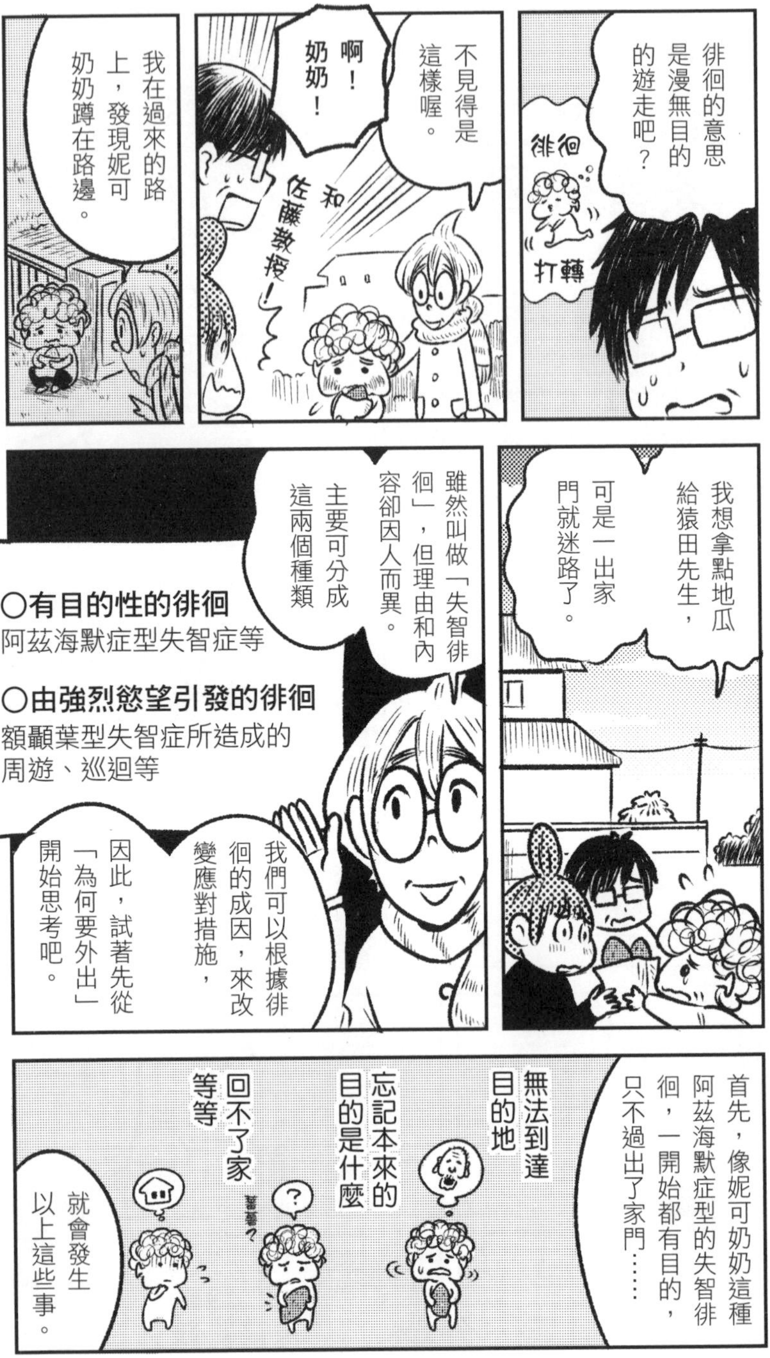
徘徊的意思
是漫無目的
的遊走吧？
徘徊
打轉
不見得是
這樣喔。
啊！
奶奶！
和
佐藤教授！
我在過來的路
上，發現妮可
奶奶蹲在路邊。
我想拿點地瓜
給猿田先生，
可是一出家
門就迷路了。
雖然叫做「失智徘
徊」，但理由和內
容卻因人而異。
主要可分成
這兩個種類
○有目的性的徘徊
阿茲海默症型失智症等
○由強烈慾望引發的徘徊
額顳葉型失智症所造成的
周遊、巡迴等
我們可以根據徘
徊的成因，來改
變應對措施，
因此，試著先從
「為何要外出」
開始思考吧。
首先，像妮可奶奶這種
阿茲海默症型的失智徘
徊，一開始都有目的，
只不過出了家門……
無法到達
目的地
忘記本來的
目的是什麼
回不了家
等等
就會發生
以上這些事。

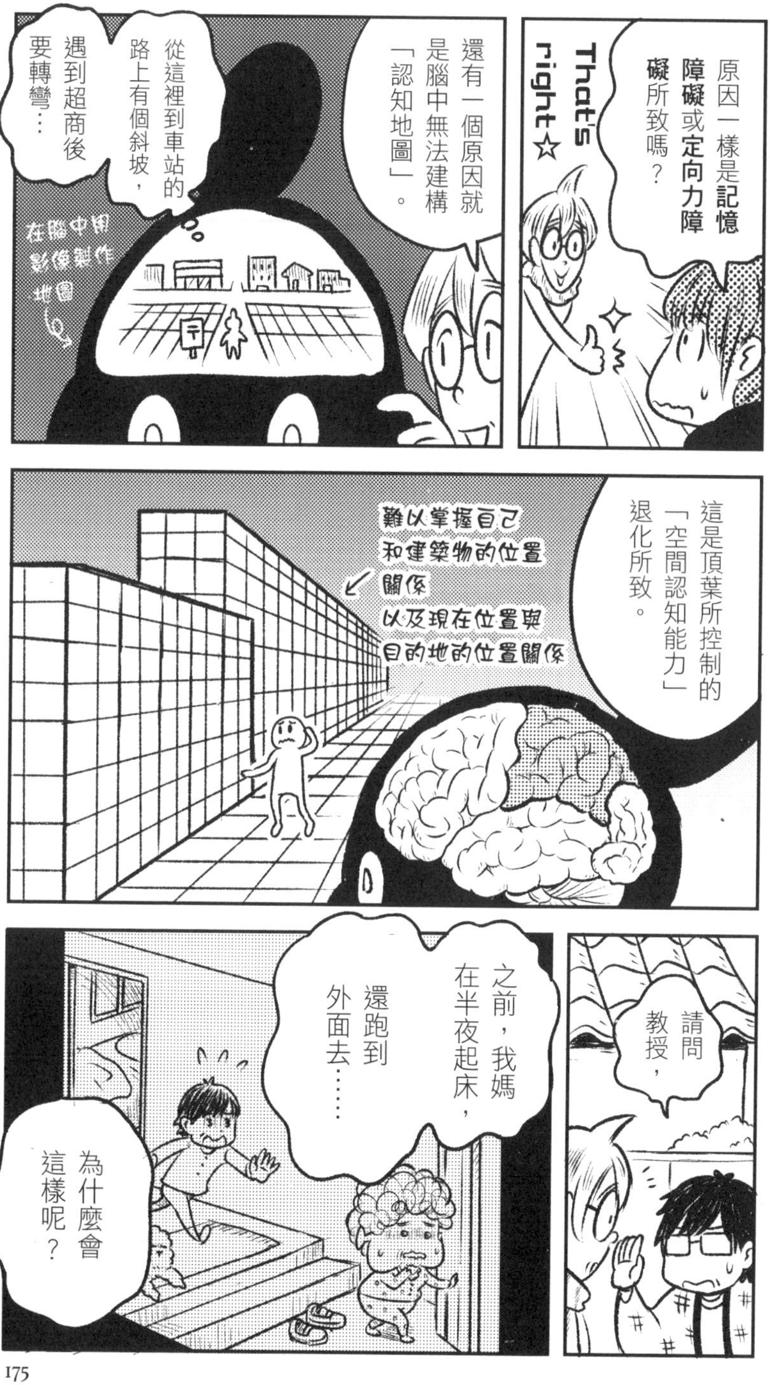
原因一樣是記憶障礙或定向力障礙所致嗎？
That's right☆
還有一個原因就是腦中無法建構「認知地圖」。
從這裡到車站的路上有個斜坡，
遇到超商後要轉彎……
在腦中用影像製作地圖
這是頂葉所控制的「空間認知能力」退化所致。
難以掌握自己和建築物的位置關係以及現在位置與目的地的位置關係
請問教授，
之前，我媽在半夜起床，還跑到外面去……
為什麼會這樣呢？

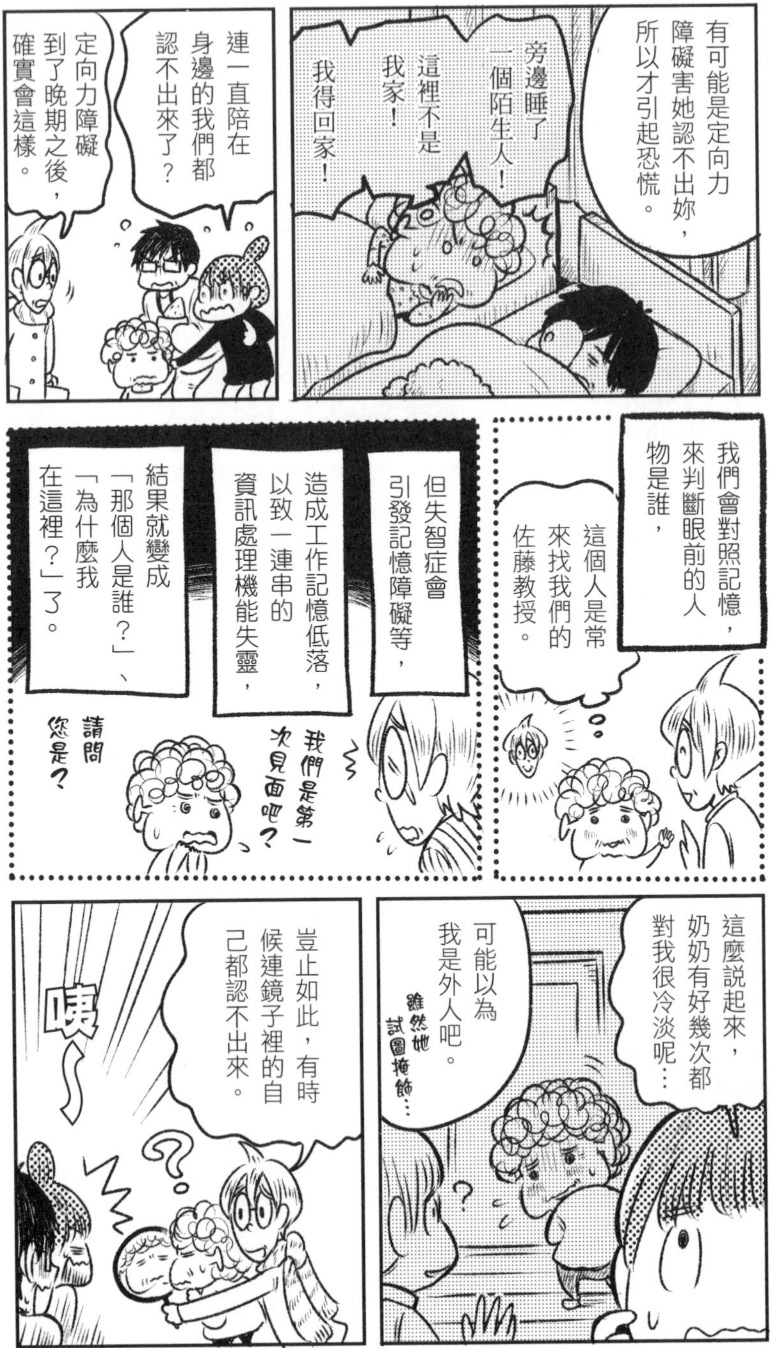
有可能是定向力障礙害她認不出妳，所以才引起恐慌。
旁邊睡了一個陌生人！
這裡不是我家！
我得回家！
連一直陪在身邊的我們都認不出來了？
定向力障礙到了晚期之後，確實會這樣。
我們會對照記憶，來判斷眼前的人物是誰，
這個人是常來找我們的佐藤教授。
但失智症會引發記憶障礙等，
造成工作記憶低落，以致一連串的資訊處理機能失靈，
結果就變成「那個人是誰？」、「為什麼我在這裡？」了。
我們是第一次見面吧？
請問您是？
這麼說起來，奶奶有好幾次都對我很冷淡呢……
可能以為我是外人吧。
雖然她試圖掩飾……
豈止如此，有時候連鏡子裡的自己都認不出來。
咦～

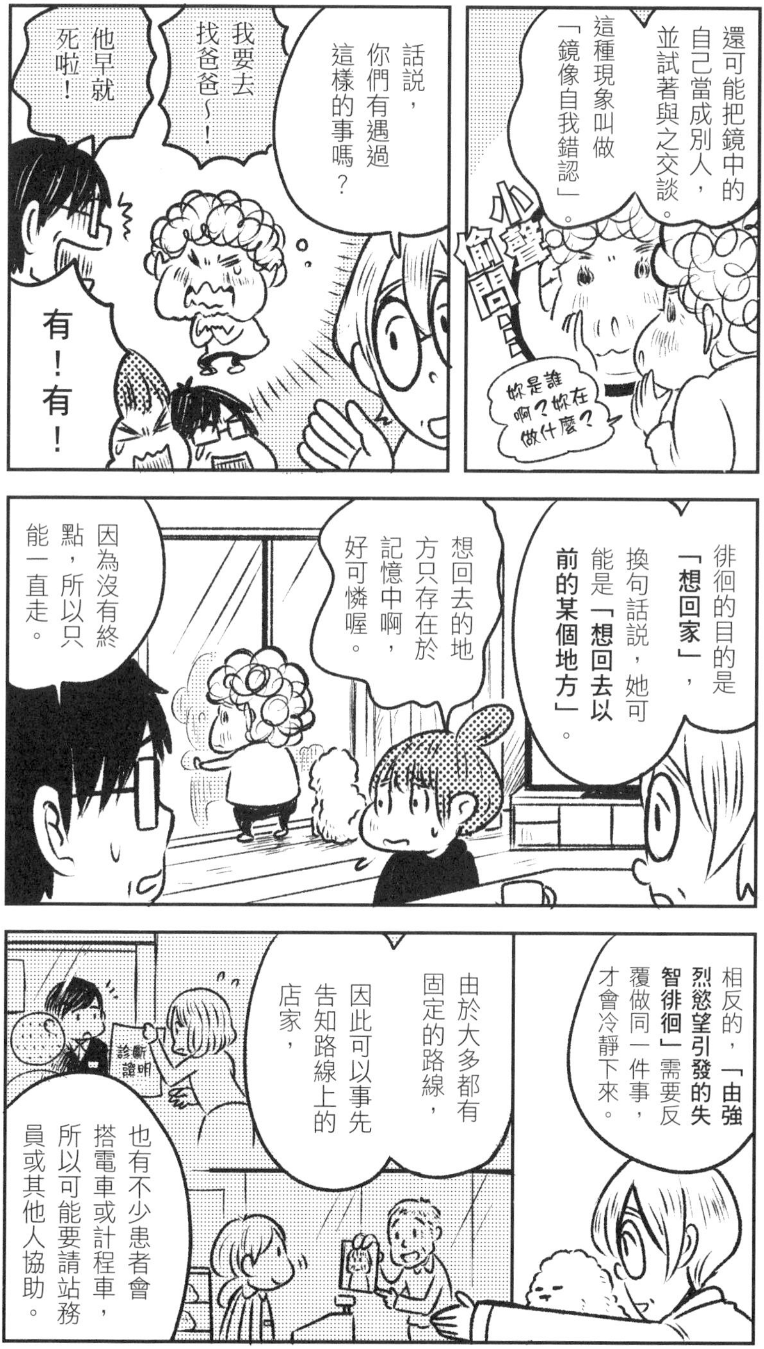
還可能把鏡中的自己當成別人，並試著與之交談。
這種現象叫做「鏡像自我錯認」。
小聲偷問
妳是誰啊？妳在做什麼？
話說，你們有遇過這樣的事嗎？
我要去找爸爸～！
他早就死啦！
有！有！
徘徊的目的是「想回家」，
換句話說，她可能是「想回去以前的某個地方」。
想回去的地方只存在於記憶中啊，好可憐喔。
因為沒有終點，所以只能一直走。
相反的，「由強烈慾望引發的失智徘徊」需要反覆做同一件事，才會冷靜下來。
由於大多都有固定的路線，
因此可以事先告知路線上的店家，
診斷證明
也有不少患者會搭電車或計程車，所以可能要請站務員或其他人協助。

還有，可以替患者的衣服或包包縫上聯絡方式，以便別人找到他時，能夠辨識他的身分。
○○市
吉井留子
不然也可以把智慧型手機上的GPS功能打開。
必須把能做的對策都先做起來呢。
此外還有各式各樣的「失智徘徊」。
神經障礙導致無法安分待著「徬徨型的失智徘徊」
一到黃昏就坐立難安「黃昏徘徊」
為了逃離幻覺「路易氏體失智症造成的徘徊」
在房間裡不停打轉但不會走太遠
因覺得「該回家了」而無法冷靜
雖然通通都叫「失智徘徊」，
但原因和理由居然差這麼多啊。
這麼說，稱作「失智徘徊」好像不太恰當……
畢竟幾乎都是有目的才跑出去的嘛。
我要拿蕃薯給猿田先生~
正是如此。「徘徊」給人的印象是「漫無目的走來走去」，
因此已有人討論到，是否該改用「獨行」等其他表現方式。

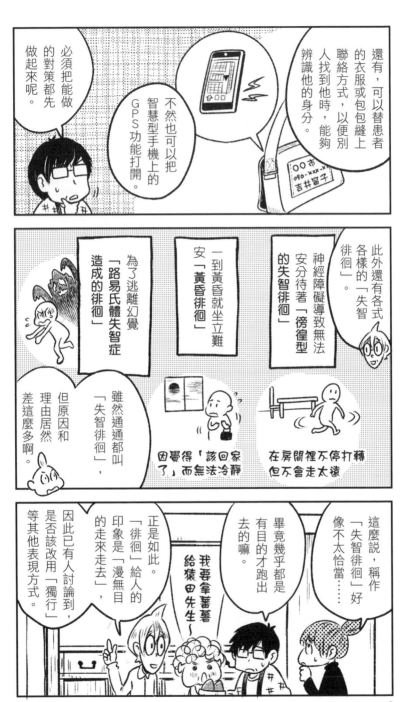

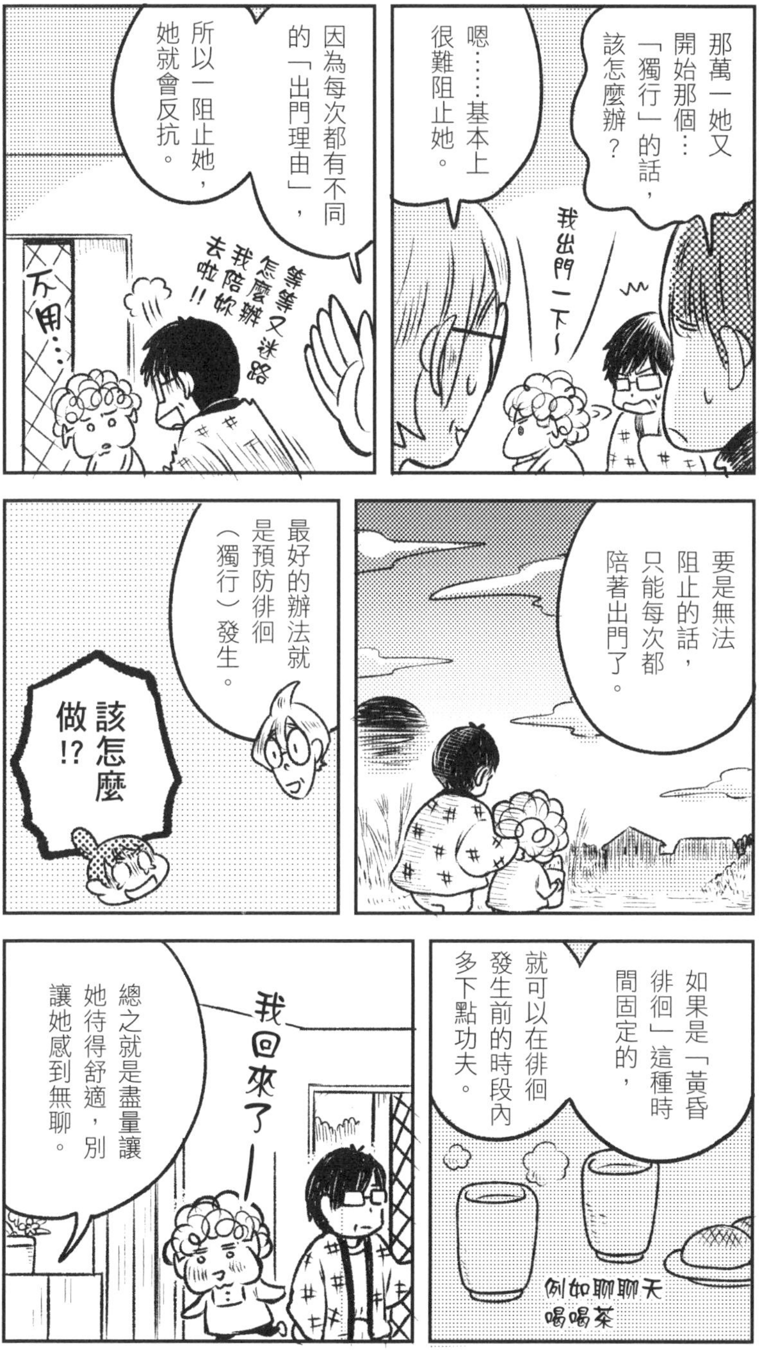
那萬一她又開始那個…「獨行」的話，該怎麼辦？
嗯……基本上很難阻止她。
我出門一下～
因為每次都有不同的「出門理由」，所以一阻止她，她就會反抗。
等等怎麼辦又迷路我陪妳去啦!!
不用…
要是無法阻止的話，只能每次都陪著出門了。
最好的辦法就是預防徘徊（獨行）發生。
該怎麼做!?
如果是「黃昏徘徊」這種時間固定的，就可以在徘徊發生前的時段內多下點功夫。
例如聊聊天喝喝茶
我回來了～
總之就是盡量讓她待得舒適，別讓她感到無聊。

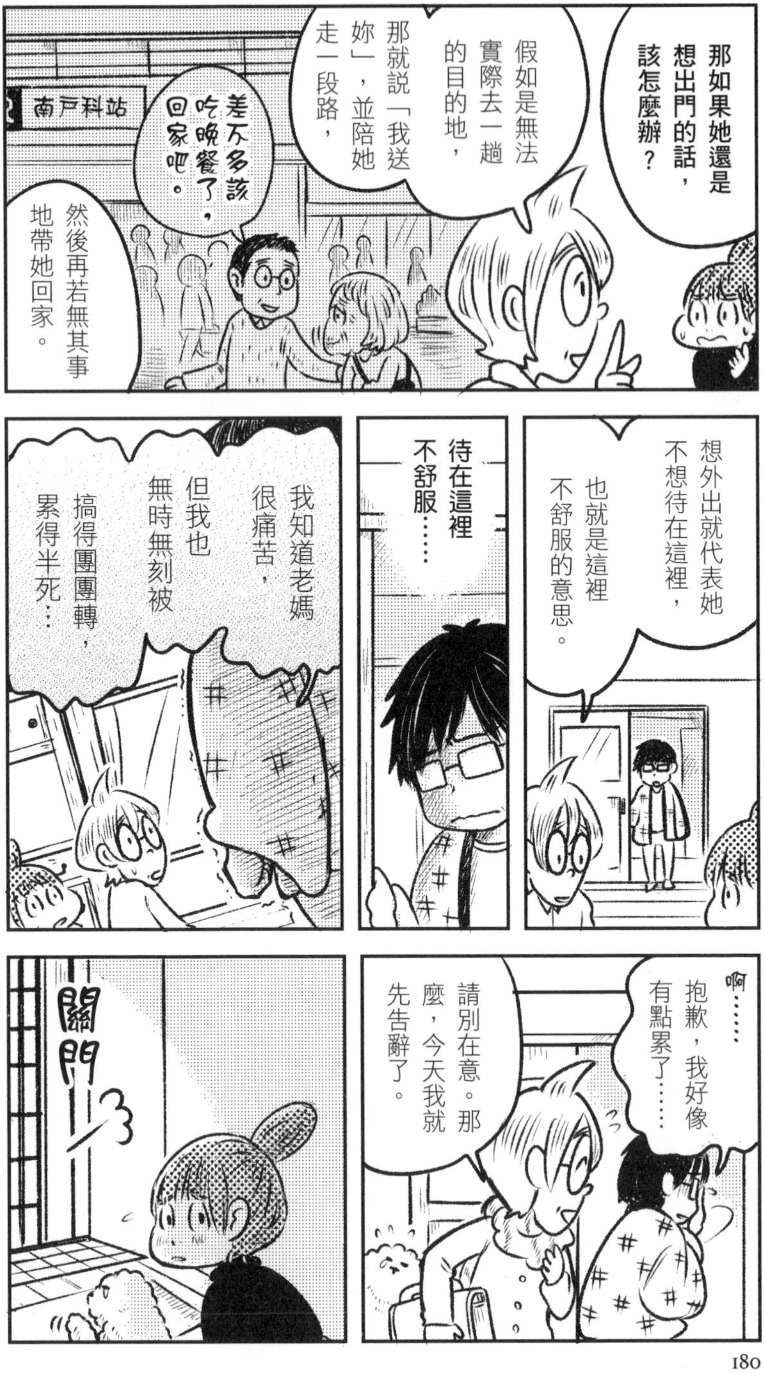
那如果她還是想出門的話，該怎麼辦？
假如是無法實際去一趟的目的地，
那就說「我送妳」，並陪她走一段路，
南戸科站
差不多該吃晚餐了，回家吧。
然後再若無其事地帶她回家。
想外出就代表她不想待在這裡，
也就是這裡不舒服的意思。
待在這裡不舒服……
我知道老媽很痛苦，
但我也無時無刻被搞得團團轉，累得半死……
啊……
抱歉，我好像有點累了……
請別在意。那麼，今天我就先告辭了。
關門

若有「失智徘徊」的問題——

①在容易出現徘徊的時段讓他轉換心情。

②跟著他走一段路，陪他講話，讓他轉移注意力。

③若是有固定路線的巡迴，則可先與路徑上的人聯絡。

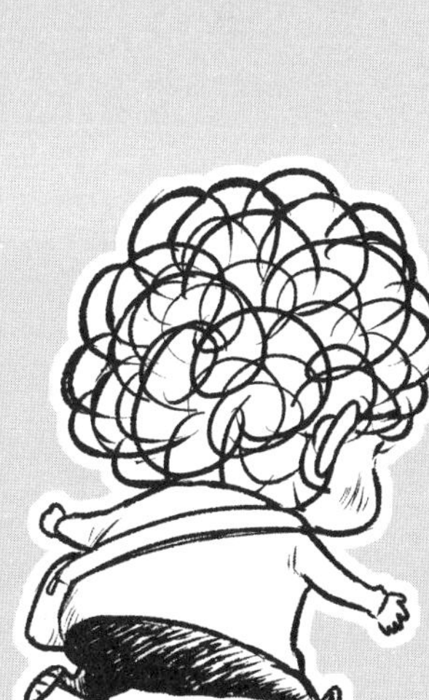

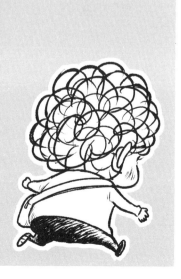

第八章

這難道就是「失智徘徊」？

突然跑出去，然後就沒回家了。通常，我們將失智症患者的這種行為，稱作「徘徊」。光是二〇一八年，日本警方就接獲將近一萬七千件因失智症而走失的協尋通報。

我在東京都老人綜合研究所工作時，曾針對徘徊進行研究。我試著測出「失智症患者跑出去之後，若沒受到阻止的話，究竟會走多遠」。結果顯示，患者最多可以持續走十五公里。

儘管走失的老人大多都能平安找回，但也不能保證不會發生意外，因此，這會令家人相當操心。畢竟也沒辦法每次都追著患者跑，所以似乎有很多人都是以「鎖上家門，以防患者外出」的方式來處理此事。

†並非漫無目的的打轉

正如同第一章也提過的，其實「徘徊」這種稱呼，不但無法正確地傳達事實，還有助長偏見的疑慮。

在辭典裡，「徘徊」一詞有「漫無目的，四處打轉」之意。但是，失智症患者並非沒目的、沒目標的到處亂走。

就像我在漫畫中說過的，失智症患者這種「跑出去」的症狀，其實可以概分成兩大類型。一種是阿茲海默症型失智症患者常發生的狀況，即雖然是有目的才出門的，可走到一半就忘記原本的目的，或是迷了路，最後就變成一直亂走。另一種是由額顳葉型失智症患者的「想要一直做同樣行為」的強烈衝動所引起，因此總是走同樣的路線（周遊、巡迴）。

†為何會引發「徘徊」現象？

以妮可奶奶的例子來說，就是由阿茲海默症所引起的徘徊。聽媽媽她們說，妮可奶奶曾在半夜裡跑出去，說是「要回家」。

即便不太清楚引起徘徊的原因，不過，最大的動機有可能和第七章介紹過的「想回家」一樣，都是想回去能讓自己安心的地方。有些男性患者則會說「必須回去工作」。也許那對他們而言，就是自己最輝煌的時期。

徘徊和「想回家」一樣，都常發生在剛住進照護中心時，或是剛搬家後的二至三個月內。而這也是因為患者在新環境中感到不舒適，覺得自己不屬於這裡所造成的。

一到傍晚就坐立難安、想出去的「黃昏徘徊」也是常見症狀之一。我認為，這或許就像小孩子玩累了便說「要回家」一樣，因為從早活動到傍晚，累了，所以「想回家」。也有可能是傍晚這段時間沒事可做，覺得無聊，因此才想出門。

†無法建構腦中的地圖

從頭讀到本章的讀者們大概已經知道，阿茲海默症患者之所以會忘記外出目的，是因為記憶障礙的關係，以及會迷路也是因為空間定向力障礙的關係。

除了這些問題之外，導致失智症患者迷路的原因還有一個，那就是無法建構「認知地圖」。

簡單來講，認知地圖就是「腦中的地圖」。要怎麼從現在的位置，走到附近的車站——當各位在腦中思考這件事時，應該都會浮現出「那裡有斜坡」、「那邊要爬樓梯」之類的影像記憶。這就是所謂的認知地圖。

例如在思考「因為要寄信，所以通勤時順道拿去郵筒投吧」的時候，若是平時不常寄信的人，往往就會記錯郵筒的位置，到現場才發現郵筒在下一條街上之類的。換句話說，認知地圖也有與現實不符或遺漏的部分。

由於罹患失智症後，就更難掌握空間了，因此認知地圖與現實脫節的程度也會變得更嚴重。

†搞不清楚建築物與自己的位置關係

人是由大腦的頂葉來負責識別物與物、物與自己的位置關係（第十五頁）。這個部分一旦出現障礙，就無法理解物與物之間的位置關係與方向性。

走在路上時，兩側的建築或風景會持續映入眼簾。在正常的狀態下，我們會知道，剛才路過的那些建築物，現在都在自己身後的某個方位，而且也能大略掌握各建築物之間的位置關係。這就是正常建構認知地圖的狀態。

然而，空間認知能力一旦退化，就無法掌握自己與建築物的位置關係，以及現在地與目的地的位置關係。所以才會認不得路、搞不清方向，然後就迷路了。

此外，雖然阿茲海默症型失智症比較少出現「街道失認」的症狀，但有些人還是會因掌管視覺認知的枕葉出問題，而引發街道失認症狀。這種症狀會使人即使看著街

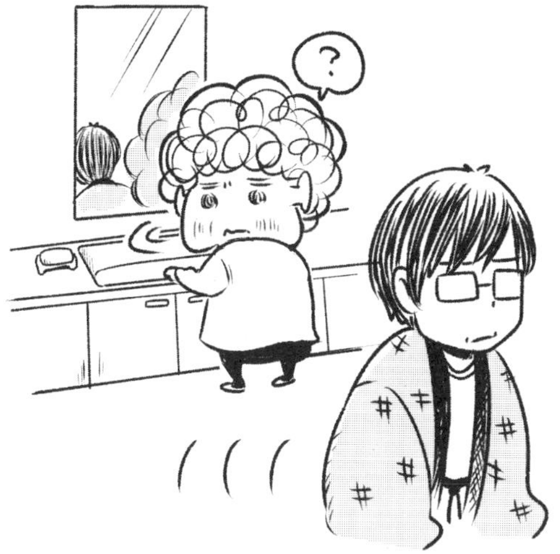

道，也認不出那是自己原本熟悉的地方。血管性失智症在初期就有可能出現此症狀，進而使人在原本非常熟悉的地方迷路。

†不可思議的鏡子

漫畫中介紹過，「鏡像自我錯認」是一種會和鏡中自己對話的現象。

定向力障礙、記憶障礙會讓患者以為自己還年輕等等，因此，患者不曉得鏡中人就是自己，而且還把他當成別人，並試圖與之交談。

最常見的例子就是對著鏡子說悄悄話。有一部分的原因，恐怕是因為鏡子都位在正面，所以即便患有失智症，也很容易辨識鏡中的影像。

不過，關於「是否真的以為鏡子裡的人是別人」這一點，尚有不清楚的部分。這是由於當患者和鏡中人交談時，若後方有其他人一起入「鏡」的話，患者就會回頭查看身後的情況。倘若真的以為鏡子裡的人是別人，那麼應該會理解成「那只是鏡中人的後面有人路過而已」才對。

失智症患者的世界裡，尚有許多不可思議的謎團。

†出現徘徊症狀時，該怎麼辦？

一旦進入徘徊狀態後，失智症患者的腦中就只剩「必須回去」這件事，因此根本阻止不了。若遭受阻止，就會開始抵抗或抓狂。

所以說，最佳解決之道就是避免徘徊發生。像「黃昏徘徊」這種在固定時間發作的狀況，就可以在徘徊發生前的時段裡多下點功夫。做法跟「日落症候群」一樣。請試著在那個時段，讓患者做一些開心的事，好讓他轉換心情。

聽說妮可奶奶的情況是常常在半夜起床時企圖出門。由於黑暗中視線不良，因此定向力障礙會更加嚴重。因為有些人可能是怕黑，所以試著在睡覺時留一盞小燈，或許也是不錯的預防方式。

如果還是無法阻止患者跑出去的話，那就跟著他走一段路，然後試著聊點別的，以轉移他的注意力。請找出患者比較感興趣的事，好比對他說「我們去吃點心吧」之類的。

只不過，這樣做也有可能會讓「外出走路」這件事，變成患者心中的美好體驗。

文章開頭提到，我以前曾進行過「徘徊」的研究。當時有一對男女患者。兩人雖然不是夫妻，卻誤以為彼此是夫妻，因此會牽手散步。而我發現，兩人一起走路時的速度，跟獨自走路時速度不太一樣。兩人一起走時，走路速度就會變成兩人的平均速度。男方走得比平常慢一點，女方走得比平常快一些。他們互相體諒的模樣，就像老夫老妻在散步一樣。

†制止患者徘徊是好事嗎？

不只徘徊，失智症的BPSD（周邊症狀）都會隨著時間過去而逐漸緩解。生活出現重大變化後，失智症患者就會出現徘徊或想回家的症狀，或是過度興奮、提出種種要求等，但是別人又沒辦法幫他們實現那些要求。即便說「想回去」，那個地方也早就不存在了。大部分的患者持續要求個兩、三個月後，就會冷靜下來。很多人都認為，這是因為患者「習慣新環境了」，但我認為，他們只是「放棄了」而已。

各位有聽過一個叫做「Learned Helplessness（習得性無助）」的實驗嗎？這是一個對兩隻狗施加電擊的實驗。有一隻狗只要按下控制桿，就能停止電擊，另一隻狗則無法使用此功能。於是，能夠阻止電擊的那隻狗，只要一被電擊，就會開始躁動，並且自己去按下控制桿使電擊停止。沒有辦法使用阻止電擊功能的那隻狗，一開始也會躁動，但之後就不再躁動了。因為牠已確信「自己無法讓電擊停止」。也就是說，牠已經學到無助感了。

同樣的道理，失智症患者可能不是「習慣了」新環境，而是「放棄」，這樣恐怕會造成患者整體的活力、意欲低弱。因此，希望各位能替他們增加生活的樂趣，讓他們能夠在新環境中好好活下去。

Q9
為何會失禁？

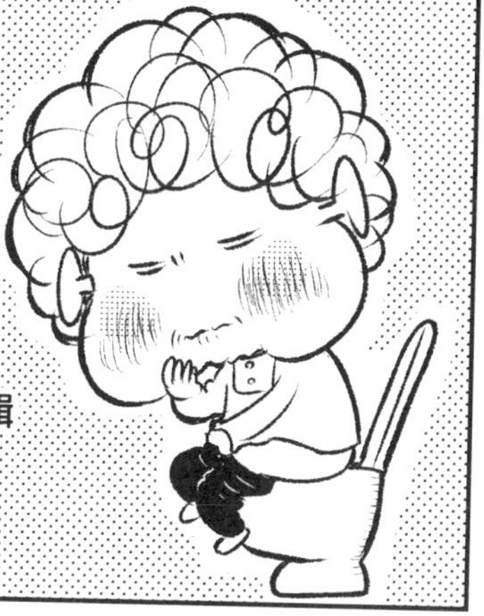

◎可能的原因
身體機能退化、定向力障礙、邏輯思考能力障礙
◎提高發生頻率的誘因
羞恥心、自尊心、老化

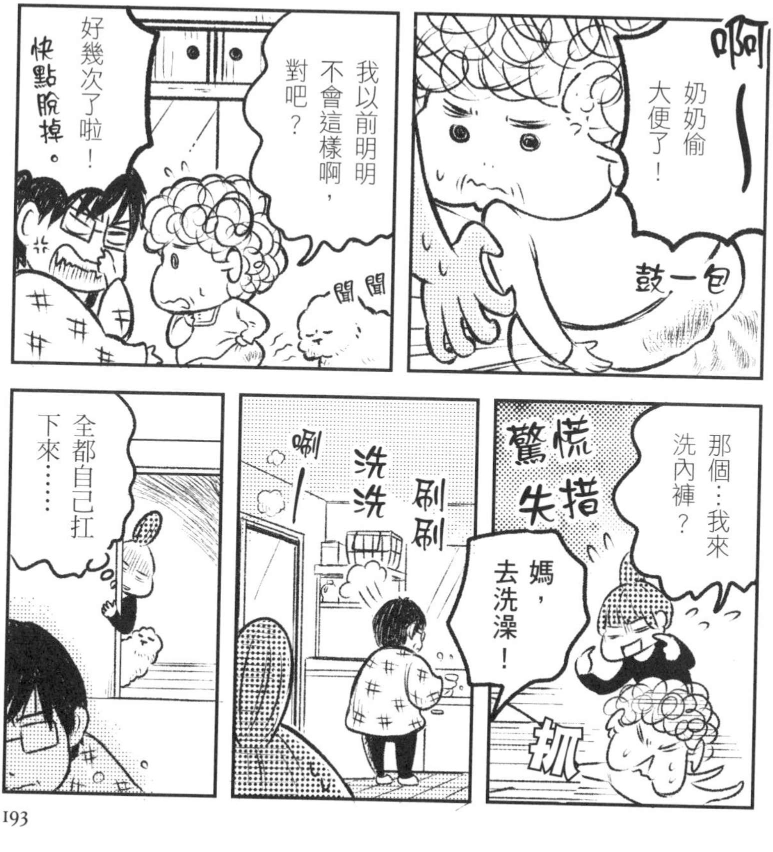
啊ー
奶奶偷大便了！
鼓一包
我以前明明不會這樣啊，對吧？
好幾次了啦！
快點脫掉。
聞聞
驚慌失措
那個…我來洗內褲？
媽，去洗澡！
抓
刷刷
洗洗
唰ー
全都自己扛下來……

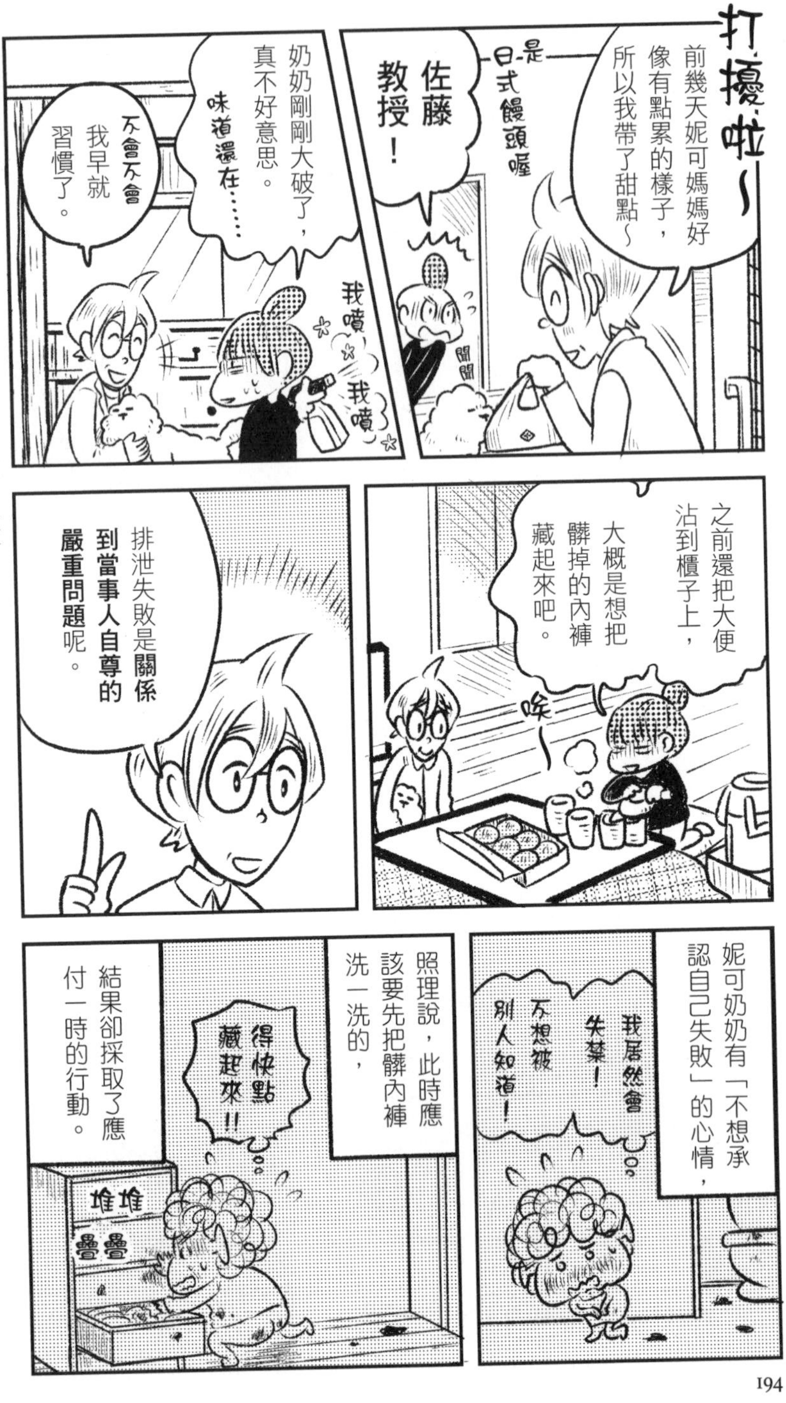

打擾啦～
前幾天妮可媽媽好像有點累的樣子，所以我帶了甜點～
是日式饅頭喔
佐藤教授！
聞聞
奶奶剛剛大破了，真不好意思。
味道還在……
我噴
我噴
不會不會我早就習慣了。
妮可家會根據失禁的量，區分成大破、中破、小破。
之前還把大便沾到櫃子上，大概是想把髒掉的內褲藏起來吧。
唉～
排泄失敗是關係到當事人自尊的嚴重問題呢。
妮可奶奶有「不想承認自己失敗」的心情，
我居然會失禁！不想被別人知道！
照理說，此時應該要先把髒內褲洗一洗的，
得快點藏起來!!
結果卻採取了應付一時的行動。
堆堆疊疊

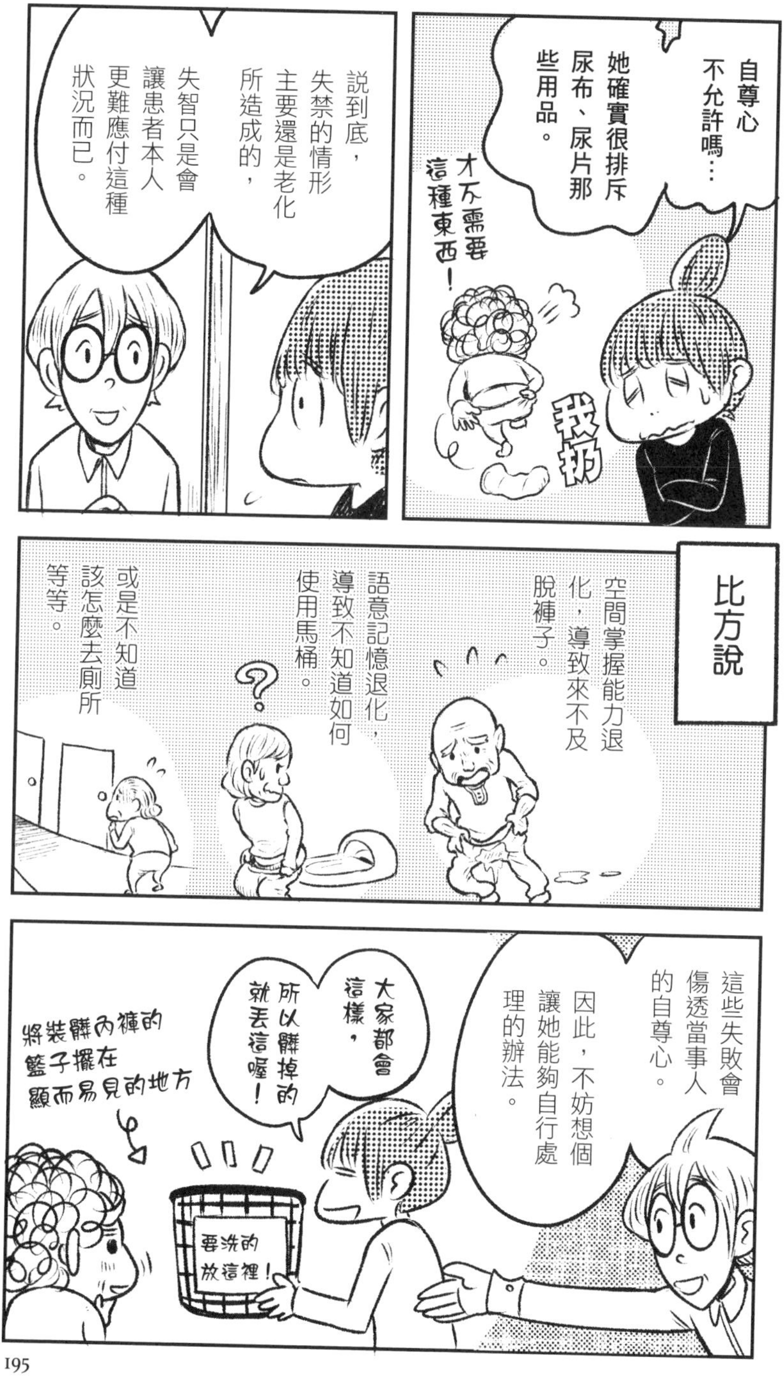
自尊心不允許嗎……
她確實很排斥尿布、尿片那些用品。
才不需要這種東西！
我扔
說到底，失禁的情形主要還是老化所造成的，
失智只是會讓患者本人更難應付這種狀況而已。
比方說
空間掌握能力退化，導致來不及脫褲子。
語意記憶退化，導致不知道如何使用馬桶。
或是不知道該怎麼去廁所等等。
這些失敗會傷透當事人的自尊心。
因此，不妨想個讓她能夠自行處理的辦法。
大家都會這樣，所以髒掉的就丟這喔！
將裝髒內褲的籃子擺在顯而易見的地方
要洗的放這裡！

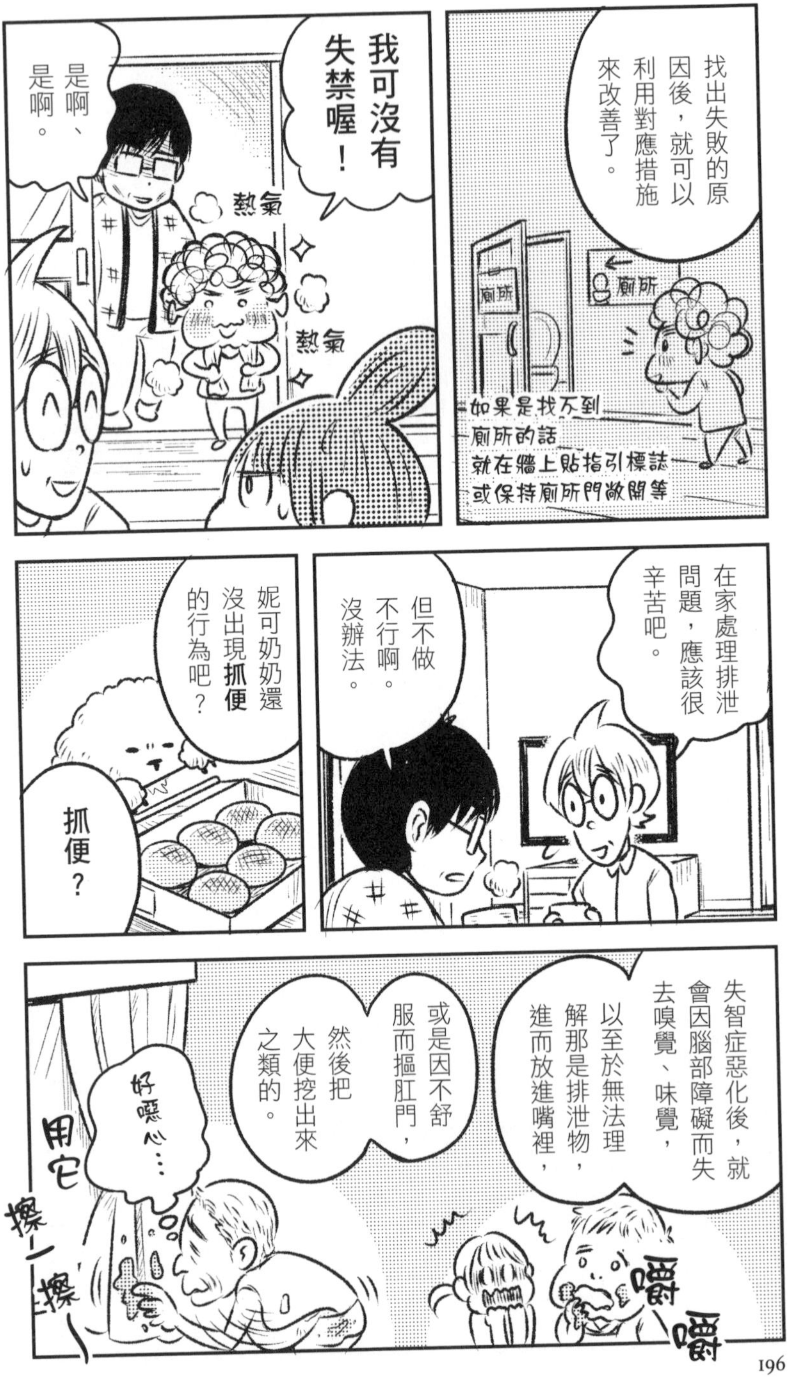

找出失敗的原因後，就可以利用對應措施來改善了。
廁所
廁所
如果是找不到廁所的話
就在牆上貼指引標誌
或保持廁所門敞開等
我可沒有失禁喔！
熱氣
熱氣
是啊、是啊。
在家處理排泄問題，應該很辛苦吧。
但不做不行啊。沒辦法。
妮可奶奶還沒出現**抓便**的行為吧？
抓便？
失智症惡化後，就會因腦部障礙而失去嗅覺、味覺，以至於無法理解那是排泄物，進而放進嘴裡，
或是因不舒服而摳肛門，
然後把大便挖出來之類的。
好噁心…
用它
擦一擦
嚼
嚼

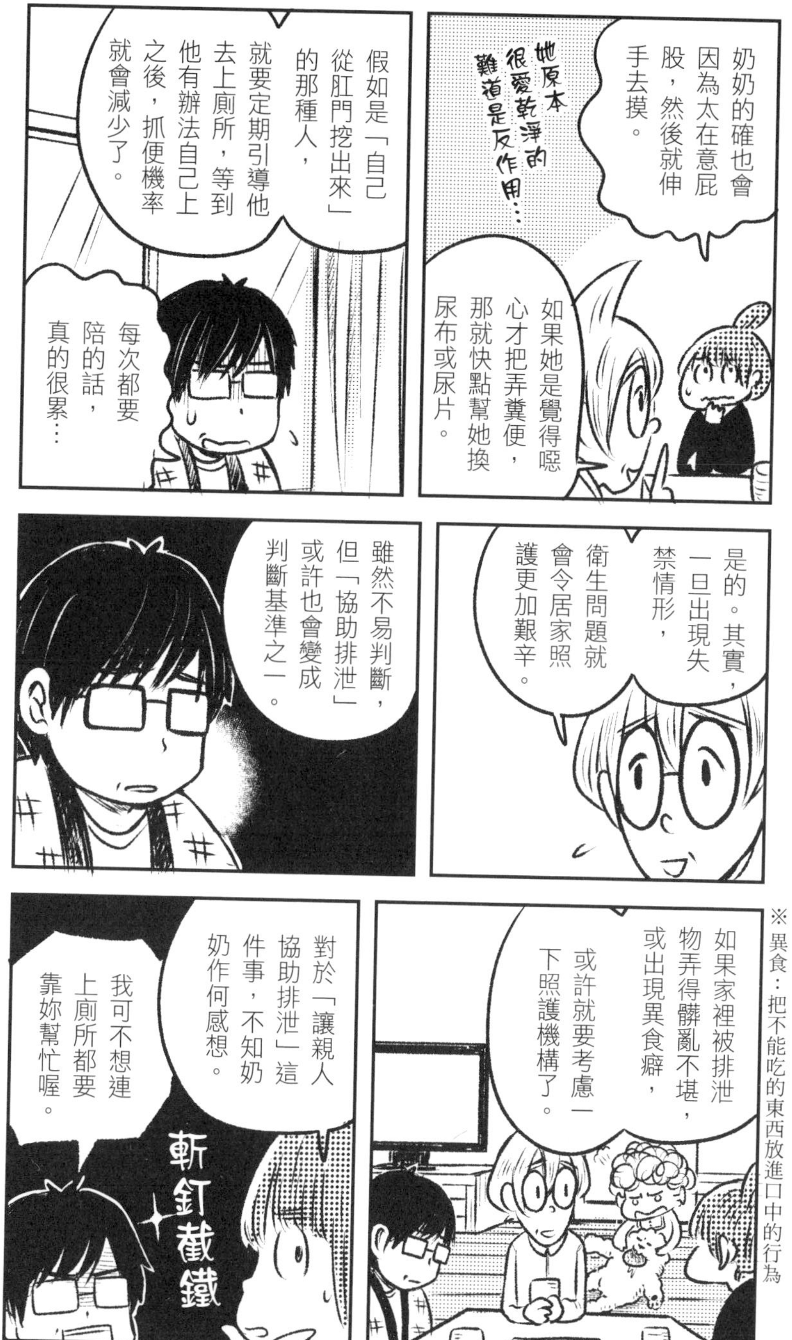
奶奶的確也會因為太在意屁股，然後就伸手去摸。
她原本很愛乾淨的難道是反作用…
如果她是覺得噁心才把弄糞便，那就快點幫她換尿布或尿片。
假如是「自己從肛門挖出來」的那種人，就要定期引導他去上廁所，等到他有辦法自己上之後，抓便機率就會減少了。
每次都要陪的話，真的很累…
是的。其實，一旦出現失禁情形，
衛生問題就會令居家照護更加艱辛。
雖然不易判斷，但「協助排泄」或許也會變成判斷基準之一。
如果家裡被排泄物弄得髒亂不堪，或出現異食癖，
或許就要考慮一下照護機構了。
對於「讓親人協助排泄」這件事，不知奶奶作何感想。
我可不想連上廁所都要靠妳幫忙喔。
斬釘截鐵
※異食：把不能吃的東西放進口中的行為

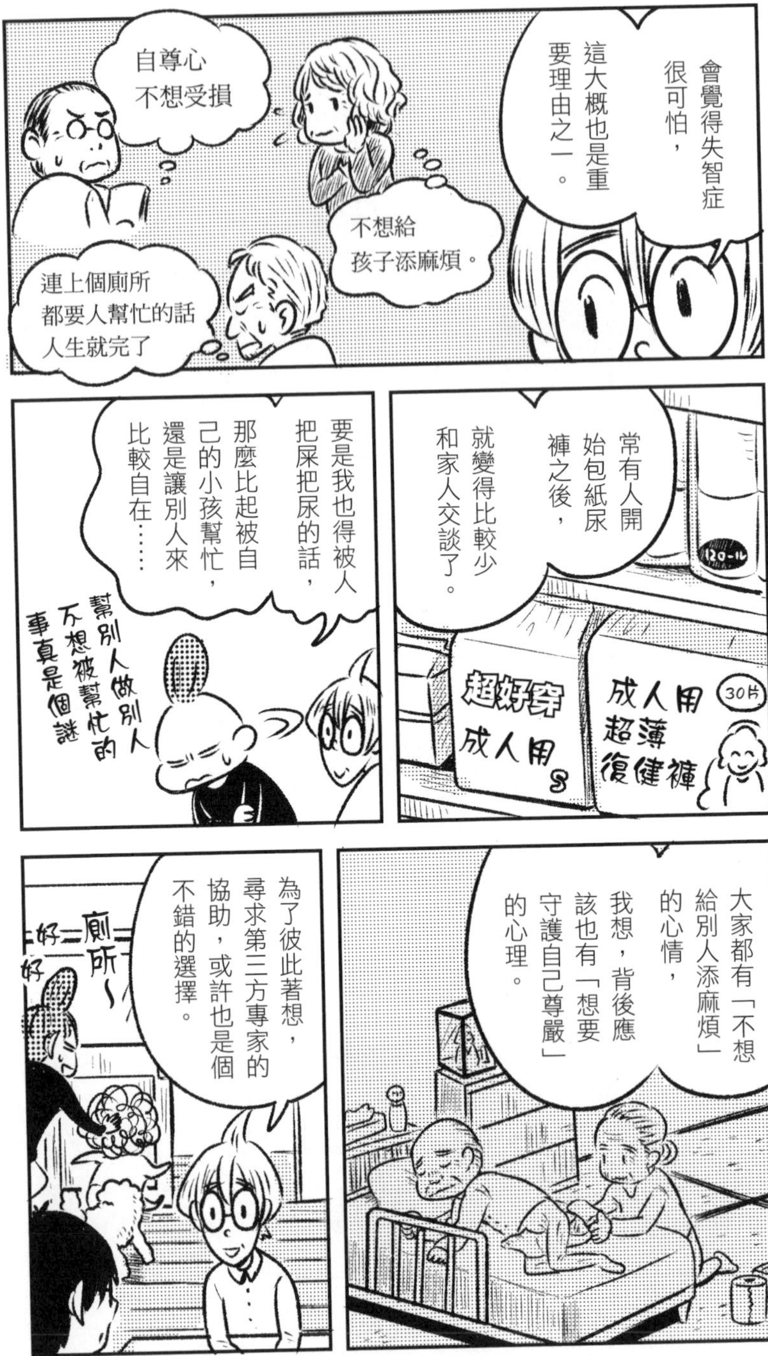
會覺得失智症很可怕，這大概也是重要理由之一。
自尊心不想受損
不想給孩子添麻煩。
連上個廁所都要人幫忙的話人生就完了
常有人開始包紙尿褲之後，就變得比較少和家人交談了。
成人用 超薄 復健褲
30片
超好穿
成人用
S
要是我也得被人把屎把尿的話，那麼比起被自己的小孩幫忙，還是讓別人來比較自在……
幫別人做別人不想被幫忙的事真是個謎
大家都有「不想給別人添麻煩」的心情，我想，背後應該也有「想要守護自己尊嚴」的心理。
為了彼此著想，尋求第三方專家的協助，或許也是個不錯的選擇。
廁所~
好
好

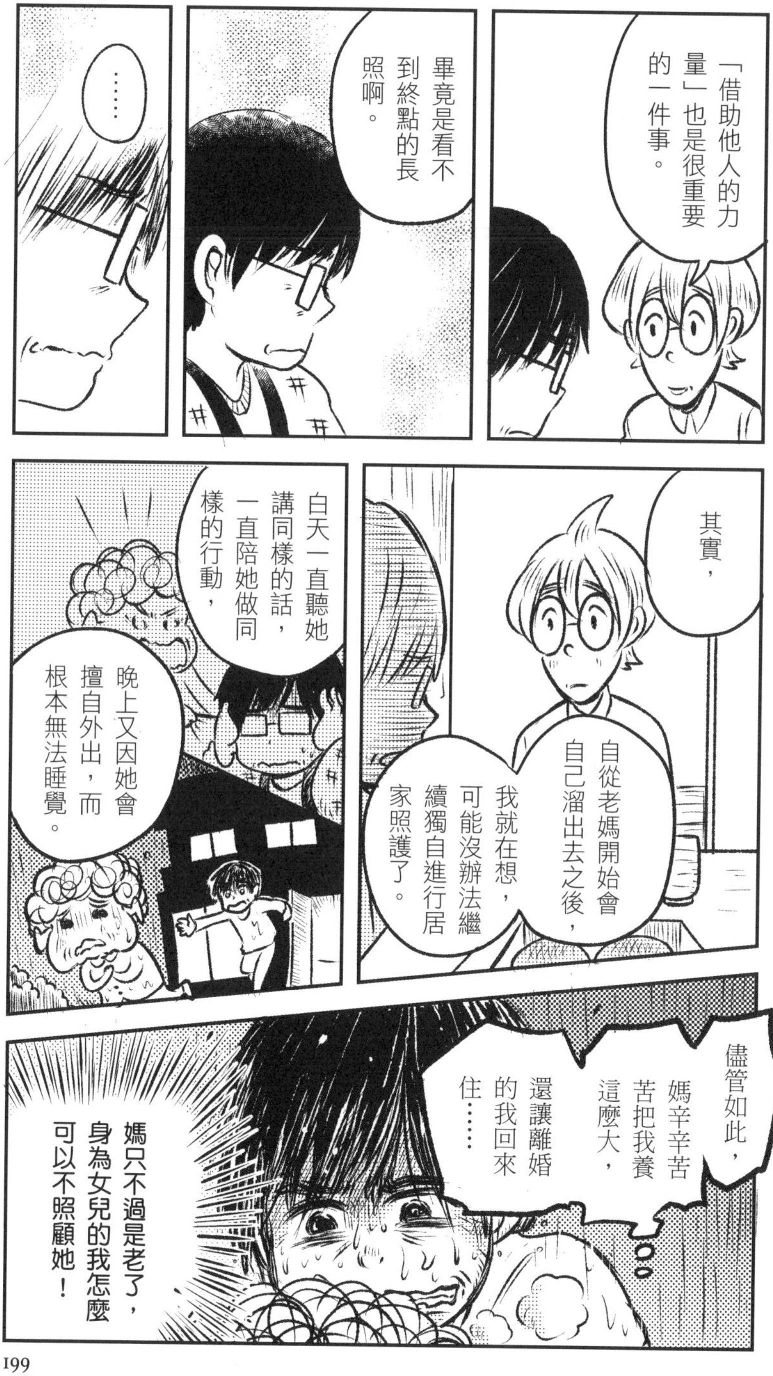
「借助他人的力量」也是很重要的一件事。
畢竟是看不到終點的長照啊。
……
其實，
自從老媽開始會自己溜出去之後，我就在想，可能沒辦法繼續獨自進行居家照護了。
白天一直聽她講同樣的話，一直陪她做同樣的行動，
晚上又因她會擅自外出，而根本無法睡覺。
儘管如此，媽辛辛苦苦把我養這麼大，還讓離婚的我回來住……
媽只不過是老了，身為女兒的我怎麼可以不照顧她！

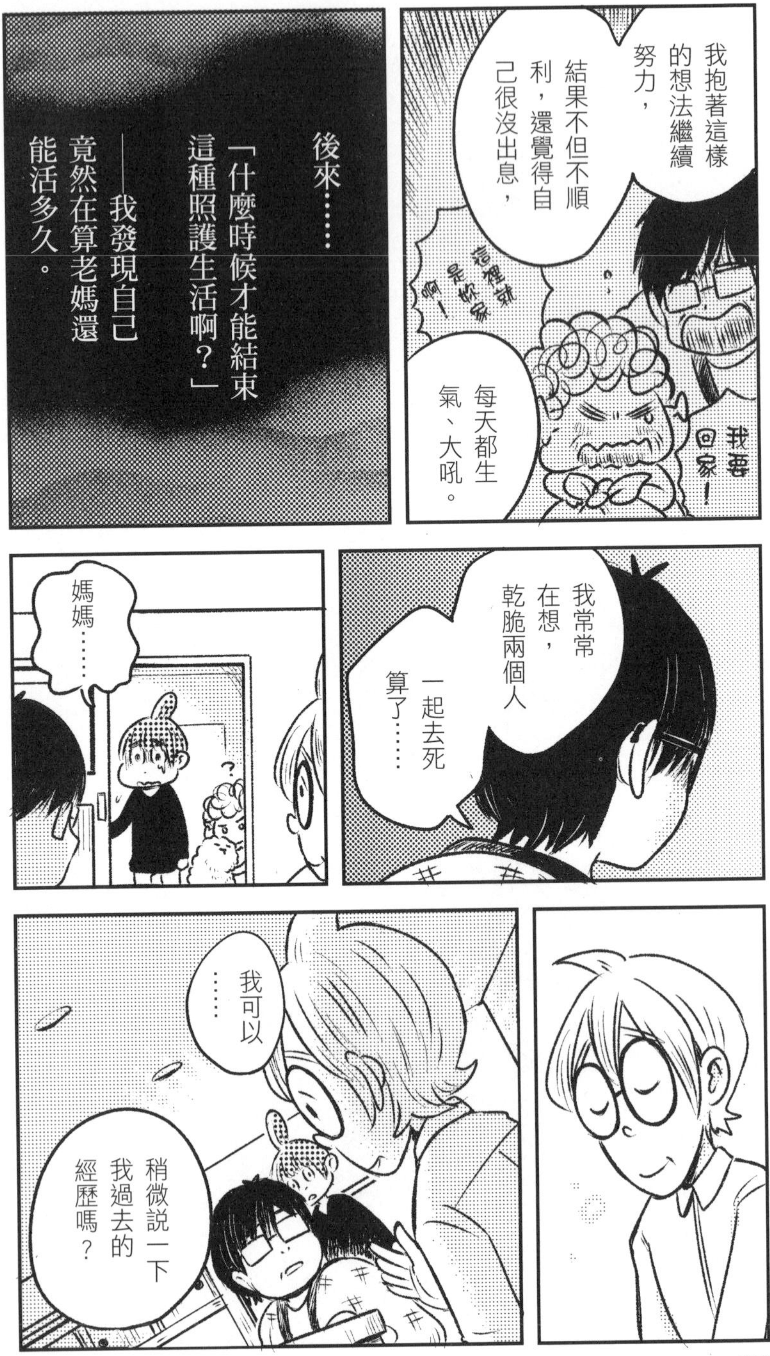
我抱著這樣的想法繼續努力，
結果不但不順利，還覺得自己很沒出息，
這裡就是你家啊！
我要回家！
每天都生氣、大吼。
後來……
「什麼時候才能結束這種照護生活啊？」
——我發現自己竟然在算老媽還能活多久。
我常常在想，乾脆兩個人一起去死算了……
媽媽……
我可以……
稍微說一下我過去的經歷嗎？

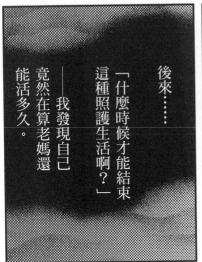

開始出現排泄問題後——

①掌握患者上廁所的時機，並引導他去廁所。

②讓患者更容易找到通往廁所的路。

③尋求專家協助。

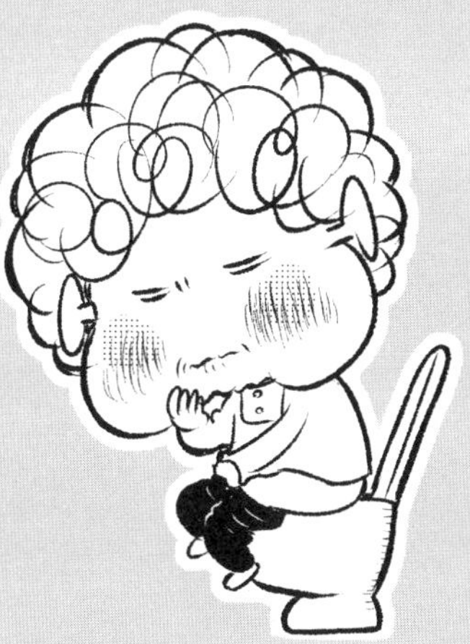

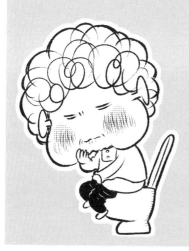

第九章

為何會失禁？

排泄失敗是失智症中期的常見問題，且深深困擾著照顧者。與之相關的BPSD（周邊症狀）還有「不潔行為」、「抓便」、「失禁」等。

雖說如此，排泄失敗並不是失智症患者的專利。

老化現象有三大階段。首先是不良於行。老人家可能會走路變慢、步伐變小，或變得無法走遠。接著是尿失禁。而最後就是無法進食。雖然部分女性會先遇到切迫性尿失禁的問題，但大部分的人都是依此順序老化。

失智症患者即使沒老到那種程度，也比較容易失禁，不然就是失禁後無法自行處理。而且，更大的問題是：失禁非常傷失智症患者的自尊心。

†導致失禁次數增加的原因

造成失智症患者上廁所不順利的原因有：不會去廁所、來不及脫褲子等等。

而造成患者找不到廁所的原因，則是之前已學過的定向力障礙以及無法建構認知地圖。正如同漫畫中所講的，要想辦法讓「去廁所的路」更好找，盡量把路上的障礙物清空。

若是頂葉障礙使得空間掌握能力衰退，便有可能造成患者失去自行穿脫的能力。如此一來，即便去得了廁所，也會來不及脫褲子，於是就尿或大在褲子裡了。

此外還有因語意記憶退化，導致患者不知道如何使用馬桶的案例。因此，讓患者到不熟悉的地方上廁所時，一定要先教一下使用方法。

若能掌握患者上廁所的習慣，再適時引導他們去上廁所，那就再好不過了。

†自尊心使他們無法承認失敗

罹患失智症後，由於無法自行替排泄失敗做好準備，因此會比一般人更容易失敗。在漫畫中，妮可奶奶說自己「從來沒失禁過」，這是因為患者可能會忘記自己常常失禁。

而另一方面，患者即使記得，也有可能會因為不想承認失敗，而謊稱「沒有失禁」。

發現自己排泄失敗時，任誰都會覺得很丟臉。妮可奶奶選擇把被大便弄髒的內褲藏起來，而不是洗乾淨。這是因為先產生了「居然會大在褲子裡，實在太丟臉了」的心情，所以才不想讓人知道這件事。正是不想承認失敗的心情，導致他們無法對該失敗採取適當的應對措施。

排泄的問題關係到人類的尊嚴。尤其是男性。據說也有男性病患非常抗拒使用尿片或紙尿褲，結果反而招致失敗的例子。

雖說高齡男性會活在現實需求與自尊心的戰鬥中，但我想，在那自尊心的背後，應該也藏有「不知道怎麼穿尿布那種東西」、「無法對人說我失禁了」等理由。

他們的心情在「沒用的自己」與「驕傲的自己」之間搖擺不定，並飽受「力不從心」帶來的煎熬。

看在這一點的分上，也要盡可能地去執行「引導患者去上廁所」。

雖然照顧的人會非常辛苦，但「能夠自己上廁所」乃是讓他們重拾自尊的關鍵。

†玩排泄物使居家照護到達極限

雖說如此，光靠家人想辦法處理排泄問題的話，將會形成巨大的負擔。

「抓便」就是用手抓自己的糞便，共可分成兩種類型。一種是因為覺得從身體裡跑出來的物體（大便）很噁心，所以才用手去戳它、擦它。另一種是覺得大便快出來了，就把手指伸進肛門裡摸摸看。年紀變大後，往往會有便祕的問題。因慢性便祕而變硬的糞便令患者感到不舒服，所以患者才會想要自己動手把它摳出來。

如果是「自己摳出來」的類型，只要定期引導他去上廁所，讓他能好好地在廁所排泄，便能降低抓便的機率。此外也可以讓患者養成規律飲食習慣，這樣就更容易掌握排便時機了。

如果是「覺得大出來的糞便很噁心，才去弄它」的類型，那麼解決方式就是盡快幫他換尿布，以消除他的異樣感。

雖說如此，一旦開始出現抓便的症狀，就很難靠家人來應付、處理。重點是居住環境也會因此受汙染。在某些情況下，抑制食慾的荷爾蒙會逐漸減少，因此，患有失智症的人就有可能誤食自己的排泄物。

†為何會把不能吃的東西放進嘴裡？

接著來談談與之有關的「異食」吧。異食就是會把不能吃的東西放進口中，是失智症經常出現的症狀。根據吃下的東西不同，可能會引發窒息、中毒等危險。

雖然造成異食的原因尚不明朗，但無法判斷眼前的東西是否為食物，即是原因之一。患者可能會把眼前的東西看成某種點心，便把它送進嘴裡，然後又因為味覺、嗅覺退化，所以不會注意到自己搞錯。若有這種情形，請不要把容易被誤認成食物的東西放在附近，特別是那些會引發中毒或危險的東西。

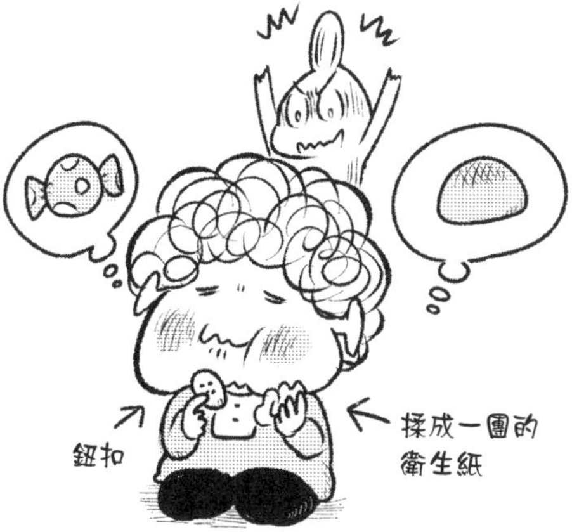

此外，失智症導致大腦機能退化後，感受飽腹感的機能也會衰退，因此令患者覺得「肚子餓」，於是就有可能隨手抓起眼前的東西吃。請控制在不至於暴飲暴食的程度內，拿些小分量的食物給患者吃吧。

還有，相信大家都曾在感到不安或有壓力時，就不知不覺地吃了一堆東西的經驗。由於把東西放進口中能帶來快感，因此患者也有可能是想藉此排解壓力，甚至是對此產生了依賴。因為感受不到飽足感，所以才吃個不停。遇到這種情形時，不妨試著讓患者把注意力轉移到其他事物上。

若以強硬的方式來阻止異食，恐怕會換來「他都不讓我吃飯！」的被害妄想。當患者打算吃不能吃的東西時，就試著推薦他別的東西等等。總之，請努力地轉移患者的注意力。

†為了守護患者的自尊

不過，就像我在漫畫中說過的，一旦出現抓便或異食症狀，也許就該開始考慮是否要送到照護中心接受照顧了。

也有人會覺得，連把屎把尿都肯做的才是家人，而這就是癥結所在。只不過，現在日本實際在照顧患者的人，大多都是女兒或媳婦，也就是說，現實中存在著「把照護工作全推給女性」的問題。再說，被換尿布的人也得壓抑心情，一面想著「這個人應該也不想幫我把屎把尿吧」，一面被換尿布。

從人權的角度來看，請專家幫忙照顧的話，似乎對雙方都比較好。我認為，適時求助也是很重要的一件事，別獨自扛下所有的工作。

照顧失智症患者是一件極為辛苦的事。光靠家人來扛是不夠的。在下一章中，我想來聊聊佐藤家的失智症照護經驗，以及我對此的實際感受，和促使我立志研究失智症心理學的理由。

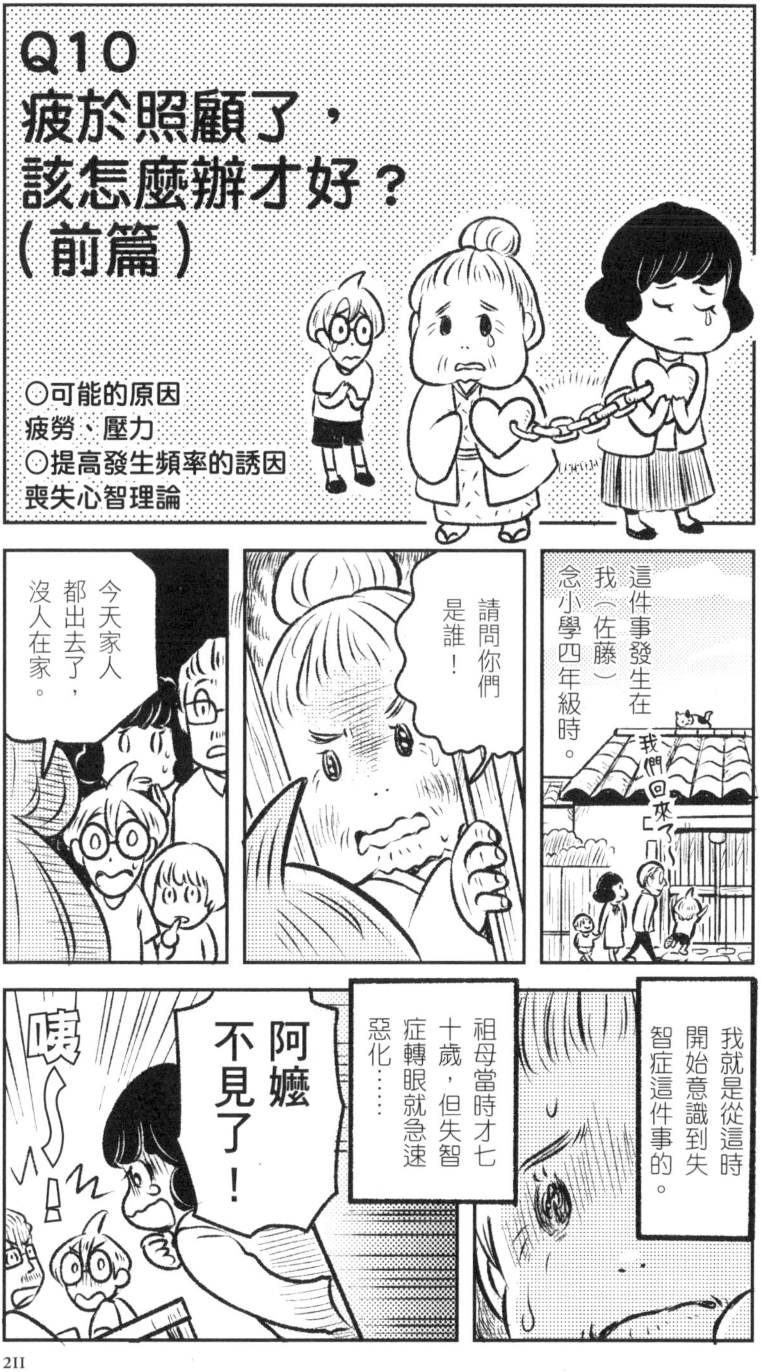
Q10
疲於照顧了，
該怎麼辦才好？
（前篇）
◎可能的原因
疲勞、壓力
◎提高發生頻率的誘因
喪失心智理論
這件事發生在我（佐藤）念小學四年級時。
我們回來了～
請問你們是誰！
今天家人都出去了，沒人在家。
我就是從這時開始意識到失智症這件事的。
祖母當時才七十歲，但失智症轉眼就急速惡化……
阿嬤不見了！
咦～！

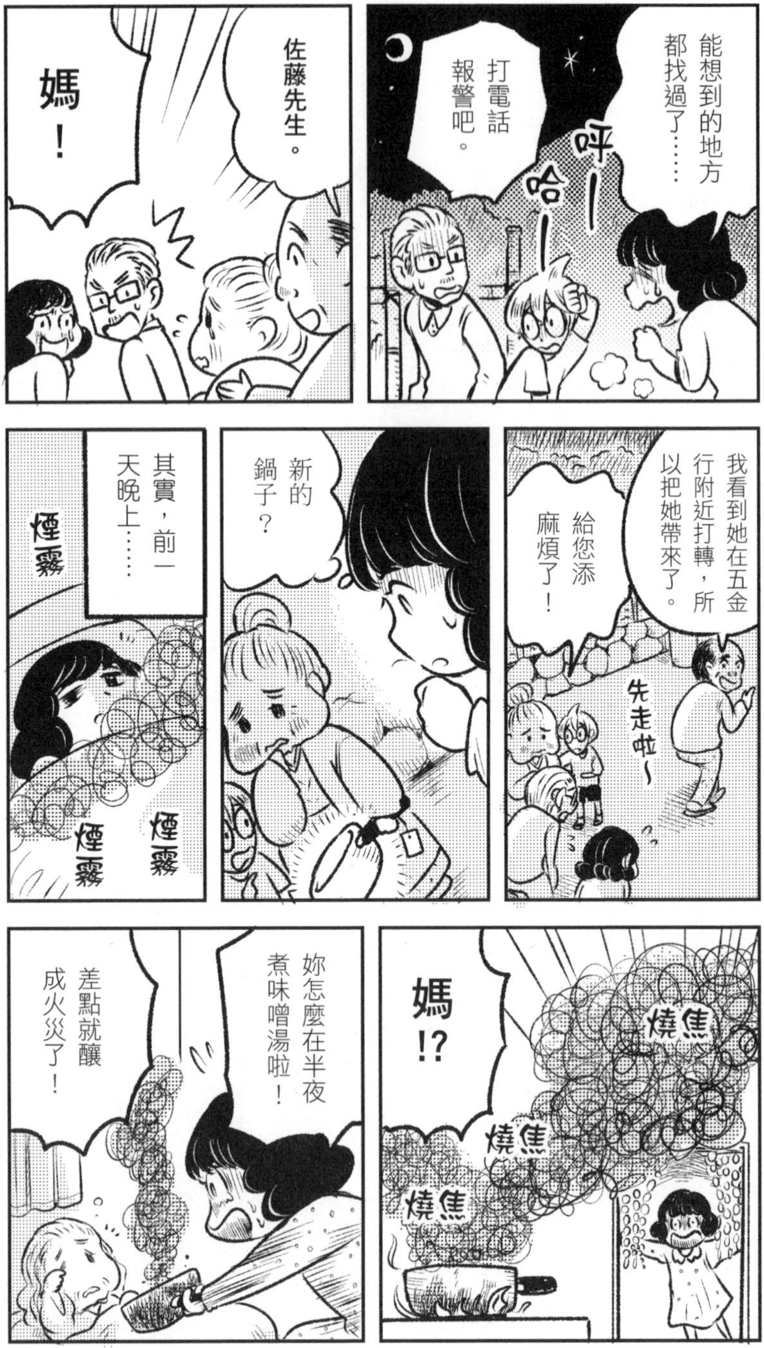

能想到的地方都找過了……
呼——
哈——
打電話報警吧。
佐藤先生。
媽！
我看到她在五金行附近打轉，所以把她帶來了。
給您添麻煩了！
先走啦～
新的鍋子？
其實，前一天晚上……
煙霧
煙霧
煙霧
燒焦
燒焦
燒焦
媽!?
妳怎麼在半夜煮味噌湯啦！
差點就釀成火災了！

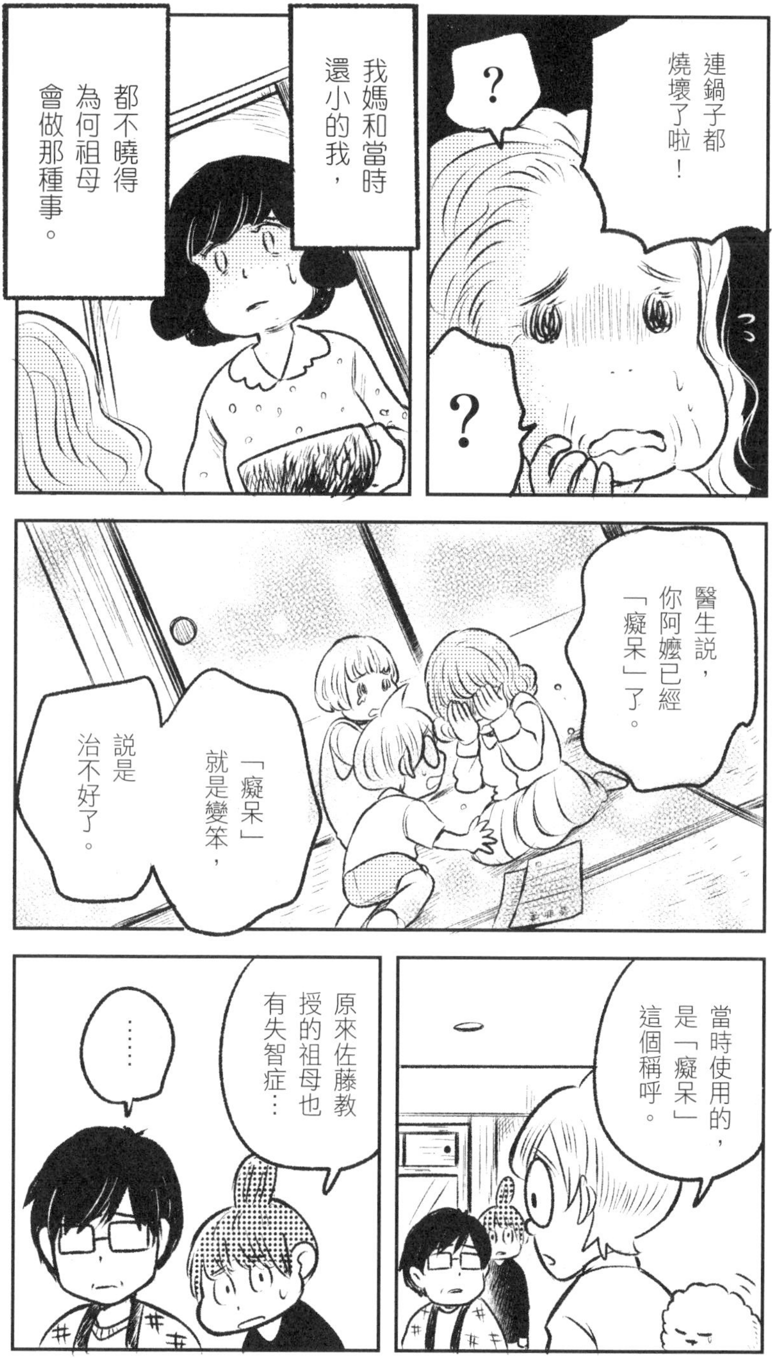
連鍋子都燒壞了啦！
？
？
我媽和當時還小的我，
都不曉得為何祖母會做那種事。
醫生說，你阿嬤已經「癡呆」了。
「癡呆」就是變笨，
說是治不好了。
當時使用的，是「癡呆」這個稱呼。
原來佐藤教授的祖母也有失智症…
……

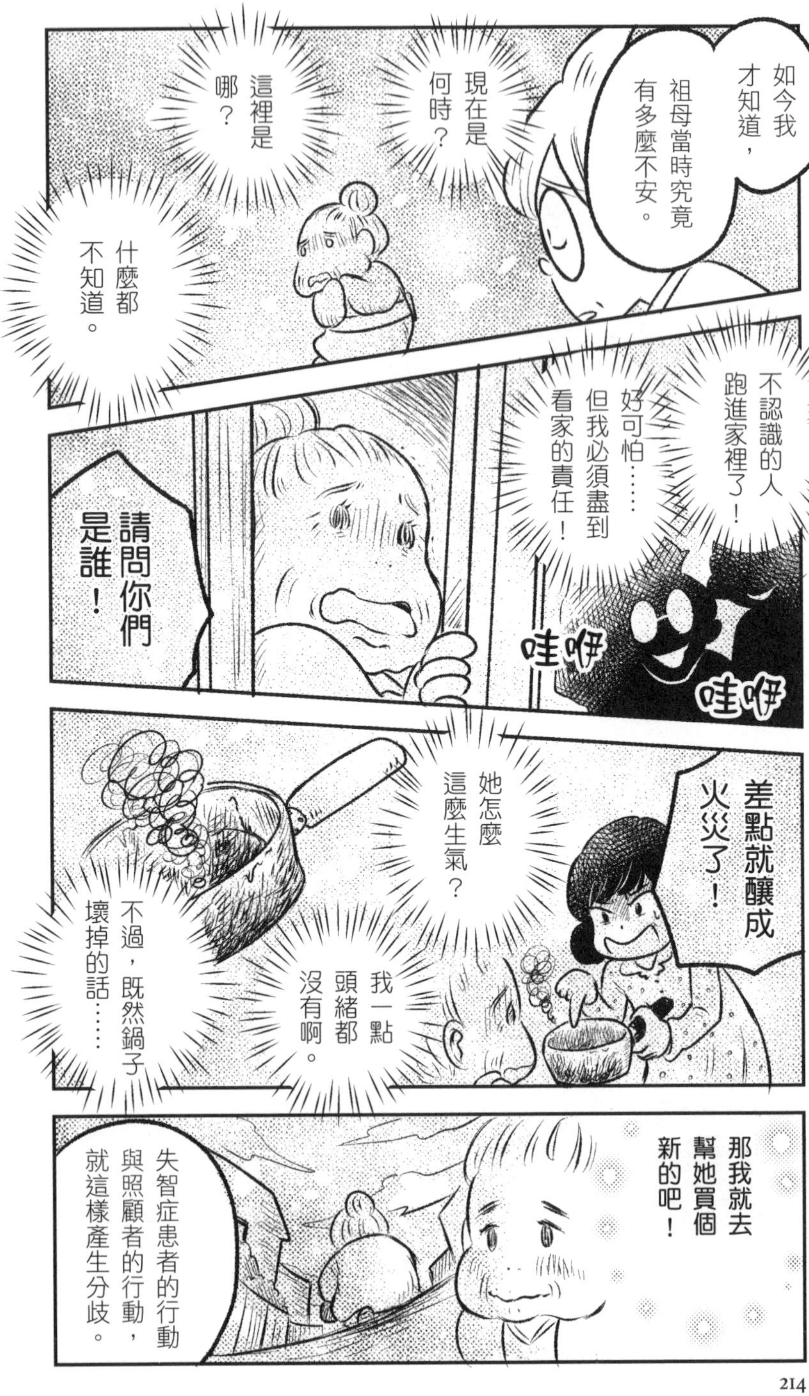
如今我才知道，祖母當時究竟有多麼不安。
現在是何時？
這裡是哪？
什麼都不知道。
不認識的人跑進家裡了！
好可怕……但我必須盡到看家的責任！
哇呀
哇呀
請問你們是誰！
差點就釀成火災了！
她怎麼這麼生氣？
我一點頭緒都沒有啊。
不過，既然鍋子壞掉的話……
那我就去幫她買個新的吧！
失智症患者的行動與照顧者的行動，就這樣產生分歧。

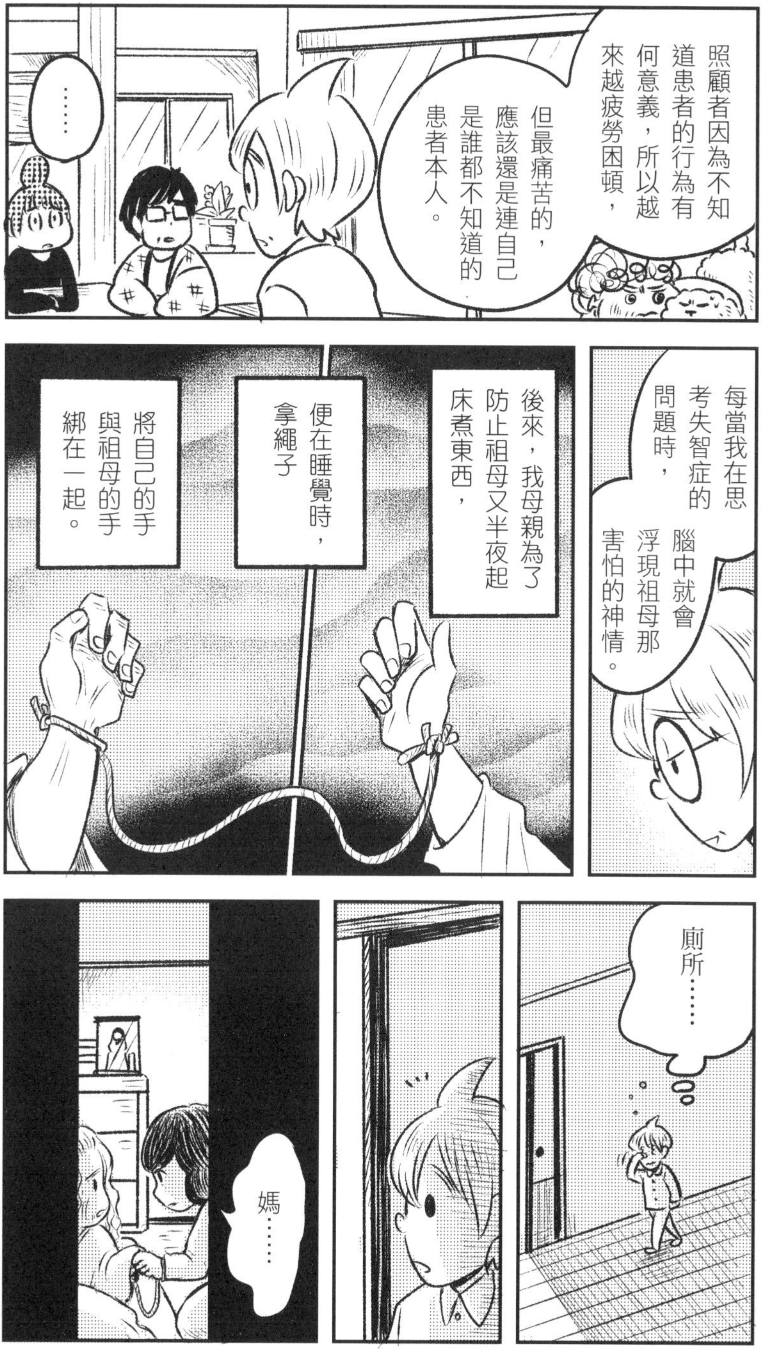
照顧者因為不知道患者的行為有何意義，所以越來越疲勞困頓，
但最痛苦的，應該還是連自己是誰都不知道的患者本人。
……
每當我在思考失智症的問題時，
腦中就會浮現祖母那害怕的神情。
後來，我母親為了防止祖母又半夜起床煮東西，
便在睡覺時，拿繩子
將自己的手與祖母的手綁在一起。
廁所……
媽……

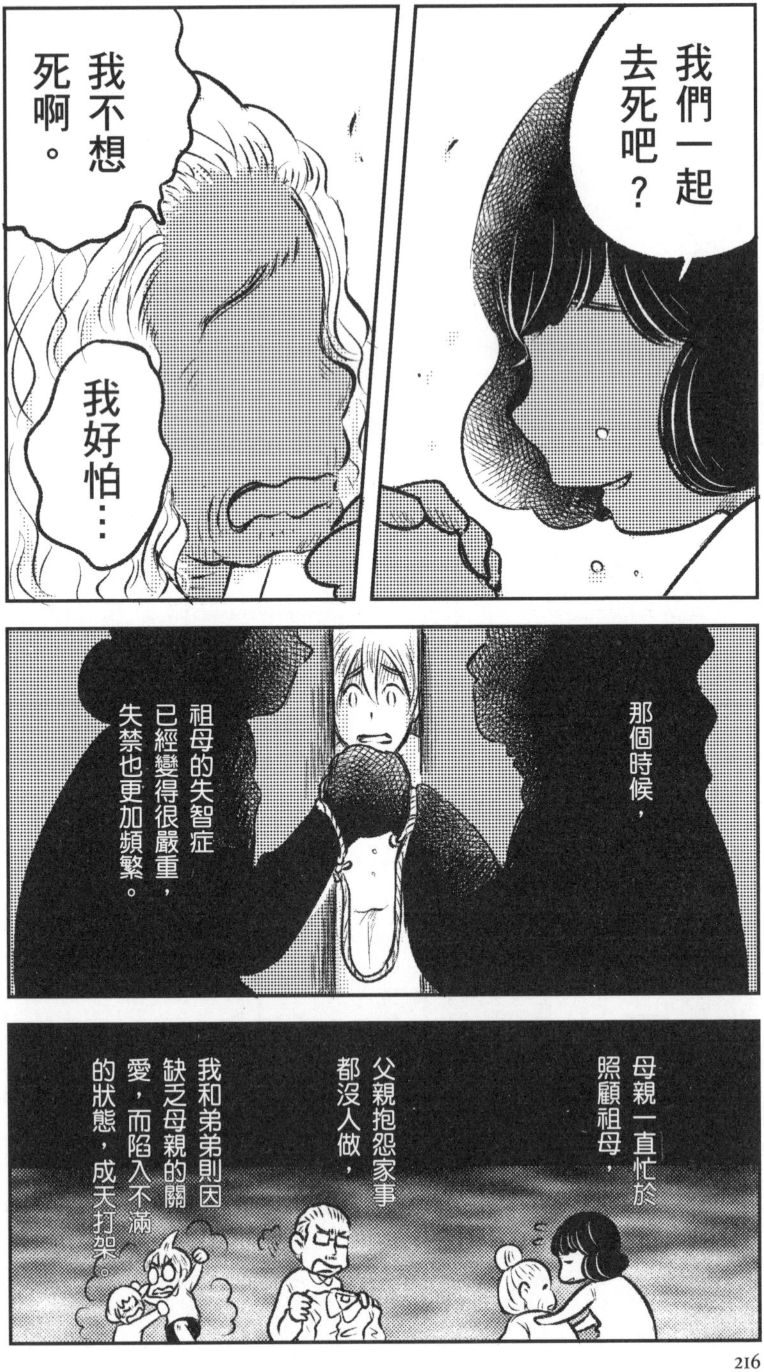

我們一起去死吧？
我不想死啊。
我好怕……
那個時候，
祖母的失智症已經變得很嚴重，失禁也更加頻繁。
母親一直忙於照顧祖母，
父親抱怨家事都沒人做，
我和弟弟則因缺乏母親的關愛，而陷入不滿的狀態，成天打架。

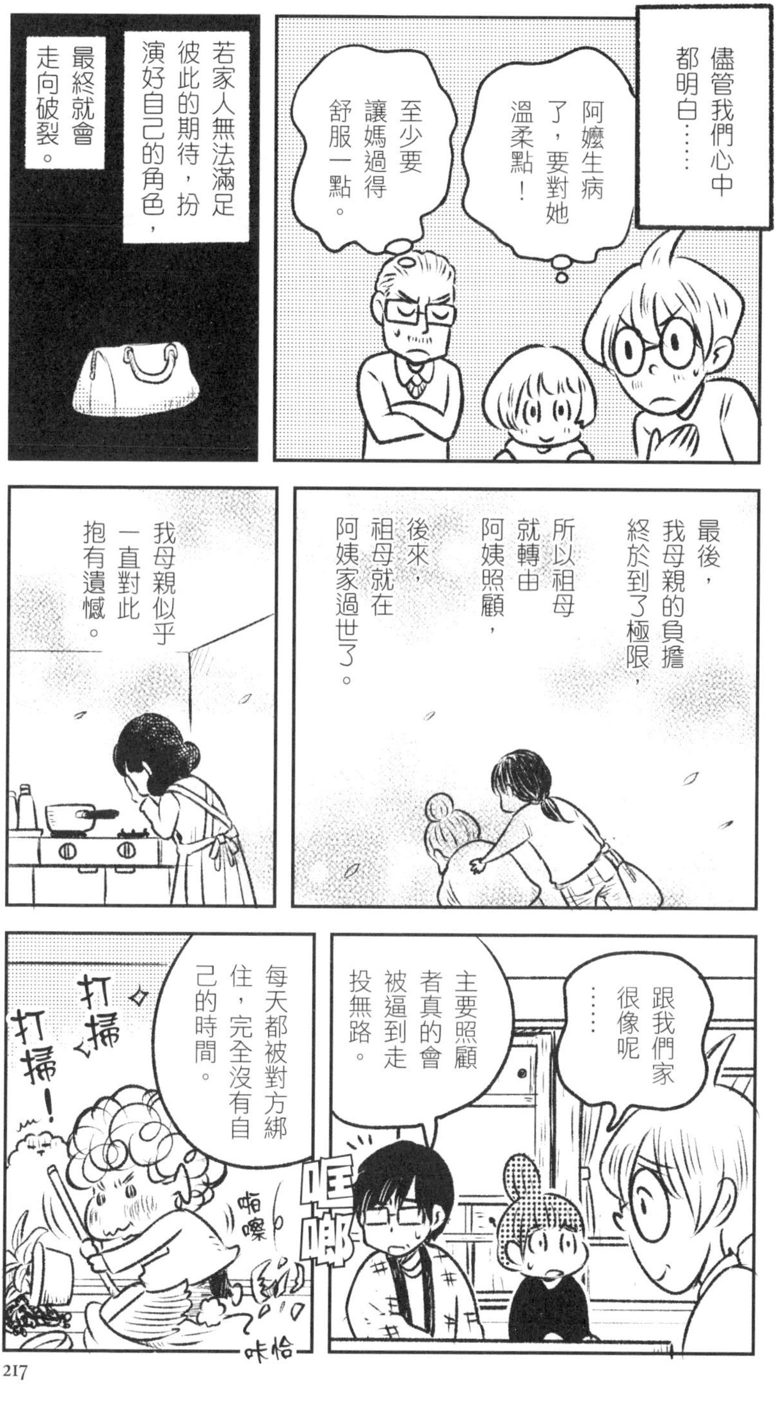
儘管我們心中都明白……
阿嬤生病了，要對她溫柔點！
至少要讓媽過得舒服一點。
若家人無法滿足彼此的期待，扮演好自己的角色，
最終就會走向破裂。
最後，我母親的負擔終於到了極限，
所以祖母就轉由阿姨照顧，
後來，祖母就在阿姨家過世了。
我母親似乎一直對此抱有遺憾。
跟我們家很像呢……
主要照顧者真的會被逼到走投無路。
哐啷
每天都被對方綁住，完全沒有自己的時間。
打掃
打掃！
啪嚓
咔恰

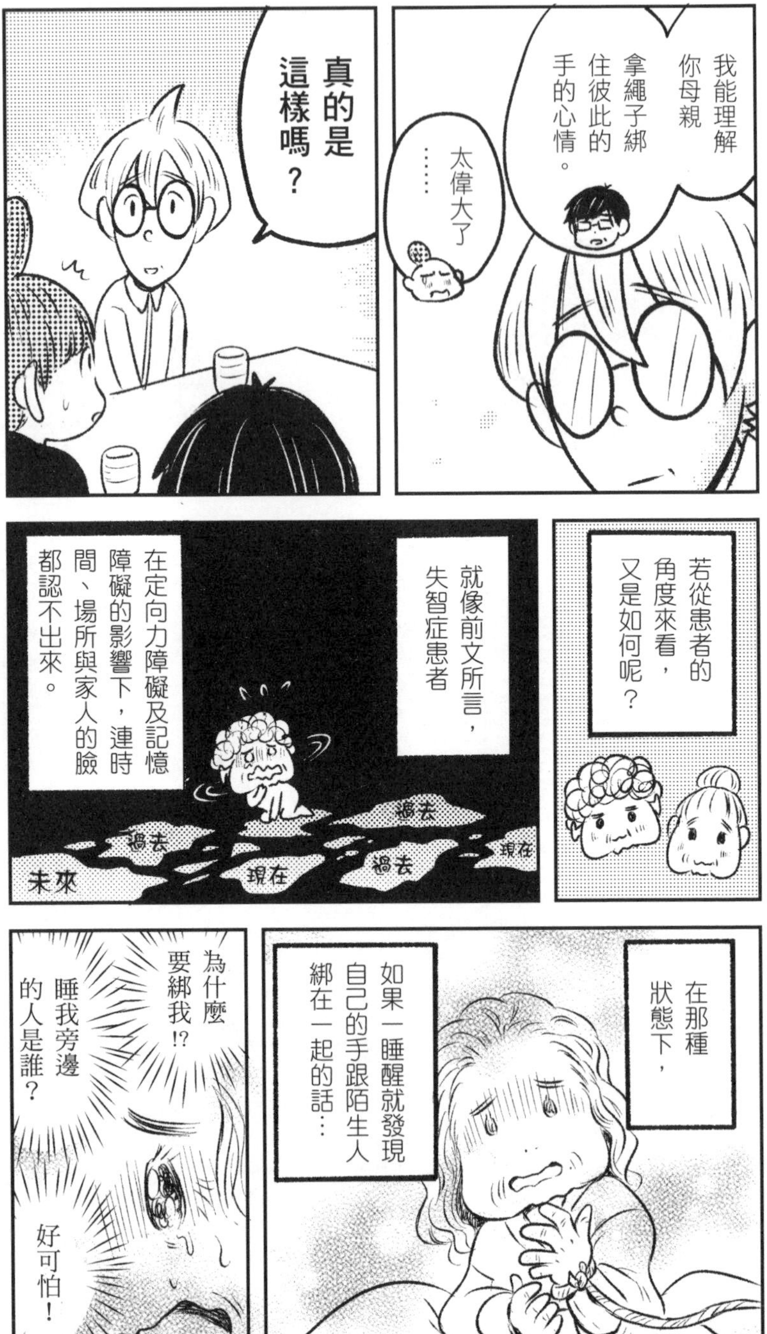
我能理解你母親拿繩子綁住彼此的手的心情。
太偉大了……
真的是這樣嗎？
若從患者的角度來看，又是如何呢？
就像前文所言，失智症患者
在定向力障礙及記憶障礙的影響下，連時間、場所與家人的臉都認不出來。
過去
過去
現在
過去
現在
未來
在那種狀態下，
如果一睡醒就發現自己的手跟陌生人綁在一起的話……
為什麼要綁我!?
睡我旁邊的人是誰？
好可怕！

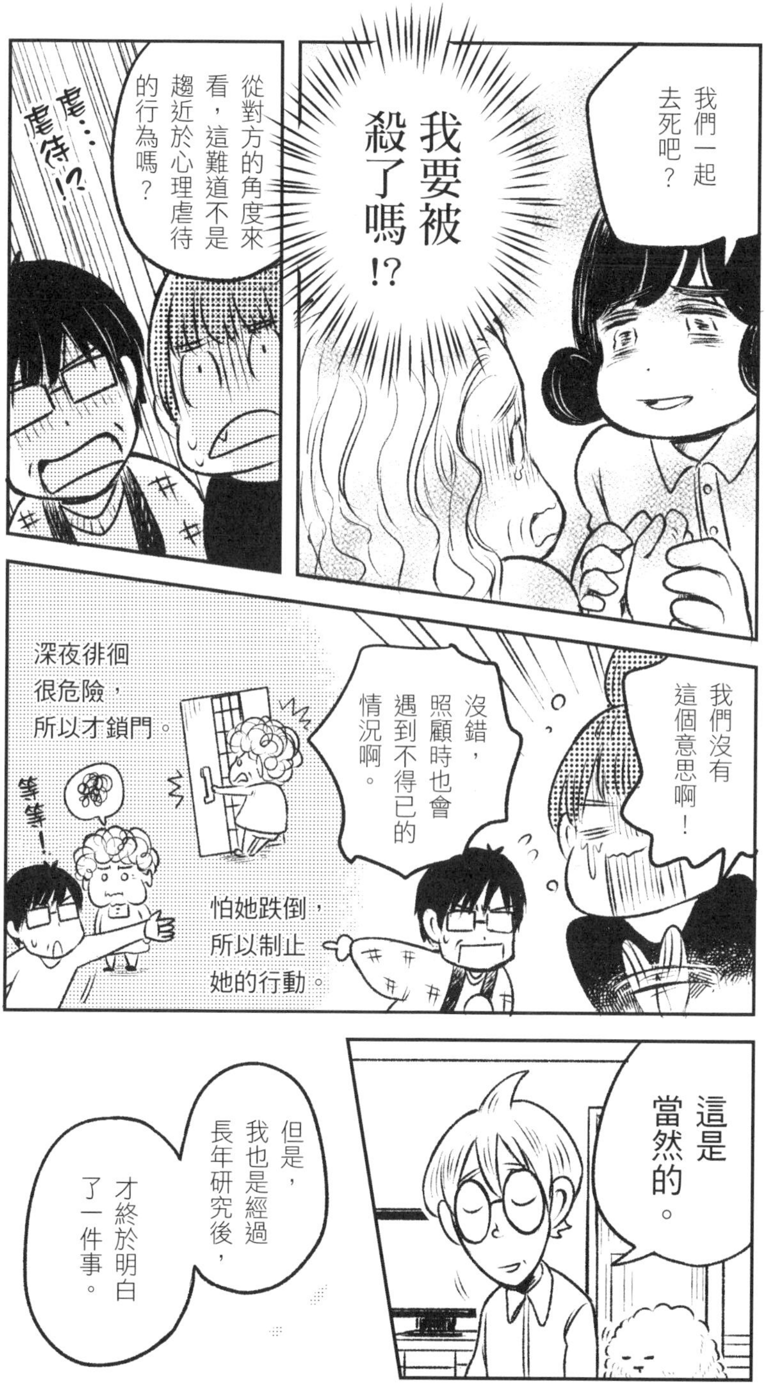

我們一起去死吧？
我要被殺了嗎!?
從對方的角度來看，這難道不是趨近於心理虐待的行為嗎？
虐…虐待!?
我們沒有這個意思啊！
沒錯，照顧時也會遇到不得已的情況啊。
深夜徘徊很危險，所以才鎖門。
等等！
怕她跌倒，所以制止她的行動。
這是當然的。
但是，我也是經過長年研究後，才終於明白了一件事。

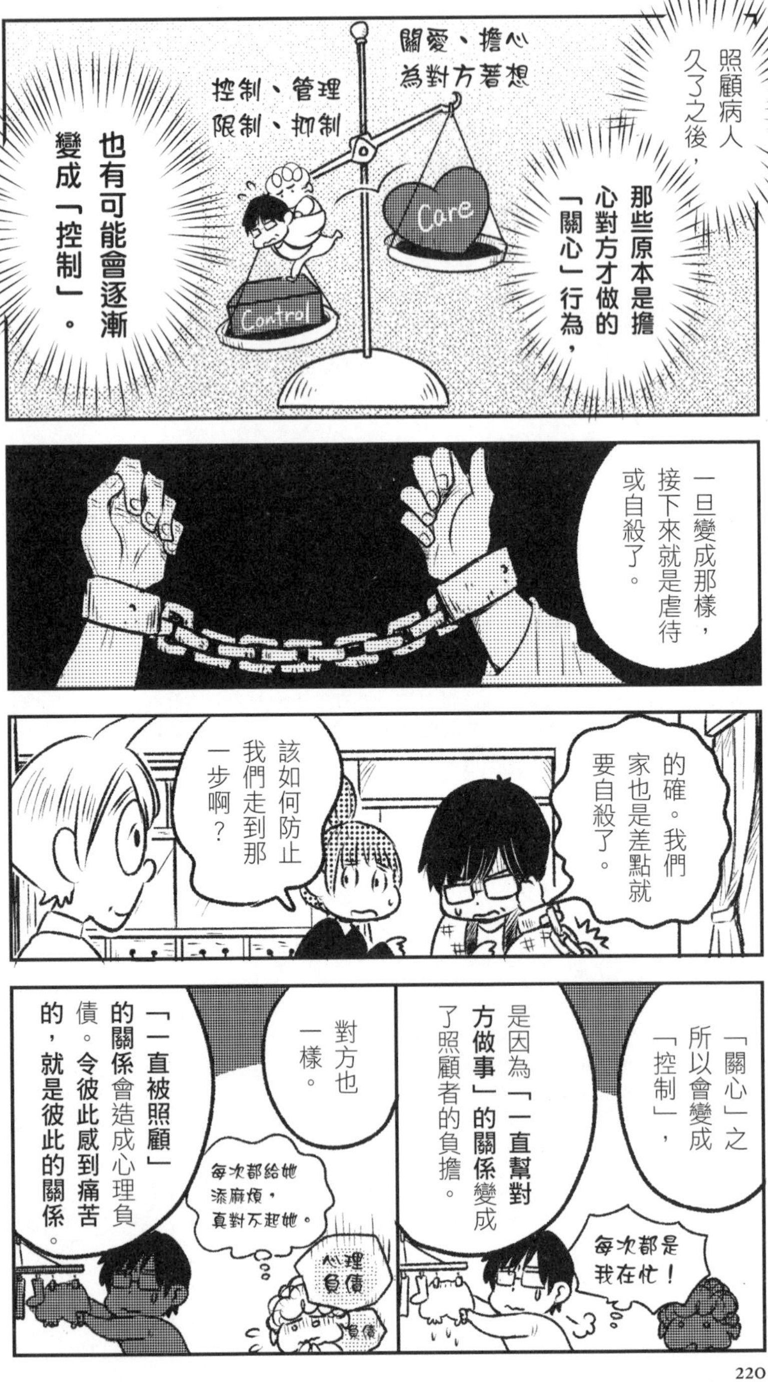
照顧病人久了之後，
那些原本是擔心對方才做的「關心」行為，
關愛、擔心
為對方著想
控制、管理
限制、抑制
Care
Control
也有可能會逐漸變成「控制」。
一旦變成那樣，接下來就是虐待或自殺了。
的確。我們家也是差點就要自殺了。
該如何防止我們走到那一步啊？
「關心」之所以會變成「控制」，
是因為「一直幫對方做事」的關係變成了照顧者的負擔。
每次都是我在忙！
對方也一樣。
「一直被照顧」的關係會造成心理負債。令彼此感到痛苦的，就是彼此的關係。
每次都給她添麻煩，真對不起她。
心理負債
負債

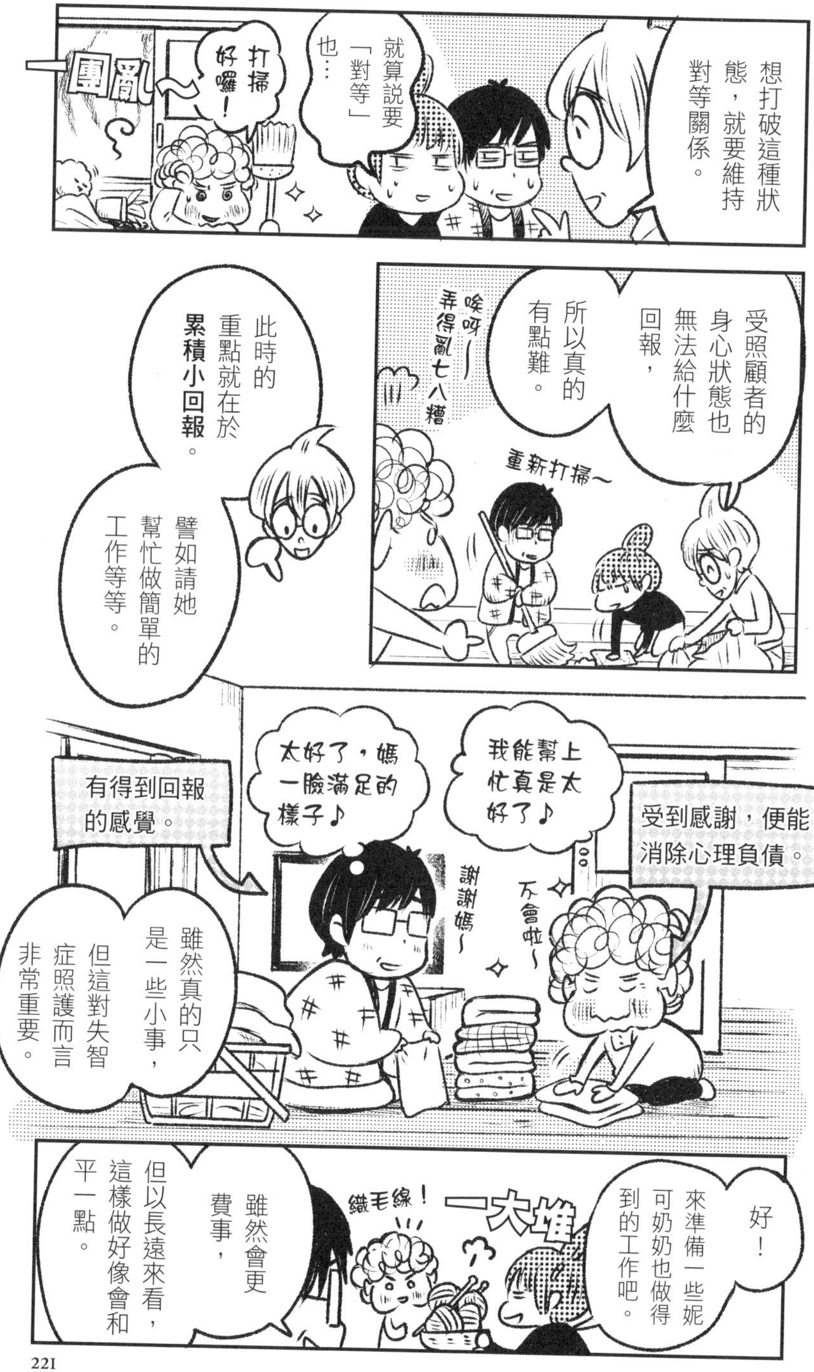
想打破這種狀態，就要維持對等關係。
就算說要「對等」也…
打掃好囉！
一團亂～
受照顧者的身心狀態也無法給什麼回報，
所以真的有點難。
唉呀～弄得亂七八糟
重新打掃～
此時的重點就在於**累積小回報**。
譬如請她幫忙做簡單的工作等等。
受到感謝，便能消除心理負債。
我能幫上忙真是太好了♪
太好了，媽一臉滿足的樣子♪
有得到回報的感覺。
不會啦～
謝謝媽～
雖然真的只是一些小事，
但這對失智症照護而言非常重要。
好！
來準備一些妮可奶奶也做得到的工作吧。
一大堆
織毛線！
雖然會更費事，
但以長遠來看，這樣做好像會和平一點。

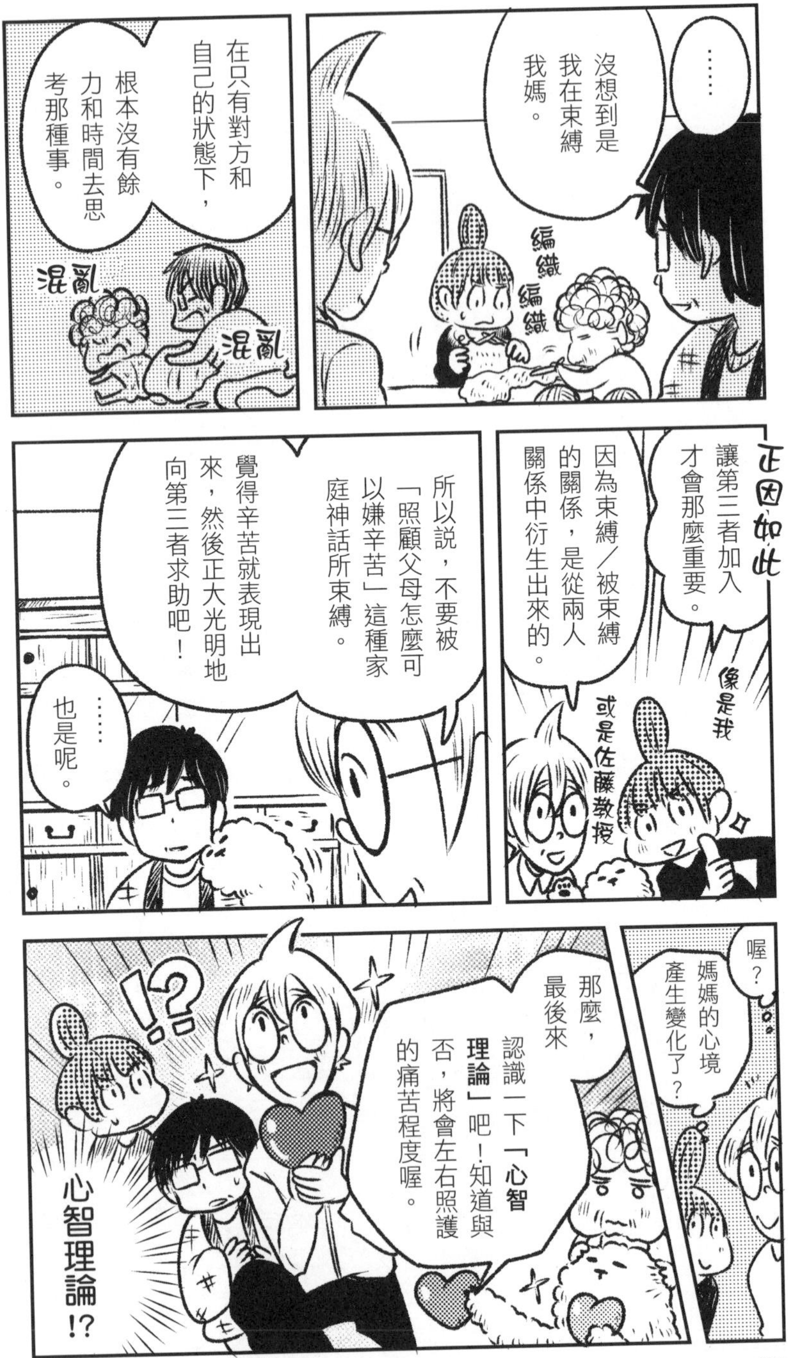
……
沒想到是我在束縛我媽。
編織
編織
在只有對方和自己的狀態下，根本沒有餘力和時間去思考那種事。
混亂
混亂
正因如此
讓第三者加入才會那麼重要。
因為束縛／被束縛的關係，是從兩人關係中衍生出來的。
像是我
或是佐藤教授
所以說，不要被「照顧父母怎麼可以嫌辛苦」這種家庭神話所束縛。
覺得辛苦就表現出來，然後正大光明地向第三者求助吧！
……也是呢。
喔？
媽媽的心境產生變化了？
那麼，最後來認識一下「心智理論」吧！知道與否，將會左右照護的痛苦程度喔。
!?
心智理論!?

Q10
疲於照顧了，該怎麼辦才好？（後篇）

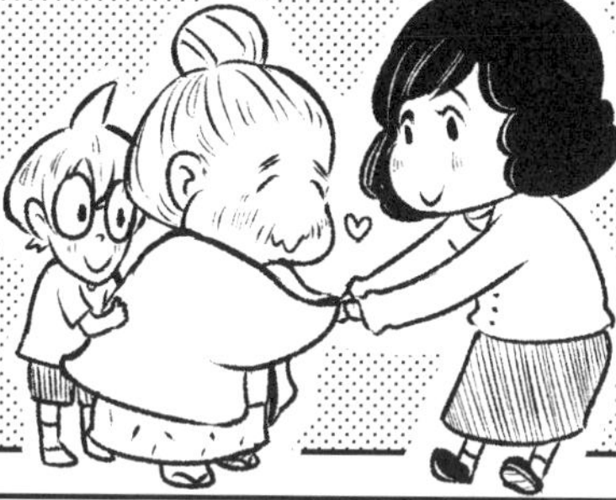

⊙可能的原因
疲勞、壓力
⊙提高發生頻率的誘因
喪失心智理論

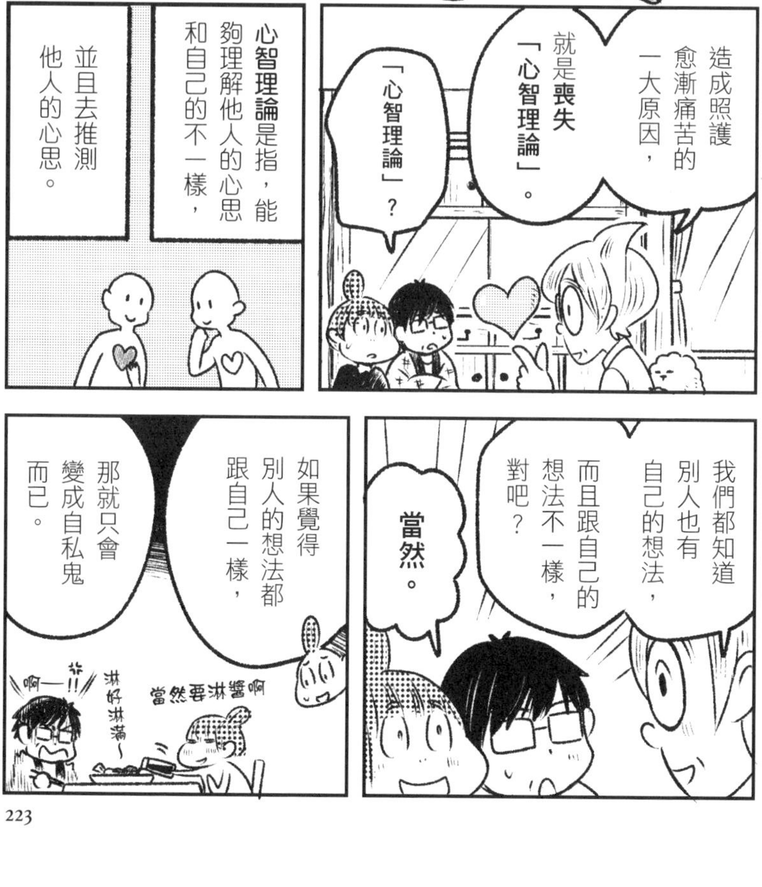
造成照護愈漸痛苦的一大原因，
就是喪失「心智理論」。
「心智理論」？
心智理論是指，能夠理解他人的心思和自己的不一樣，
並且去推測他人的心思。
我們都知道別人也有自己的想法，而且跟自己的想法不一樣，對吧？
當然。
如果覺得別人的想法都跟自己一樣，
那就只會變成自私鬼而已。
當然要淋醬啊
淋好淋滿～
啊——!!

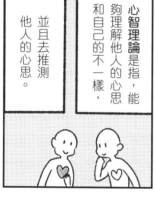

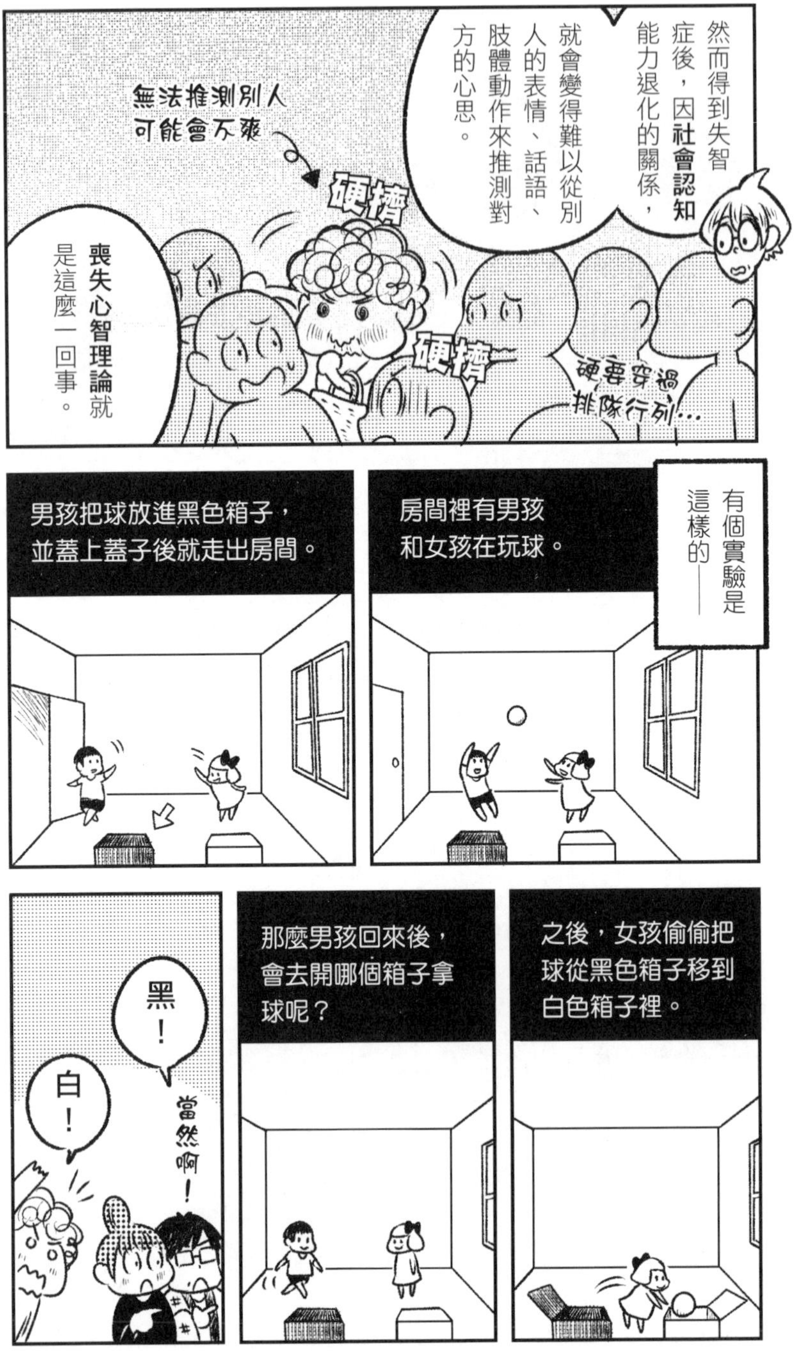
然而得到失智症後，因社會認知能力退化的關係，就會變得難以從別人的表情、話語、肢體動作來推測對方的心思。
無法推測別人可能會不爽
硬擠
硬擠
硬要穿過排隊行列…
喪失心智理論就是這麼一回事。
有個實驗是這樣的——
房間裡有男孩和女孩在玩球。
男孩把球放進黑色箱子，並蓋上蓋子後就走出房間。
之後，女孩偷偷把球從黑色箱子移到白色箱子裡。
那麼男孩回來後，會去開哪個箱子拿球呢？
黑！
當然啊！
白！

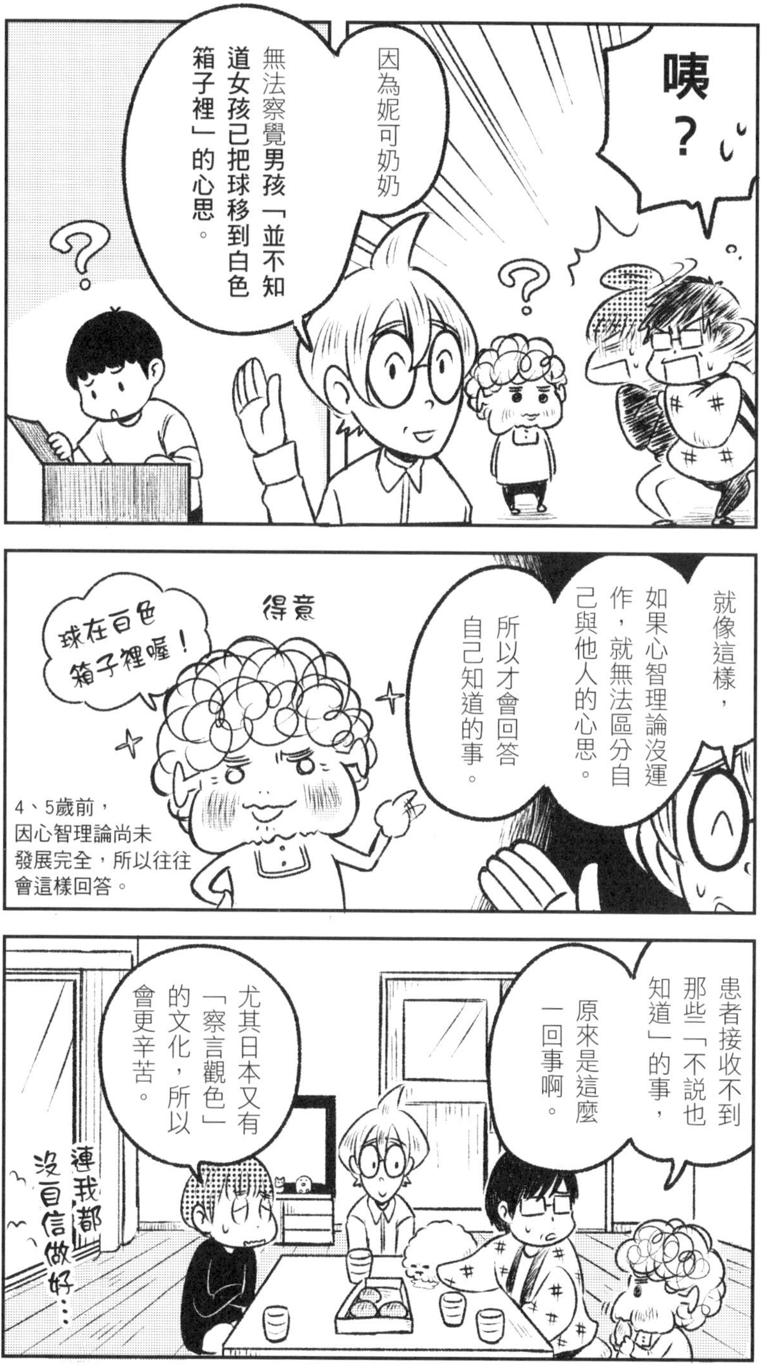

咦？
因為妮可奶奶
無法察覺男孩「並不知道女孩已把球移到白色箱子裡」的心思。
就像這樣，如果心智理論沒運作，就無法區分自己與他人的心思。
所以才會回答自己知道的事。
得意
球在白色箱子裡喔！
4、5歲前，因心智理論尚未發展完全，所以往往會這樣回答。
患者接收不到那些「不說也知道」的事，
原來是這麼一回事啊。
尤其日本又有「察言觀色」的文化，所以會更辛苦。
連我都沒自信做好……

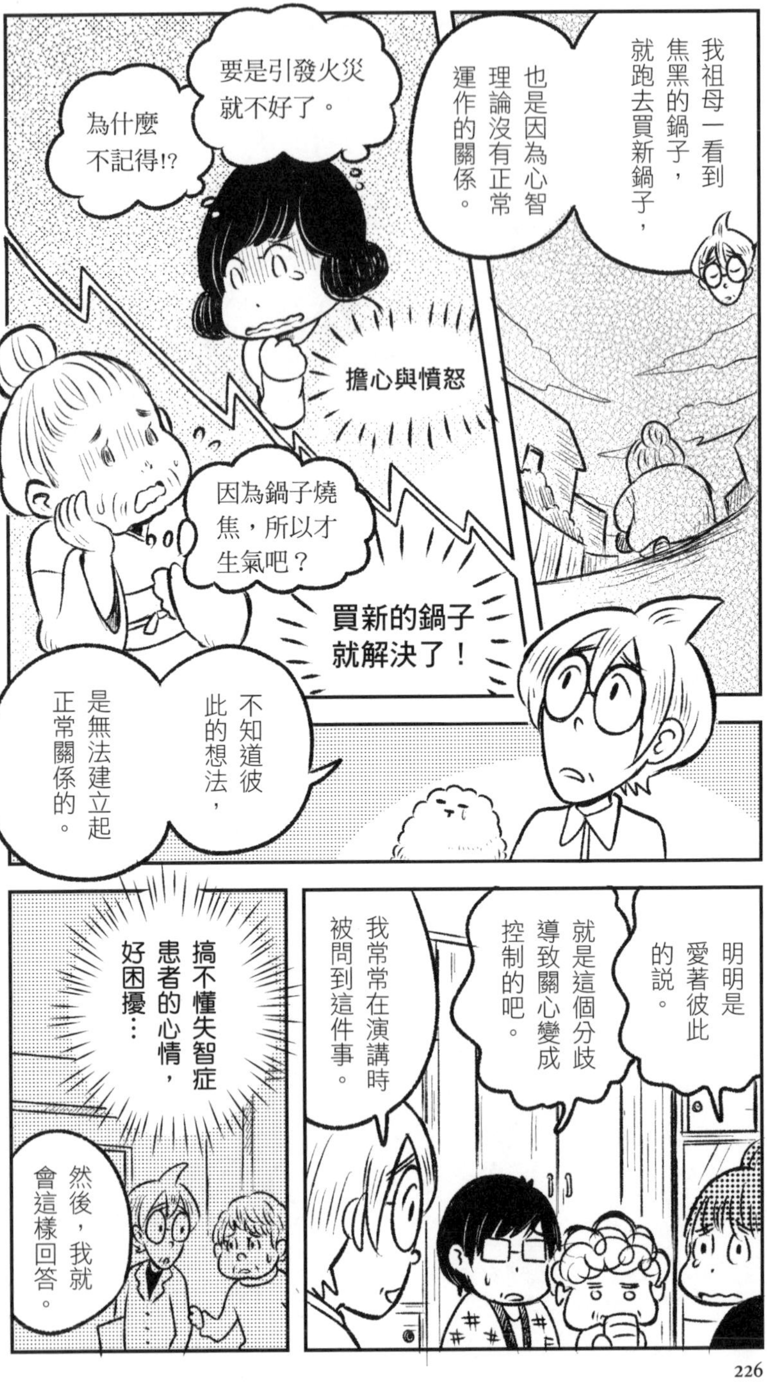
我祖母一看到焦黑的鍋子，就跑去買新鍋子，
也是因為心智理論沒有正常運作的關係。
要是引發火災就不好了。
為什麼不記得!?
擔心與憤怒
因為鍋子燒焦，所以才生氣吧？
買新的鍋子就解決了！
不知道彼此的想法，
是無法建立起正常關係的。
明明是愛著彼此的說。
就是這個分歧導致關心變成控制的吧。
我常常在演講時被問到這件事。
搞不懂失智症患者的心情，好困擾…
然後，我就會這樣回答。

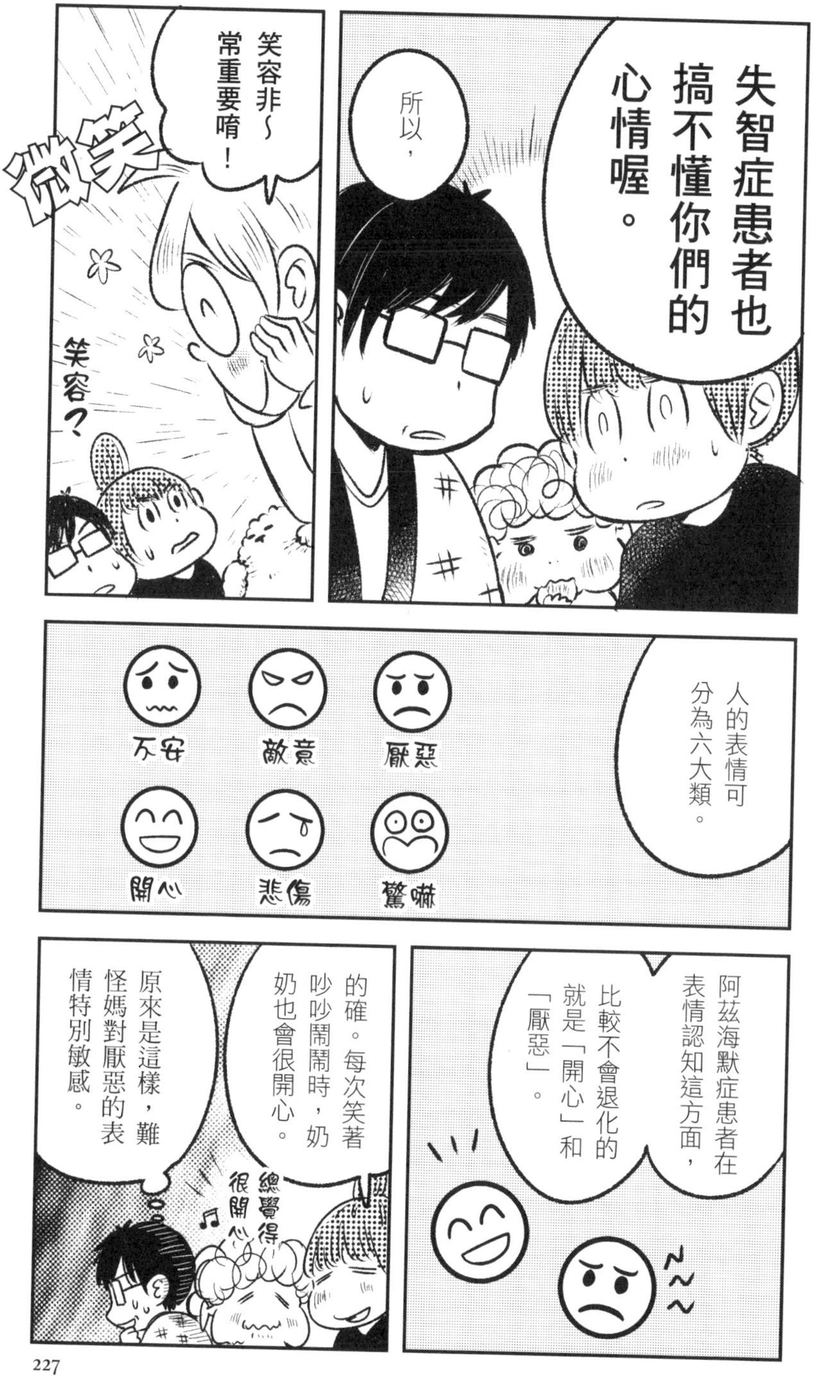
失智症患者也搞不懂你們的心情喔。
所以，
笑容非～常重要唷！
微笑
笑容？
人的表情可分為六大類。
厭惡
敵意
不安
驚嚇
悲傷
開心
阿茲海默症患者在表情認知這方面，比較不會退化的就是「開心」和「厭惡」。
的確。每次笑著吵吵鬧鬧時，奶奶也會很開心。
總覺得很開心
原來是這樣，難怪媽對厭惡的表情特別敏感。

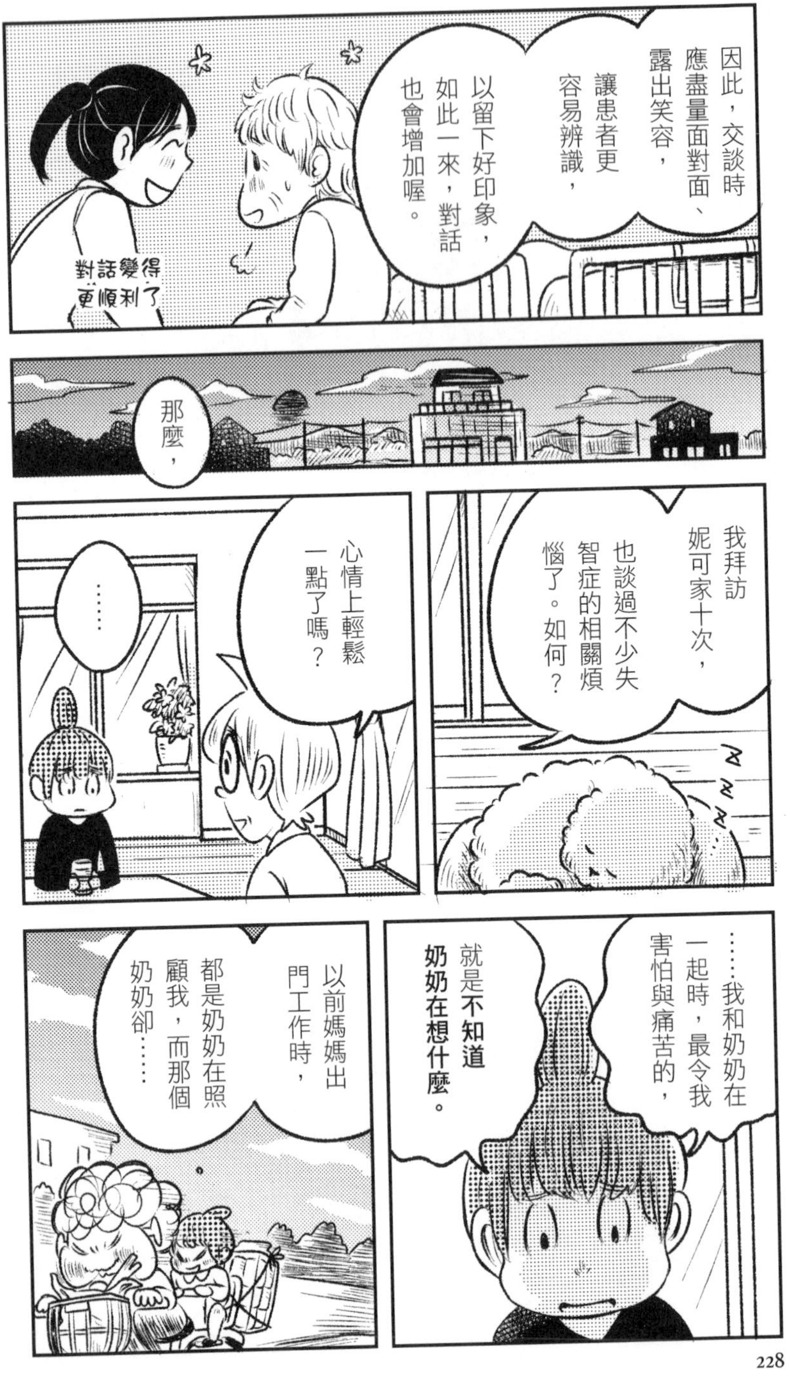
因此，交談時應盡量面對面、露出笑容，
讓患者更容易辨識，
以留下好印象，如此一來，對話也會增加喔。
對話變得更順利了
那麼，
我拜訪妮可家十次，
也談過不少失智症的相關煩惱了。如何？
心情上輕鬆一點了嗎？
……
……我和奶奶在一起時，最令我害怕與痛苦的，
就是**不知道奶奶在想什麼**。
以前媽媽出門工作時，
都是奶奶在照顧我，而那個奶奶卻……

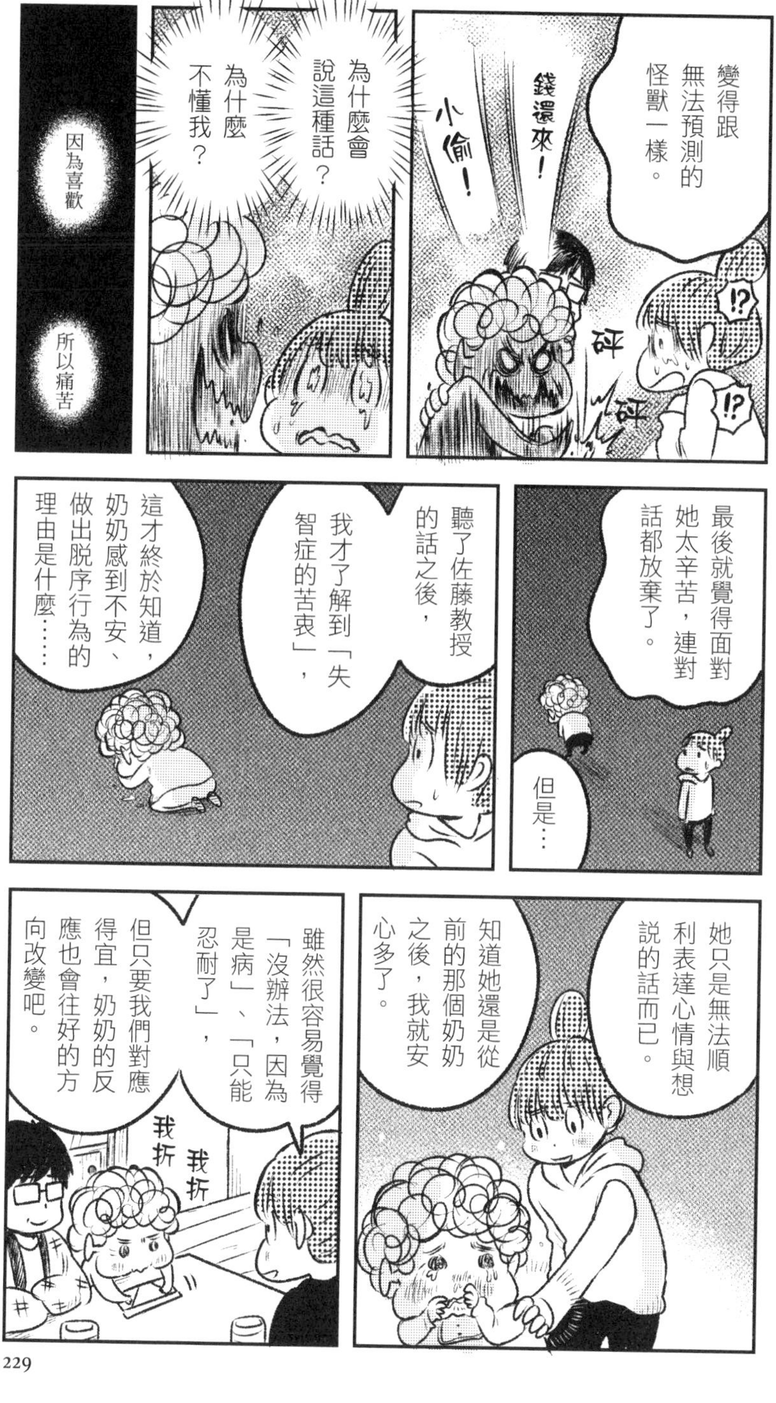
變得跟無法預測的怪獸一樣。
錢還來！
小偷！
砰
砰
!?
!?
為什麼會說這種話？
為什麼不懂我？
因為喜歡
所以痛苦
最後就覺得面對她太辛苦，連對話都放棄了。
但是…
聽了佐藤教授的話之後，
我才了解到「失智症的苦衷」，
這才終於知道，奶奶感到不安、做出脫序行為的理由是什麼……
她只是無法順利表達心情與想說的話而已。
知道她還是從前的那個奶奶之後，我就安心多了。
雖然很容易覺得「沒辦法，因為是病」、「只能忍耐了」，
但只要我們對應得宜，奶奶的反應也會往好的方向改變吧。
我折
我折

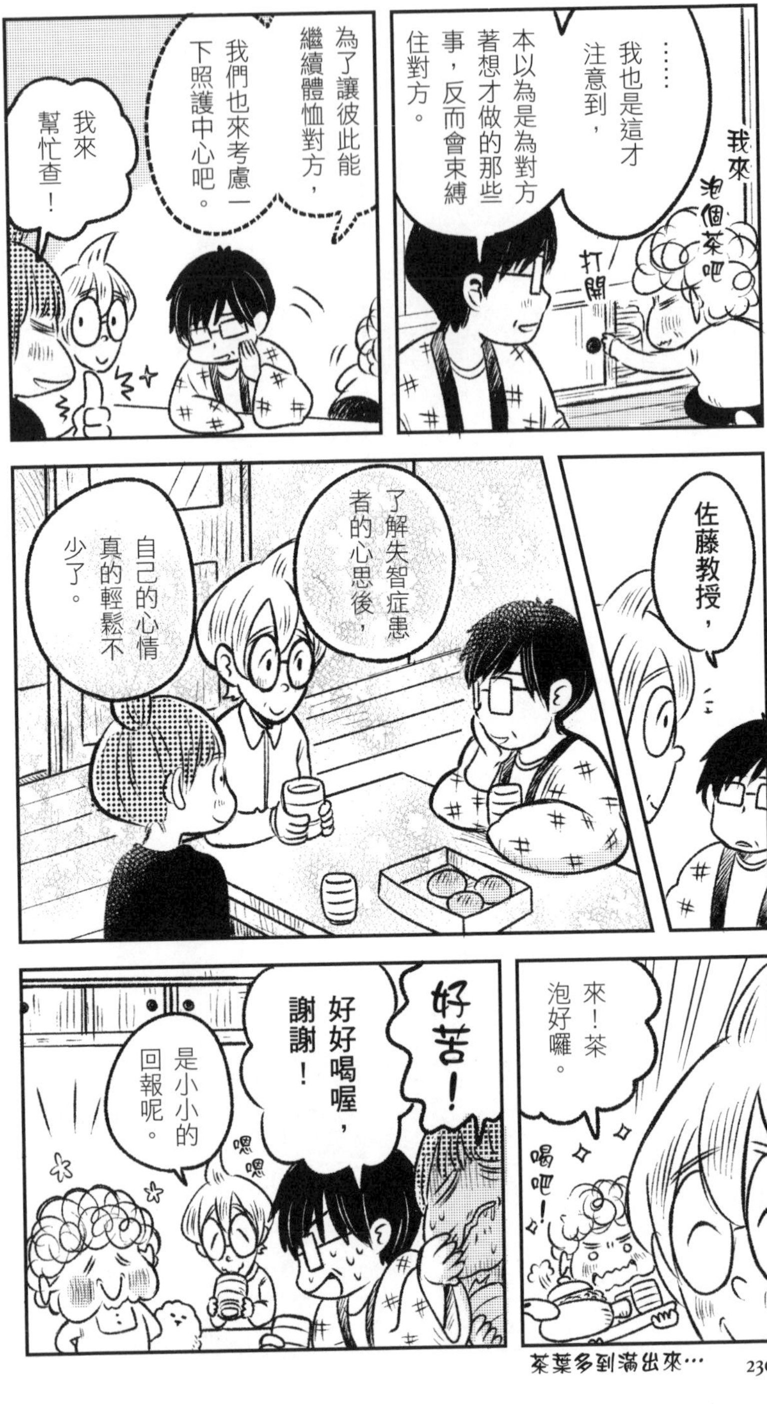
我來泡個茶吧
打開
……我也是這才注意到，本以為是為對方著想才做的那些事，反而會束縛住對方。
為了讓彼此能繼續體恤對方，我們也來考慮一下照護中心吧。
我來幫忙查！
佐藤教授，
了解失智症患者的心思後，
自己的心情真的輕鬆不少了。
來！茶泡好囉。
喝吧！
好苦！
好好喝喔，謝謝！
是小小的回報呢。
嗯嗯

茶葉多到滿出來…

疲於照顧病人的話——

①向其他人求助。

②不要光付出，有機會也要請對方幫忙做簡單的事。

③與患者交談時，盡量面對面並露出微笑！

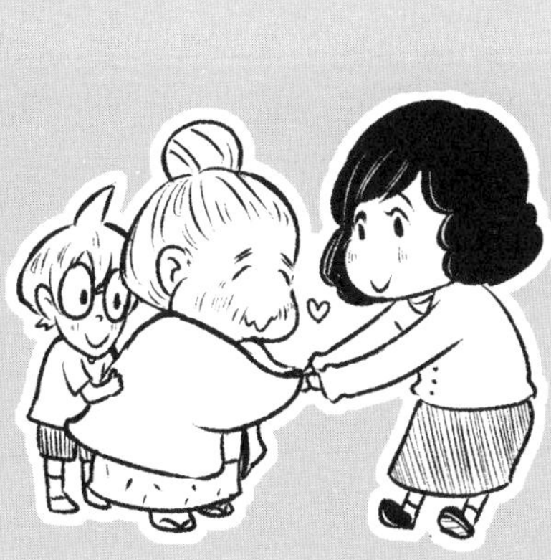

第十章

疲於照顧了，該怎麼辦才好？

在本章中，各位已經先讀到佐藤家的失智症照護經驗了。祖母四十歲時才生下我母親，因此母親在照顧祖母時，也才三十幾歲而已。換句話說，她在跟妮可差不多的年紀時，就一個人擔起照顧家人和照顧失智症患者的責任。

如今想想，當時我母親與我祖母的關係，根本不是「關心」與「被關心」的關係，而是早已陷入互相束縛、「控制」彼此的關係中。

接下來，我會先針對「關心與控制」的問題做詳細解說。而最後，我也會針對

「喪失心智理論」——即造成他人產生「失智症患者為何要這麼做？」之疑問的主要原因——做說明。

✝人際關係是施與受

現在要講的東西，會稍微專業一點。用「關心與控制」來理解人際關係——在這種想法的背後，有個叫做「公平理論」的經濟學理論。將「自己在工作上付出的時間或努力」與「公司支付給自己的報酬」拿去跟別人做比較後，若覺得不合理（不公平）時，人就會採取能讓自己感到平衡的行動。簡單來說就是：一想到公司裡坐旁邊的人領著跟自己一樣多的薪水，卻沒什麼在工作，自己就會跟著摸魚。

而此理論在心理學領域內受到應用後，便將人與人的關係理解成「Give & Take（利益交換）」，也就是心理學所說的公平理論。試想戀愛關係就會知道，只有單方面的付出，是無法讓此關係成立的，對不對？總有一天，盡心付出的那一方會變得很痛苦，然後離開這段關係。

不過，人的心不能用平常的方式來衡量，因為接受的那一方會產生「愧疚感」。我想，由「借貸金錢」來理解的話，或許就會簡單一些。在人際關係中，借出金錢（Give）的人較強勢，借錢（Take）的人則處於弱勢。借方的心情就叫做「心理負債感」。

這種感受會衍生出一個問題——竭盡全力付出的人所做之事，究竟是替對方著想的「關心」，還是令對方負債的「控制」？在心理學的領域中，會由「關心」與「控制」這兩個層面，來判定親密關係的存在方式。於是我就把這個想法應用到照護上了。

†覺得「事與願違」時，就是開始想「控制」了

在人與人的關係中，若無法取得「Give & Take」的平衡，就不會穩定下來。

然而在「照護」這件事上，幾乎都是照顧者一直在「給予」、受照護者一直在「接受」。久而久之，一直處於「接受方」的受照護者，就會產生巨大的心理負債感。只要去檢視一下這樣的關係，便會發現這段關係中的「關心」，已經變成「控制」了。

關心的意思是「為對方著想」。每個人在剛開始照顧病人時，都是想關心、照顧對方。但是在不知不覺間，就變成了束縛。照護進行得不順利，或是難以將心意傳達給對方時，都會令人覺得「不如意」，然而，打從開始思考「想讓對方按照自己的想法做」的那一刻起，就已經變成了控制。這就是第一個陷阱。

不過，若任這種狀態發展下去，照顧者反而會覺得自己被受照顧者「束縛」。照顧者可能會覺得對方在「折磨自己」，或暗自祈禱這一切快點結束等等。媽媽也曾為了「不可以想這種事」而感到苦惱，但這絕不是什麼罕見的事。相反的，這是許多照顧者的心聲。

†思考「為何會這麼做？」

那麼，該怎麼辦才好？我在漫畫中介紹過一個重點，即「減輕受照護者的心理負債感」。而另一個重點就是「去思考對方為何會這麼做」。

當然啦，照顧者也得知道「關心可能會變成控制」這件事才行。只要能想到「這樣就變成在束縛對方了，所以不能這麼做」，就不會淪為控制。

可是在照顧病人時，也會遇到許多不得已的情況。就連日常照料上必須講的「先別動喔」，都有可能是在控制對方。阻止對方站起來走掉，其實就是在限制對方用自由意志選擇行動，因此有可能會變成「控制」。但是，明知道那樣會有危險的話，還是必須阻止對方行動。

此時，照顧者就得思索：「這個人剛剛為何想站起來走出去呢？」正如同本書再三提起的，失智症患者行動時，背後都有其理由。照顧者則是因為那麼做「有危險」、「跌倒的話就糟了」，才會想要阻止。不過，如果是不分青紅皂白地阻止，那就是控制。阻止歸阻止，但如果能想想「他為何想出去」，試著理解他的想法的話，說不定就能找到其他解決方式。好比我們在第八章看到妮可奶奶的理由是「想見已逝的父親」。如果是這種理由的話，就可以陪她看看照片、聊聊她父親之類的。這樣就不再是控制，而是關心。

†心有隔閡易導致關心淪為控制

「關心與控制」的概念除了適用於失智症照護之外，亦適用於一般照護。只是，比起照顧一般病人（例：行動不便的人），照顧失智症患者會更難與之建立默契。正因如此，才更需要照顧者去思考「為何他想這麼做」。

失智症患者和普通人之間，存在著「無法推測對方的心思」的問題。我祖母把鍋子燒焦的故事，便是一個例子。我祖母無法體諒我母親的不安與憤怒。我母親則是沒有想到祖母會惦記著鍋子的事，因此隔天發現祖母不見時，才會沒想到「會不會是去買鍋子了？」

若從我母親的立場來看，祖母就是把鍋子燒焦後，隔天又無緣無故失蹤。因此，我母親才變得更加擔心，覺得不控制祖母不行。正是因為有這樣的惡性循環，才把我母親逼到拿出繩子，把自己和祖母的手綁在一起，意圖共赴黃泉。不理解失智症患者的心思，就是導致控制慾增強的原因。

†社會認知能力衰退與「心智理論」

能理解「對方的心思和自己的不一樣」，且能推測出對方的心理狀態——這種能力在心理學的領域中，就叫做「心智理論」。這在兒童成長及發展障礙的研究中，亦是相當重要的概念，因此有很多相關的研究。沒有失智症的人很容易看出我母親心中的不安，但我祖母卻看不出來。像我祖母這種狀態，就是喪失心智理論。

為什麼人罹患失智症後，就無法解讀他人的心理狀態了呢？

就序章介紹過的認知能力來說，造成此現象的一大原因就是，額葉所控制的「社會認知能力」衰退了（第十五頁）。不過，由於社會認知是高階能力，因此它和種種腦機能之間，應該都有複雜的關聯。

何謂社會認知？這裡指的是：透過對方的表情、言詞、動作等，來推測出對方的心意，並採取適當的行動。額顳葉型失智症比較早發作，大約從初期就開始逐漸失去此機能；阿茲海默症型失智症較晚一點，大約從中期開始喪失。

此能力一旦退化，便無法推測言語背後的含意、無法理解諷刺或比喻，或是難以從別人的表情解讀出對方的心情。由於喪失了同理心，因此會做出一些「不識相」的舉動，好比插隊，更過分一點甚至會在悲傷的場合中說笑話，令周遭的人留下不愉快的回憶。然後，大家就會離他遠去，令他越來越孤立。

社會認知能力像這樣繼續退化下去後，最終就是無法理解「他人的想法與自己的不一樣」。

†先從聆聽開始

照顧者與被照顧者都不知道彼此的心思——事情變成這樣之後，就只能靠照顧者走進失智症患者的世界了。

現在我在做的事就是「聽失智症患者說話」。儘管內容大多都是吹噓當年勇，但我們就是要聽他們說話，並與他們交談。等患者感到滿足、鎮定下來之後，就會願意回答我們的問題。

這就跟人與人的日常會話一樣。講話令人開心，一直聆聽則令人感到無聊。在一個自己沒機會講話的團體中，是無法和其他人成為夥伴的。想要變成好朋友，就必須互相尊重彼此的說話時間——「現在輪到他說話了」。

聽失智症患者談論過去時，一定要記得微笑。

說白一點，社會認知能力退化的人，已經難以解讀笑容背後有無其他含意，因此，即便是假笑也行。患者會對笑著對待自己的人抱有好印象。等患者開始信任我們之後，患者本身的心情也會平靜下來。因此，這也是減輕照顧者負擔的方法之一。

†不要把照護當作活著的意義

人只要將「照護」視為不做不可的事，就會覺得很痛苦。就我所知，「用平常心在做」的那種人，即便耗費了許多時間與體力在照護上，也能保有一顆積極、正面的心。

一旦被困在家庭神話中，用「非由家人做不可」的義務感來承擔照護之責，或把照護當成自己的工作，那麼，照護就只會變得更痛苦而已。或者也可說，一旦把照護當成重要工作、想做得盡善盡美的話，就更容易令關心淪為控制。

有一位女性的故事是這樣的——她的丈夫因為頸椎損傷而無法行走，所以一直都是由她在照顧丈夫。她曾說：「這也不算在照顧啦。」「只不過是一起生活的人無法自己去上廁所之類的而已。」「如果把這當成『照顧』，就會很痛苦。」若能像她這樣，用「每天做飯」般的心情來照顧患者，那便是最理想的形式了。

但如果是照顧失智症患者，就很難讓人當成「普通的生活」來過。（尤其還有不容易與之溝通的問題。）因此，若照護這件事已經令自己苦不堪言，那就光明正大地向他人尋求協助吧。

妮可媽媽想照顧、守護妮可奶奶的心情，其實是很珍貴的。因此沒必要否定這種心情。不過，若讓這份珍貴的心意勒住自己的脖子，那就太悲哀了，所以才需要妮可與其他人的協助，或是借助專家的力量。

人若獨自攬下照護之責，就會逐漸失去從容的心。「想照顧、關心他」的心情也會越來越薄弱。「喘息照護」是能讓照顧者喘口氣的一種方法。請尋求他人的協助，打造一個讓照顧者可以暫時放下被照顧者的組織吧。

說起來，日本於二〇〇〇年開始推動的「介護保險」，就是誕生自「別讓家庭獨自承受照護負擔，要讓照護走進社會」的想法。只要看看外面，就會發現社會上有許多支援長照生活的組織。

而且，因為專家見過許多案例，所以，光是走進當地的支援中心或失智咖啡館，聽聽別人的建議、說說自己的煩惱，就能讓心情輕鬆許多。

「讓病患本人感到輕鬆一點，家人也會輕鬆一些」是我的信念。不過，「只要照顧者能輕鬆一點，就能降低『關心淪為控制』的風險」也是不爭的事實。

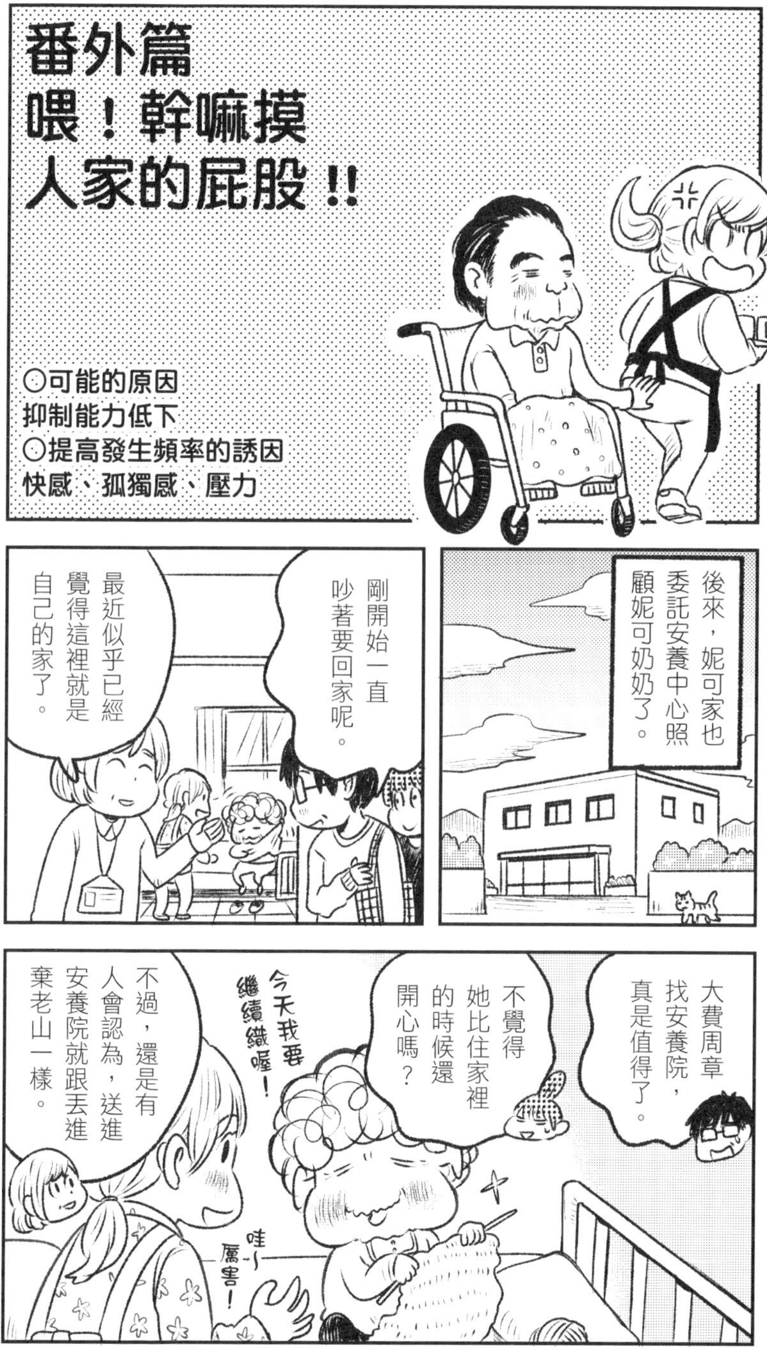

番外篇
喂！幹嘛摸人家的屁股!!
⊙可能的原因
抑制能力低下
⊙提高發生頻率的誘因
快感、孤獨感、壓力
後來，妮可家也委託安養中心照顧妮可奶奶了。
剛開始一直吵著要回家呢。
最近似乎已經覺得這裡就是自己的家了。
大費周章找安養院，真是值得了。
不覺得她比住家裡的時候還開心嗎？
今天我要繼續織喔！
不過，還是有人會認為，送進安養院就跟丟進棄老山一樣。
哇～厲害！

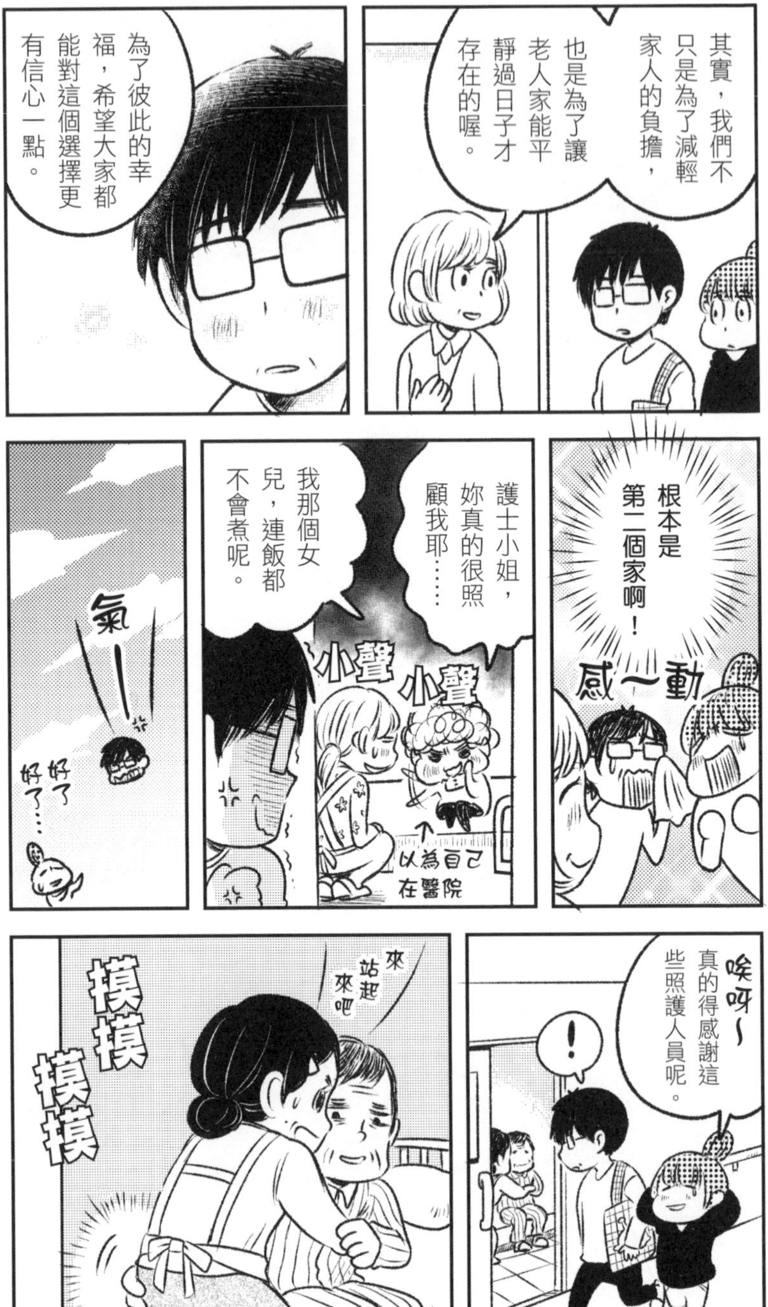
其實，我們不只是為了減輕家人的負擔，
也是為了讓老人家能平靜過日子才存在的喔。
為了彼此的幸福，希望大家都能對這個選擇更有信心一點。
根本是第二個家啊！
感〜動
護士小姐，妳真的很照顧我耶……
我那個女兒，連飯都不會煮呢。
小聲
小聲
以為自己在醫院
氣——
好了好了……
唉呀〜
真的得感謝這些照護人員呢。
！
來站起來吧
摸摸
摸摸

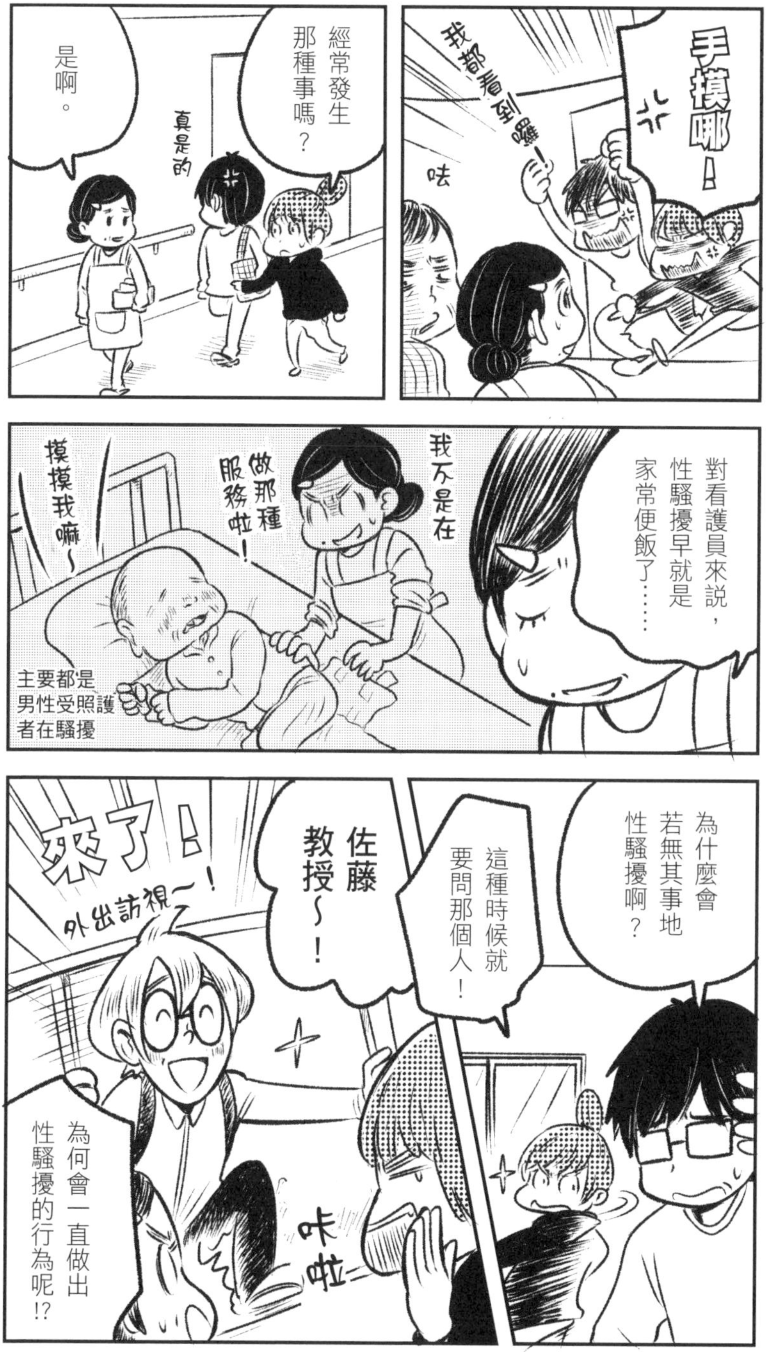
手摸哪！
我都看到囉！
呿
經常發生那種事嗎？
真是的
是啊。
對看護員來說，性騷擾早就是家常便飯了……
我不是在做那種服務啦！
摸摸我嘛～
主要都是男性受照護者在騷擾
為什麼會若無其事地性騷擾啊？
這種時候就要問那個人！
佐藤教授～！
咔啦
來了！
外出訪視～！
為何會一直做出性騷擾的行為呢!?

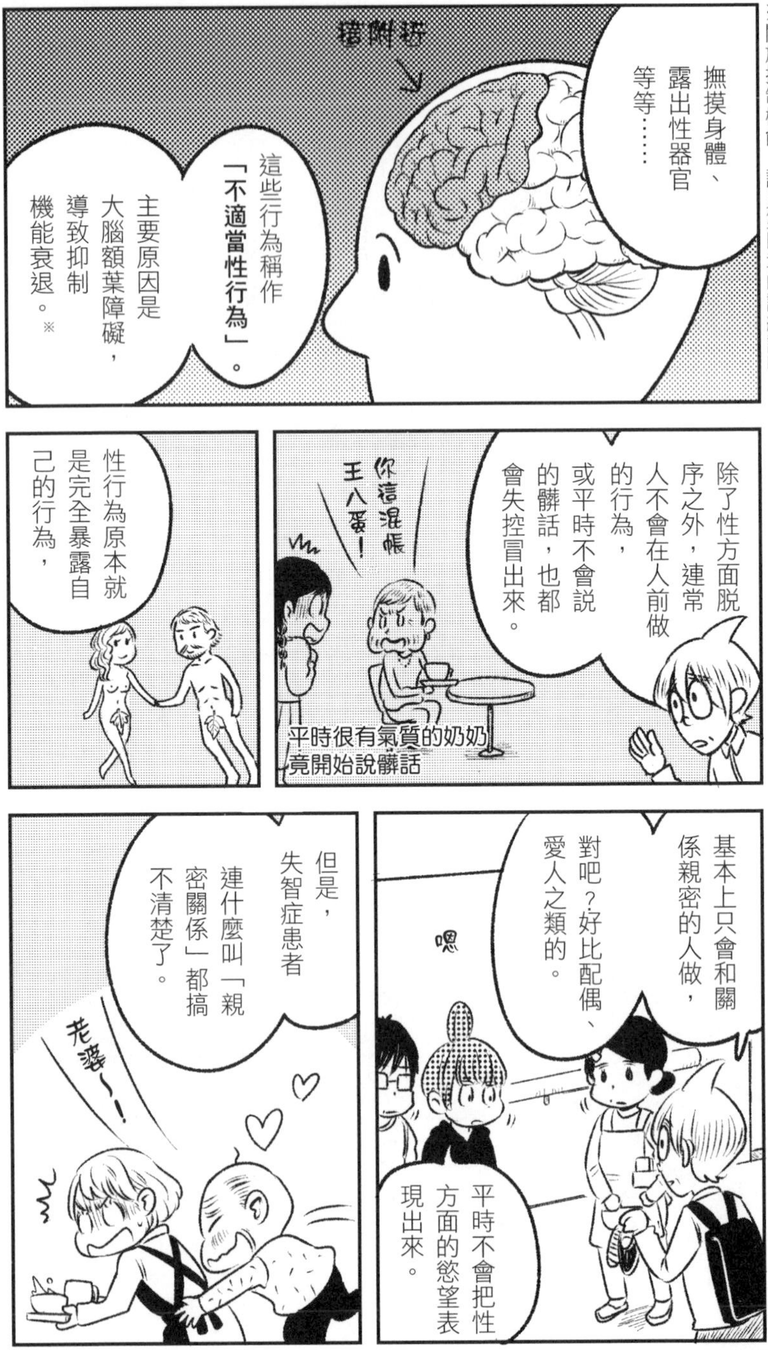
撫摸身體、露出性器官等等……
這些行為稱作「不適當性行為」。
主要原因是大腦額葉障礙，導致抑制機能衰退。※
除了性方面脫序之外，連常人不會在人前做的行為，或平時不會說的髒話，也都會失控冒出來。
你這混帳王八蛋！
平時很有氣質的奶奶竟開始說髒話
性行為原本就是完全暴露自己的行為，
基本上只會和關係親密的人做，對吧？好比配偶、愛人之類的。
嗯
平時不會把性方面的慾望表現出來。
但是，失智症患者連什麼叫「親密關係」都搞不清楚了。
老婆～！

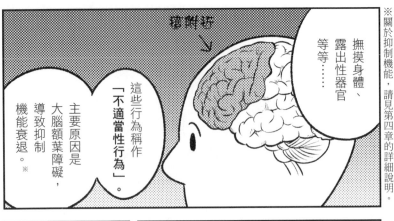

※關於抑制機能，請見第四章的詳細說明。

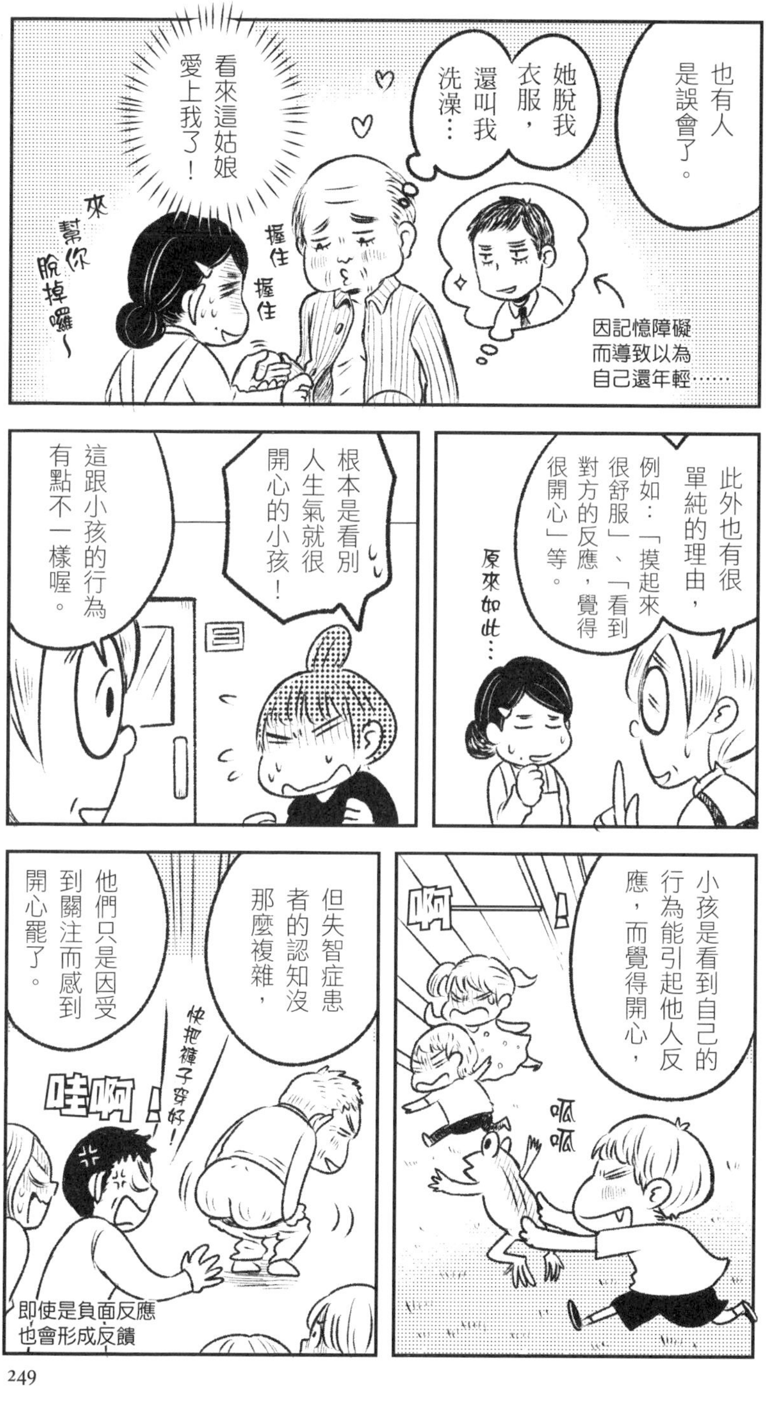
也有人是誤會了。
她脫我衣服，還叫我洗澡…
看來這姑娘愛上我了！
來幫你脫掉囉～
握住
握住
因記憶障礙而導致以為自己還年輕……
此外也有很單純的理由，例如：「摸起來很舒服」、「看到對方的反應，覺得很開心」等。
原來如此…
根本是看別人生氣就很開心的小孩！
這跟小孩的行為有點不一樣喔。
小孩是看到自己的行為能引起他人反應，而覺得開心，
啊
呱呱
但失智症患者的認知沒那麼複雜，
他們只是因受到關注而感到開心罷了。
哇啊！
快把褲子穿好！
即使是負面反應也會形成反饋

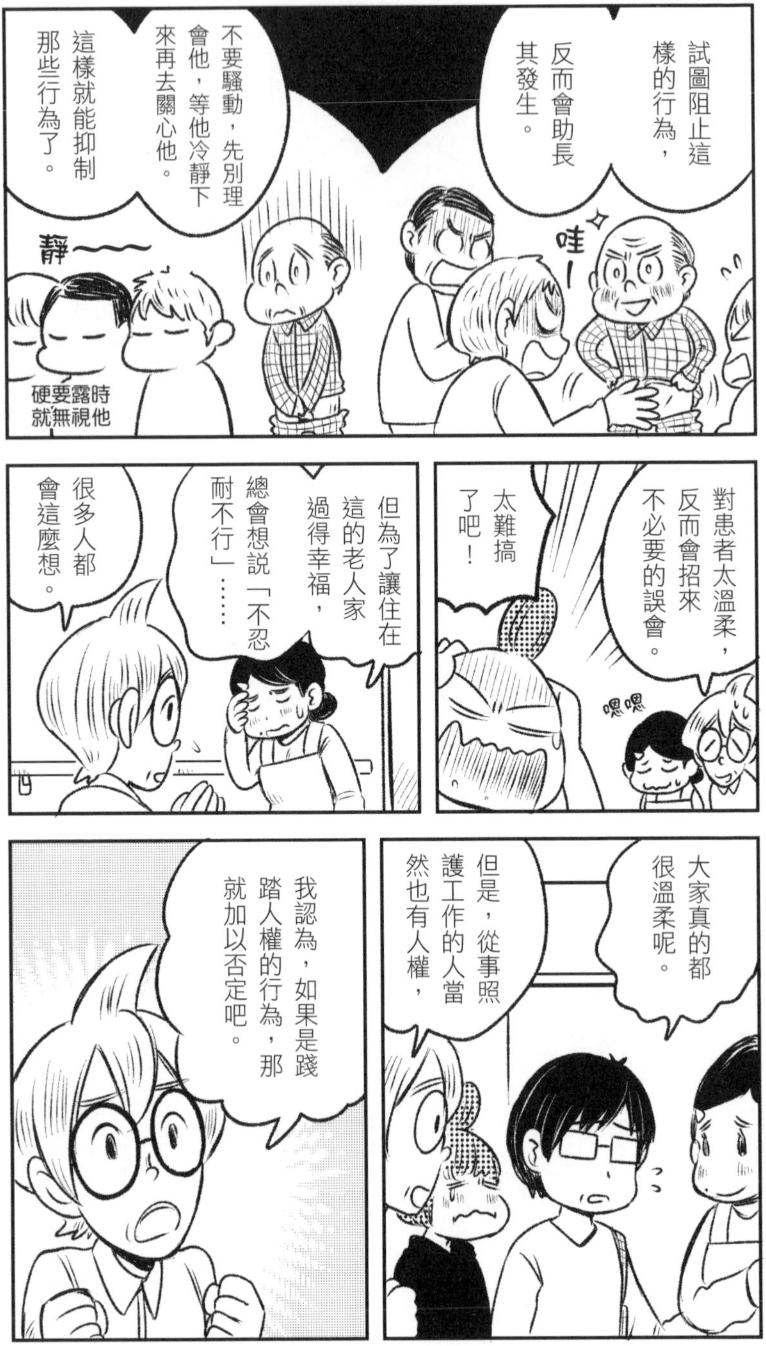
試圖阻止這樣的行為，反而會助長其發生。
哇！
不要騷動，先別理會他，等他冷靜下來再去關心他。這樣就能抑制那些行為了。
靜~~~
硬要露時就無視他
對患者太溫柔，反而會招來不必要的誤會。
太難搞了吧！
嗯嗯
但為了讓住在這的老人家過得幸福，
總會想說「不忍耐不行」……
很多人都會這麼想。
大家真的都很溫柔呢。
但是，從事照護工作的人當然也有人權，
我認為，如果是踐踏人權的行為，那就加以否定吧。

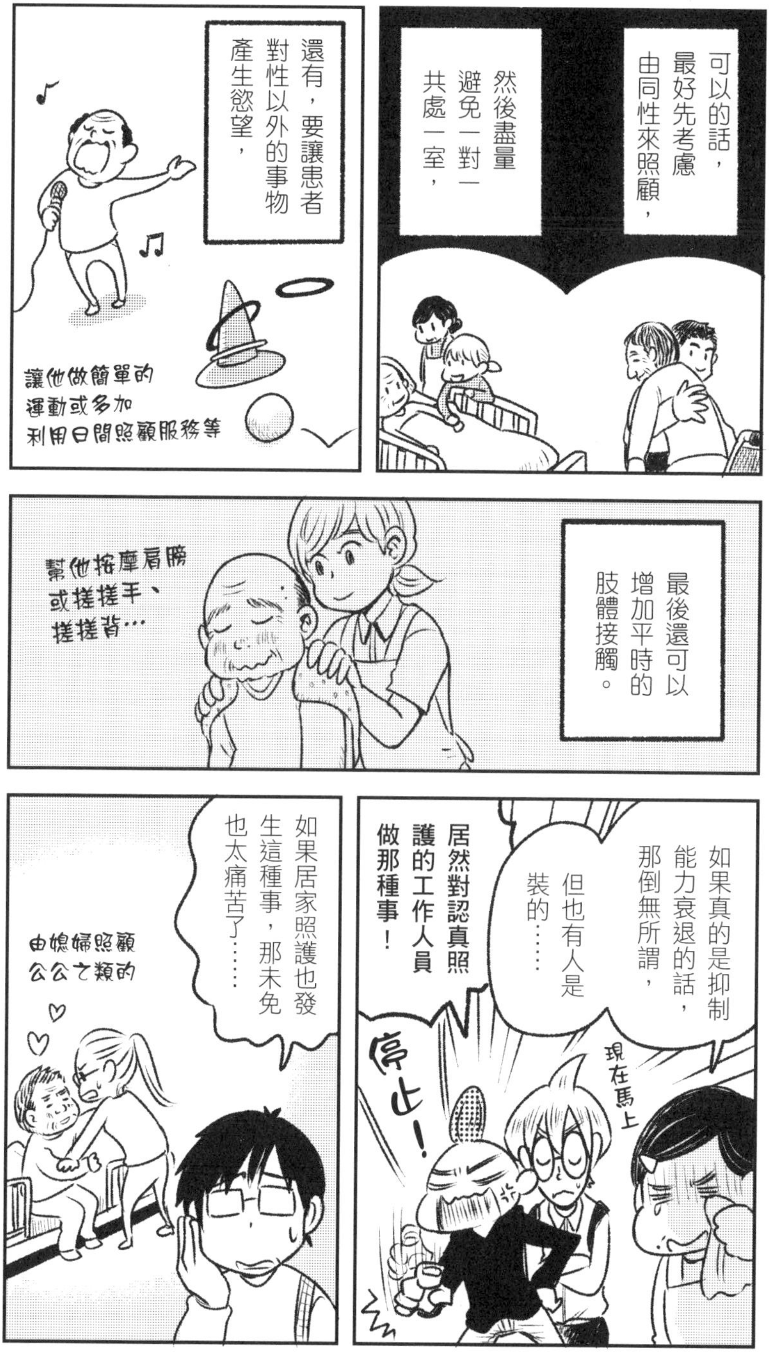

可以的話，最好先考慮由同性來照顧，
然後盡量避免一對一共處一室，
還有，要讓患者對性以外的事物產生慾望，
讓他做簡單的運動或多加利用日間照顧服務等
最後還可以增加平時的肢體接觸。
幫他按摩肩膀或搓搓手、搓搓背…
如果真的是抑制能力衰退的話，那倒無所謂，
但也有人是裝的……
居然對認真照護的工作人員做那種事！
現在馬上
停止！
如果居家照護也發生這種事，那未免也太痛苦了……
由媳婦照顧公公之類的

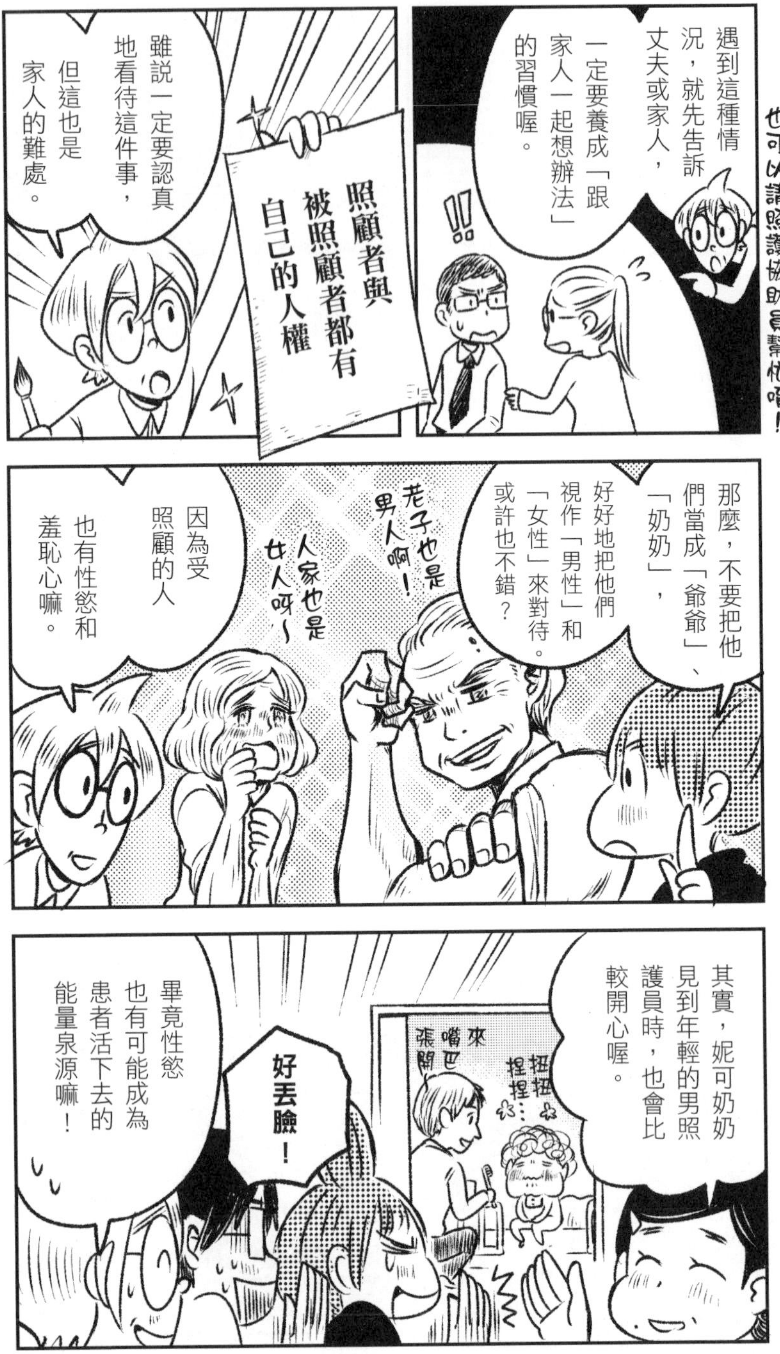
遇到這種情況，就先告訴丈夫或家人，一定要養成「跟家人一起想辦法」的習慣喔。
也可以請照護協助員幫忙唷！
!!
照顧者與被照顧者都有自己的人權
雖說一定要認真地看待這件事，但這也是家人的難處。
那麼，不要把他們當成「爺爺」、「奶奶」，好好地把他們視作「男性」和「女性」來對待。或許也不錯？
老子也是男人啊！
人家也是女人呀～
因為受照顧的人也有性慾和羞恥心嘛。
其實，妮可奶奶見到年輕的男照護員時，也會比較開心喔。
來 嘴巴張開
扭扭捏捏…
好丟臉！
畢竟性慾也有可能成為患者活下去的能量泉源嘛！

如果患者意圖觸摸身體或出言猥褻的話——

①不要過度反應。

②不喜歡就要說出來。

③找家人商量此事，或改由同性照顧（若是同性戀者，就由異性照顧）。

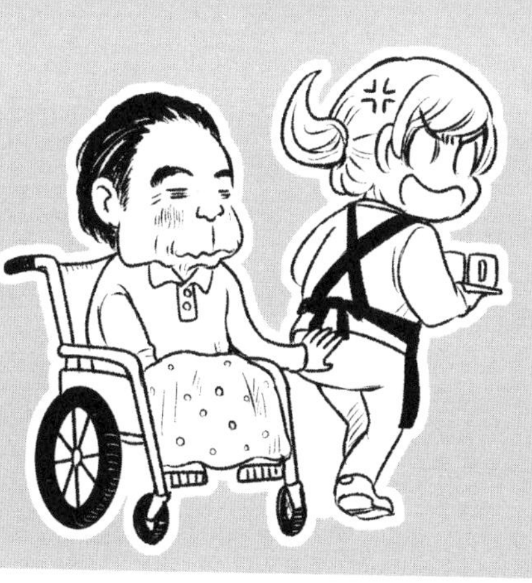

番外篇

喂！幹嘛摸人家的屁股!!

觸摸別人的身體、露出自己的性器官、說一些猥褻的話……。失智症患者可能會做出這些社會觀念中不允許的性騷擾舉動。而這樣的行為就稱作「不適當性行為」。有此行為的，通常都是男性患者。雖然妮可奶奶沒有因此造成別人的困擾，但這也是令照護者非常頭痛的周邊症狀之一。

在本書的尾聲，一起來看看為何會引起不適當性行為，以及該如何應付吧。

†無法抑制衝動

第四章「為何會突然生氣？」中介紹過的「抑制機能衰退」，即是引發不適當性行為的主要原因。

額葉功能出現障礙，會導致病患無法控制社會性行為，因而陷入「無法抑制怒氣」的狀態中。同樣的，這也會導致患者無法克制性衝動。此外，無法抑制食欲也是由此所致，而無法抑制食慾又間接造成了第九章中介紹過的「異食」行為。

只不過，不適當性行為和無法抑制食慾不一樣，因為這當中存在著「對象」。這些行為會侵犯到對方的人權、傷到對方的心，因此，不適當性行為乃是照護現場的一大問題。

†也有性慾之外的原因

引發不適當性行為的原因有兩種。一種是性慾亢進，另一種是對其他事物感到不滿足，因而以性方面的舉動表露出來。

換句話說，當患者遇到什麼討厭的事，或是有壓力時，也有可能會以性騷擾的方式來報復或抒發壓力。如果是這種情況的話，就先觀察一下，看看是什麼情況下會出現不適當性行為，然後再逐一清除造成壓力的原因。

就像漫畫中說過的，因為患者已經搞不清自己跟對方的關係是否親密，所以可能會以不適當性行為來展現親近感。如果是這種情況的話，只要增加握手、按摩肩膀等具有親近感的肢體接觸，就有機會抑制該症狀。缺乏肢體接觸或與人互動不足，都有可能是造成壓力的主要原因，因此增加接觸也是解決辦法之一。

有些患者是因為看到別人有所反應後，覺得開心，所以才繼續摸別人或露出下體。此時就可以用第四章介紹過的應用行動分析，在症狀出現時與之保持距離。等患者知道別人不會有反應後，症狀自然就會慢慢趨緩下來。

†溫柔也有可能帶來反效果

很多從事照護工作的人，真的都很溫柔。由於他們具有奉獻精神，而且「放著不管」也違反了照護精神，因此遇到病患做出問題行為時，都會主動關心，即使覺得不舒服也會忍耐，並溫柔的對待病患。可是，照護員也有自己的人權，所以我認為，如果人權遭到踐踏的話，不妨果斷地拒絕對方。

不過，激動地拒絕可能會形成反饋，然後導致問題行動增加；若用指責般的講話方式來拒絕，則容易造成患者情緒不穩，因此真的很難拒絕那些不當行為。我想只要不過度反應，用「你在幹什麼啦」的感覺迅速拒絕，並找其他事情轉移患者的注意力，那麼，這些舉動就會逐漸消失。

再來，就是轉由同性來加以照顧，以及增加一些令患者開心的活動。還有，不要製造「一個人孤孤單單地待在個人房裡時，突然有女性走進來，還溫柔地對我講話」的情況。

一般在正常的情況下，我們不應該為了防止性騷擾或性暴力的發生，而去要求受害方做出任何改變。況且種種研究也顯示，性加害未必全都是由「性慾」這個本能所引起的。

但是，因失智症患者的行為會表現出那個人的人生，故反過來思考的話，則「孤男寡女共處一室，就代表她有意跟我進行性行為」的臆測也不見得能被改變。因此，除了採取「不會令失智症患者情緒不穩」的對應方式之外，還需要建立起健全的照護體系，讓照顧者無須再自我防衛。

†認可高齡者的性慾

雖說如此，在大多數的情況下，住在老人院裡的老爺爺還是喜歡年輕女性，老婆婆則是喜歡年輕男性。儘管性慾會使人無意識地把眼光投注在「性對象」身上，不過這關係著生存的意欲，而且也不是什麼必須否定的事。

下述的案例雖然與失智症無關，但各位可以參考一下。某間平價安養院裡住著一位百歲老翁。老翁用餐時，總愛摸摸坐隔壁的七十多歲女性，或向她搭話。可是女性不喜歡這樣，便向老翁的家人說：「請你們想想辦法。」於是，老翁就被送到了另一間安養院。但聽說，他才搬過去沒多久便過世了。

還有，有一次我在某間大學上老年行動學的強化課程時，有位八十幾歲的男性前來聽課。那位男性在課後感想中寫道：「教授您為什麼沒講到關於性慾的問題呢？」「我正為性慾太強而感到苦惱，請體諒我這種歲數的人也有性需求，可否教教性慾方面的知識。」

人們很容易以為「老爺爺、老奶奶都沒有性慾了吧」，但事實並非如此。對於這一點，我們必須改變我們的認知才行。老年人也會有性慾，也會有羞恥心。

安養院的女性使用者若碰到男性照護員的身體，就會感到害羞。這代表她們會把對方當作男性來看待。男性使用者則是非常喜歡被女性照護員觸碰身體。照顧者必須先理解這一點，再去思考如何進行照顧。

✝跟家人建立起能夠一起討論失智症的關係

即使是由家人照顧，也有可能遇到不適當性行為帶來的問題。譬如由媳婦照顧公公，就容易遇到此問題。在某些個案中，公公會趁媳婦幫自己洗澡、換衣服時，對媳婦襲胸摸臀，或是故意用下體接近媳婦。據說更過分一點的，還會叫媳婦撫摸他的性器。

其實像這種時候，當媳婦的都會找丈夫商量，但丈夫根本不會聽進去——「爸爸怎麼可能做那種事。」通常，兒子大多都不願承認父母親得了失智症，因此更別說叫他們去思考「父親也有性慾、性方面的舉動」這件事了。

如此一來，被逼到走投無路的就是媳婦了。照護中一旦出現性騷擾問題，那麼再怎樣也無法用體諒的心去「關心」對方。若繼續在這種狀態下照顧病人，照顧者就會被逼到絕境，進而衍生出虐待或忽視等問題。而且，家裡不比安養院，即便想要切換成同性照護，也無法立即做到。

因此首先，照顧者必須找照護協助員之類的第三方商量，並恰當地與丈夫共享、商量問題。

序章中也寫著，若將失智症預備軍也算進來，則日本共有一千萬名失智症患者。既然失智症患者都增加這麼多了，那麼大家應該都得去了解一下「得失智症後會怎麼樣」、「為何會變成那樣」吧。

然後，我希望各位能夠秉持正確的知識，養成與家人坦言討論失智症相關問題的習慣。

身為丈夫的人必須理解，失智症確實有可能引發不適當性行為，然後也要接受父親現在的異常狀態。而身為太太的人，在理解為何會發生不適當性行為之後，心情上也會釋懷一些。然後，請與家人們一起討論如何分擔照護的工作、是否利用外部服務等等。

漫畫後記

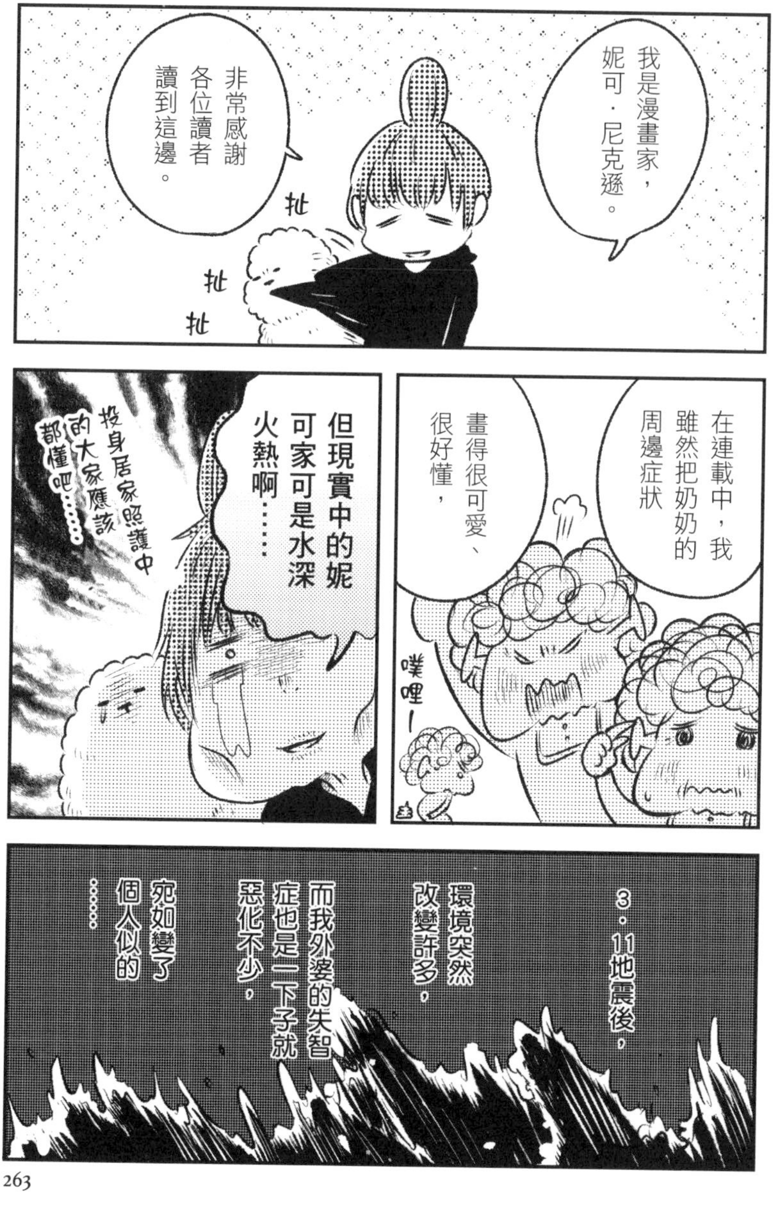
我是漫畫家，妮可．尼克遜。
非常感謝各位讀者讀到這邊。
扯
扯
扯
在連載中，我雖然把奶奶的周邊症狀
畫得很可愛、很好懂，
噗哩－
但現實中的妮可家可是水深火熱啊……
投身居家照護中的大家應該都懂吧……
3．11地震後，
環境突然改變許多，
而我外婆的失智症也是一下子就惡化不少，
宛如變了個人似的……

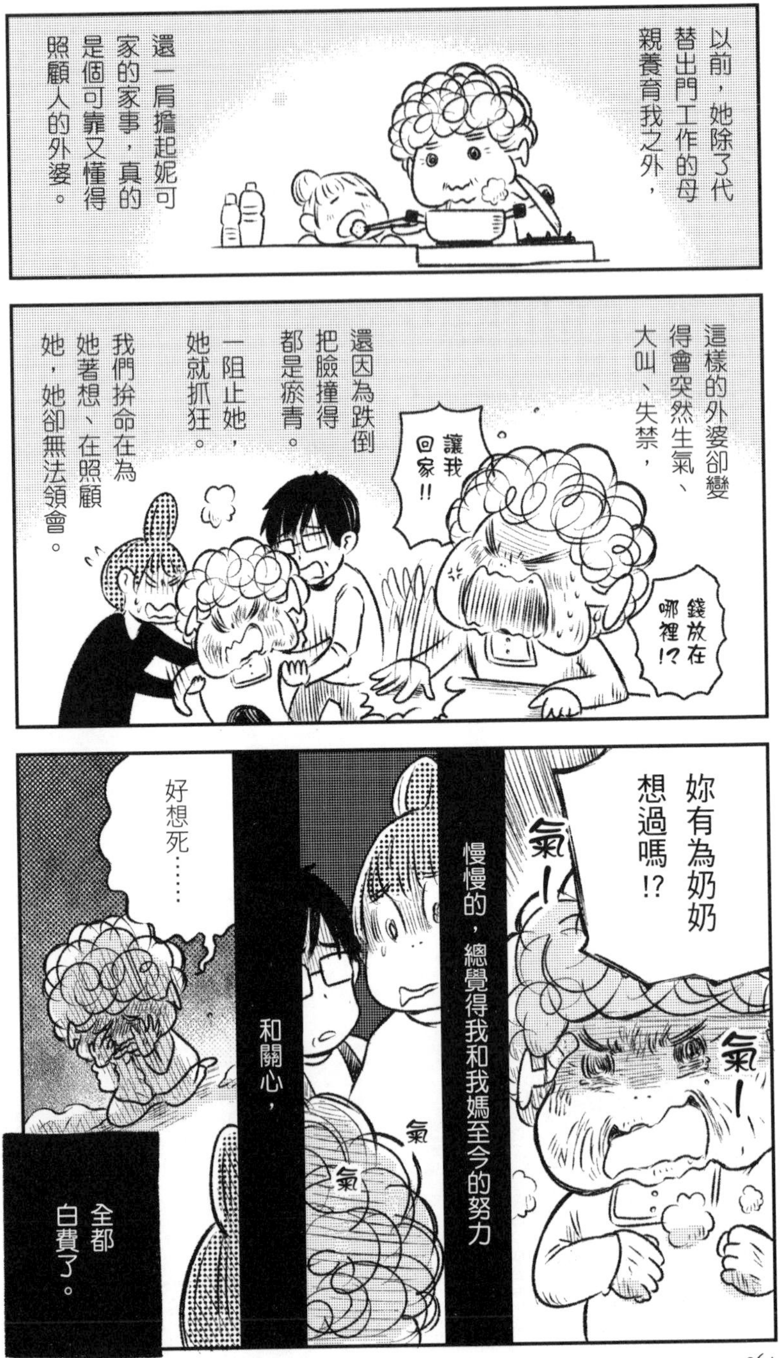
以前，她除了代替出門工作的母親養育我之外，
還一肩擔起妮可家的家事，真的是個可靠又懂得照顧人的外婆。
這樣的外婆卻變得會突然生氣、大叫、失禁，
錢放在哪裡!?
讓我回家!!
還因為跌倒把臉撞得都是瘀青。
一阻止她，她就抓狂。
我們拚命在為她著想、在照顧她，她卻無法領會。
妳有為奶奶想過嗎!?
氣！
氣！
慢慢的，總覺得我和我媽至今的努力
和關心，
氣
氣
好想死……
全都白費了。

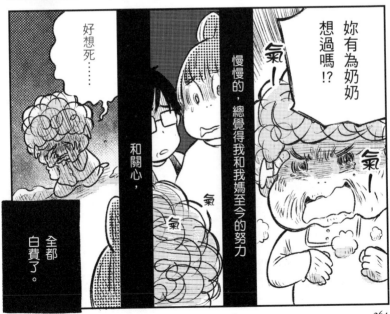

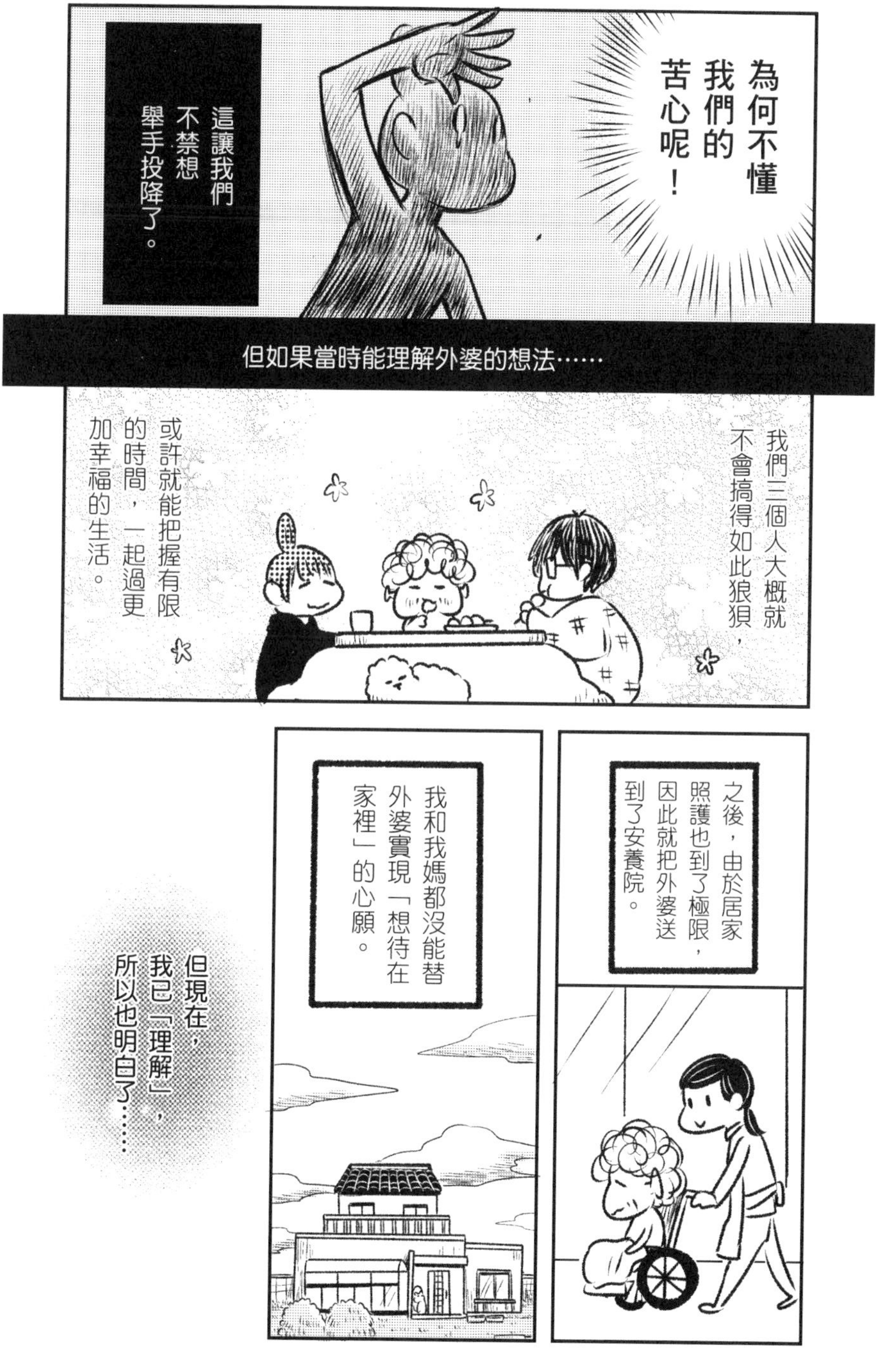
為何不懂我們的苦心呢！
這讓我們不禁想舉手投降了。
但如果當時能理解外婆的想法……
我們三個人大概就不會搞得如此狼狽，
或許就能把握有限的時間，一起過更加幸福的生活。
之後，由於居家照護也到了極限，因此就把外婆送到了安養院。
我和我媽都沒能替外婆實現「想待在家裡」的心願。
但現在，我已「理解」，所以也明白了……

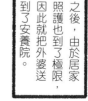

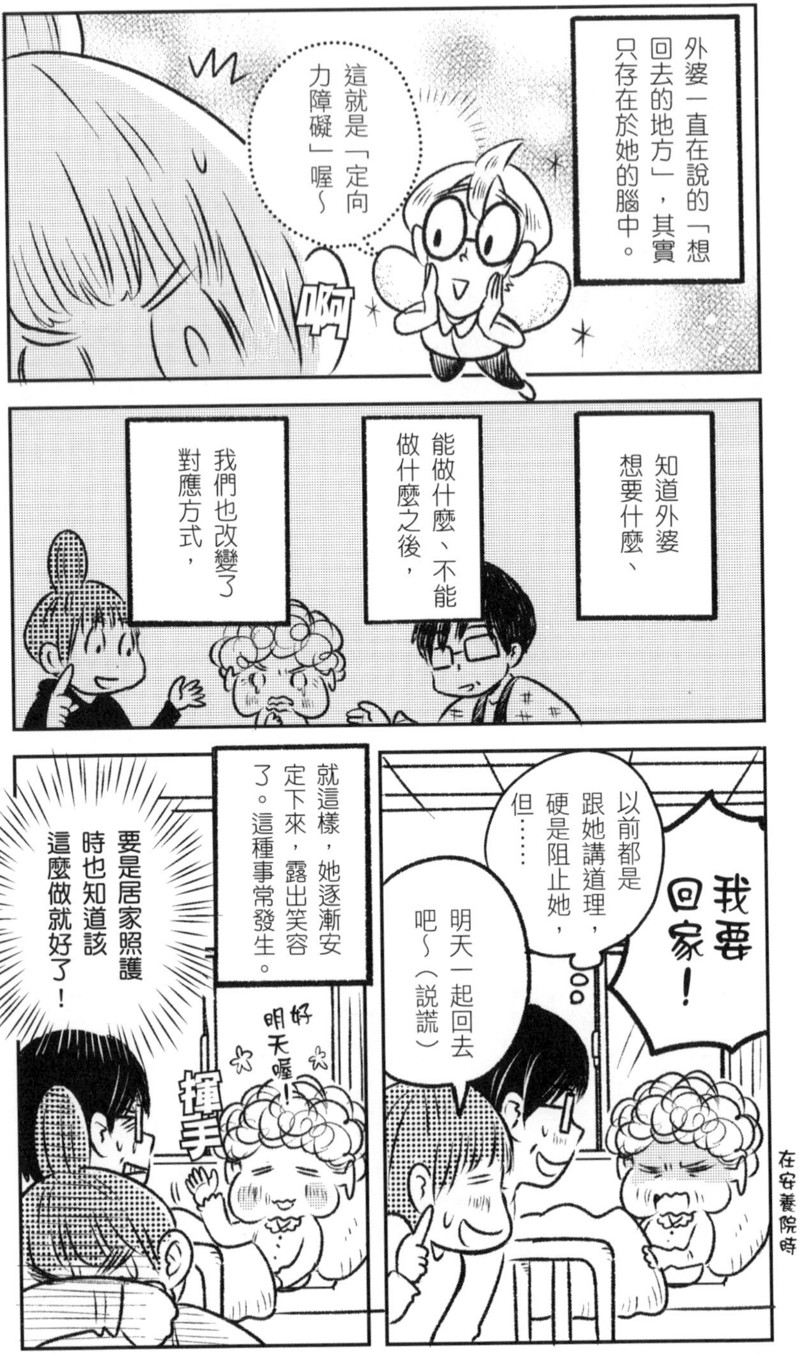
外婆一直在說的「想回去的地方」，其實只存在於她的腦中。
啊
這就是「定向力障礙」喔～
知道外婆想要什麼、
能做什麼、不能做什麼之後，
我們也改變了對應方式，
在安養院時
我要回家！
以前都是跟她講道理，硬是阻止她，但……
明天一起回去吧～（說謊）
就這樣，她逐漸安定下來，露出笑容了。這種事常發生。
好明天喔！
揮手
要是居家照護時也知道該這麼做就好了！

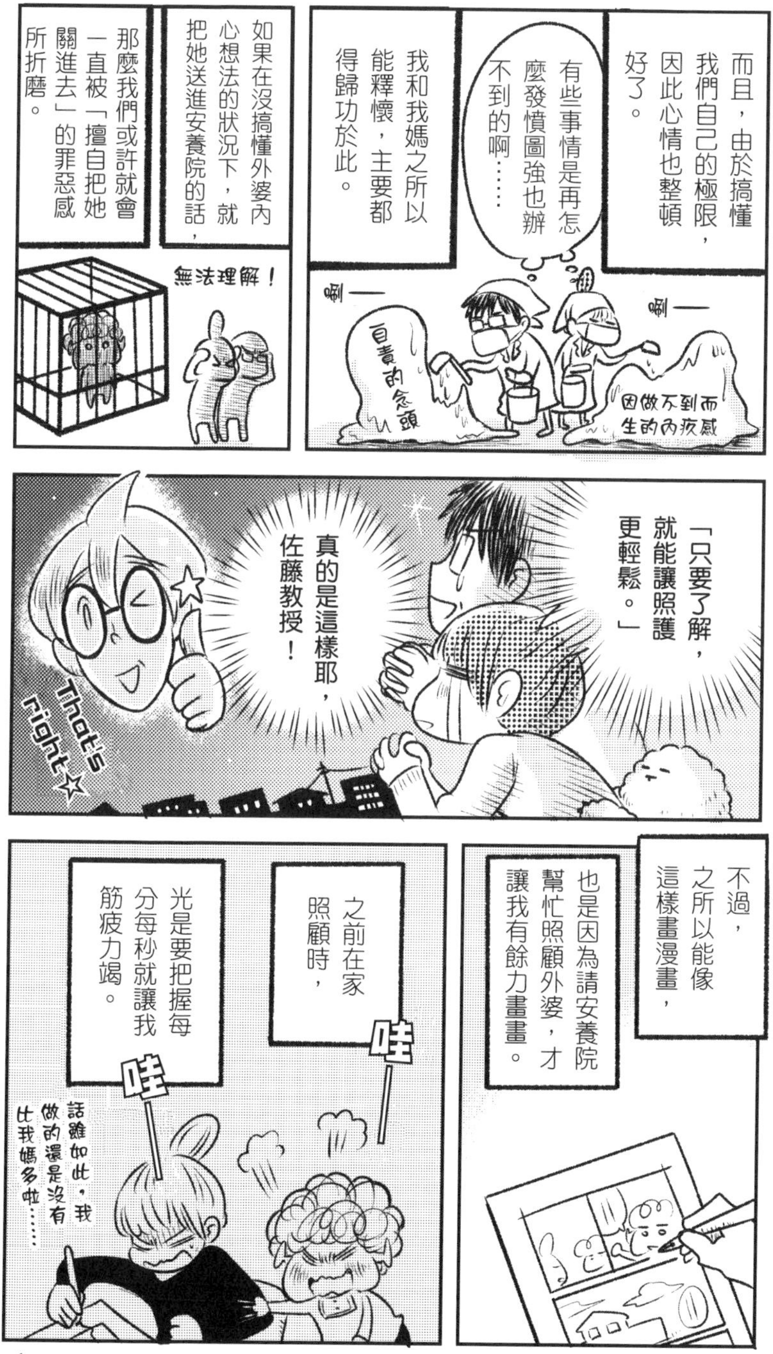
而且，由於搞懂我們自己的極限，因此心情也整頓好了。
有些事情是再怎麼發憤圖強也辦不到的啊……
我和我媽之所以能釋懷，主要都得歸功於此。
唰——
因做不到而生的內疚感
自責的念頭
唰——
如果在沒搞懂外婆內心想法的狀況下，就把她送進安養院的話，
那麼我們或許就會一直被「擅自把她關進去」的罪惡感所折磨。
無法理解！
「只要了解，就能讓照護更輕鬆。」
真的是這樣耶，佐藤教授！
That's right☆
不過，這樣畫漫畫，之所以能像
也是因為請安養院幫忙照顧外婆，才讓我有餘力畫畫。
之前在家照顧時，
光是要把握每分每秒就讓我筋疲力竭。
哇
哇
話雖如此，我做的還是沒有比我媽多啦……

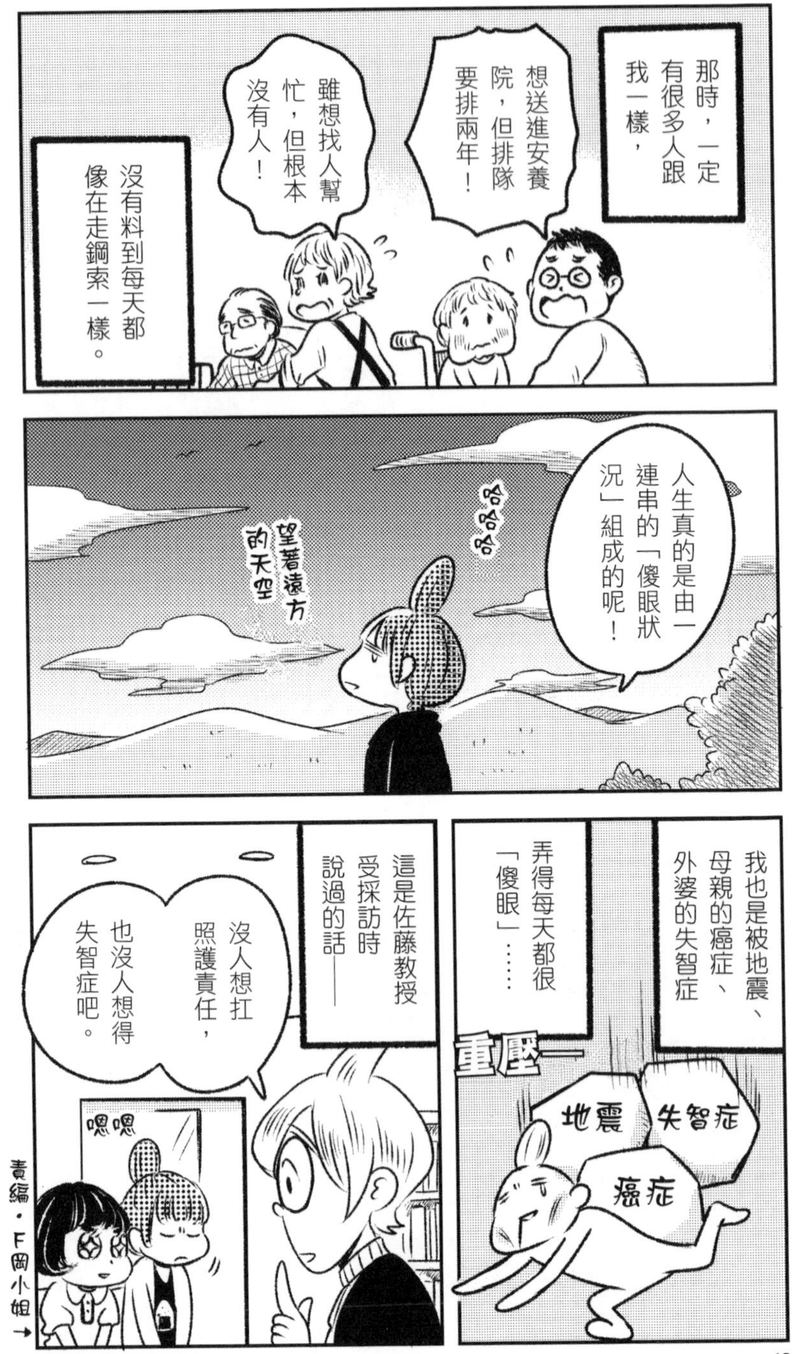
那時，一定有很多人跟我一樣，
想送進安養院，但排隊要排兩年！
雖想找人幫忙，但根本沒有人！
沒有料到每天都像在走鋼索一樣。
人生真的是由一連串的「傻眼狀況」組成的呢！
哈哈哈
望著遠方的天空
我也是被地震、母親的癌症、外婆的失智症
弄得每天都很「傻眼」……
重壓—
地震
失智症
癌症
這是佐藤教授受採訪時說過的話——
沒人想扛照護責任，也沒人想得失智症吧。
嗯嗯
責編・F岡小姐→

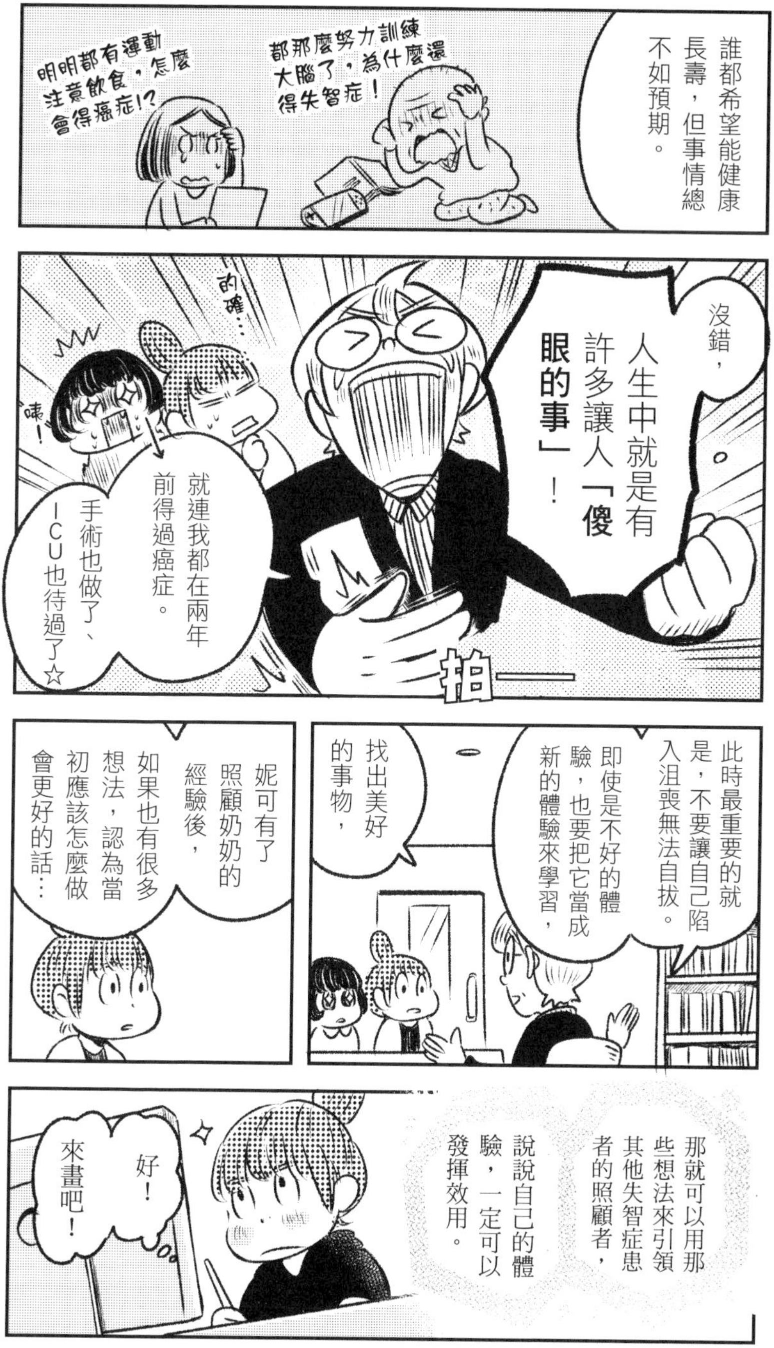
誰都希望能健康長壽，但事情總不如預期。
都那麼努力訓練大腦了，為什麼還得失智症！
明明都有運動注意飲食，怎麼會得癌症!?
沒錯，人生中就是有許多讓人「傻眼的事」！
的確……
就連我都在兩年前得過癌症。
手術也做了、ICU也待過了☆
拍——
此時最重要的就是，不要讓自己陷入沮喪無法自拔。
即使是不好的體驗，也要把它當成新的體驗來學習，
找出美好的事物，
妮可有了照顧奶奶的經驗後，
如果也有很多想法，認為當初應該怎麼做會更好的話…
那就可以用那些想法來引領其他失智症患者的照顧者，
說說自己的體驗，一定可以發揮效用。
好！
來畫吧！

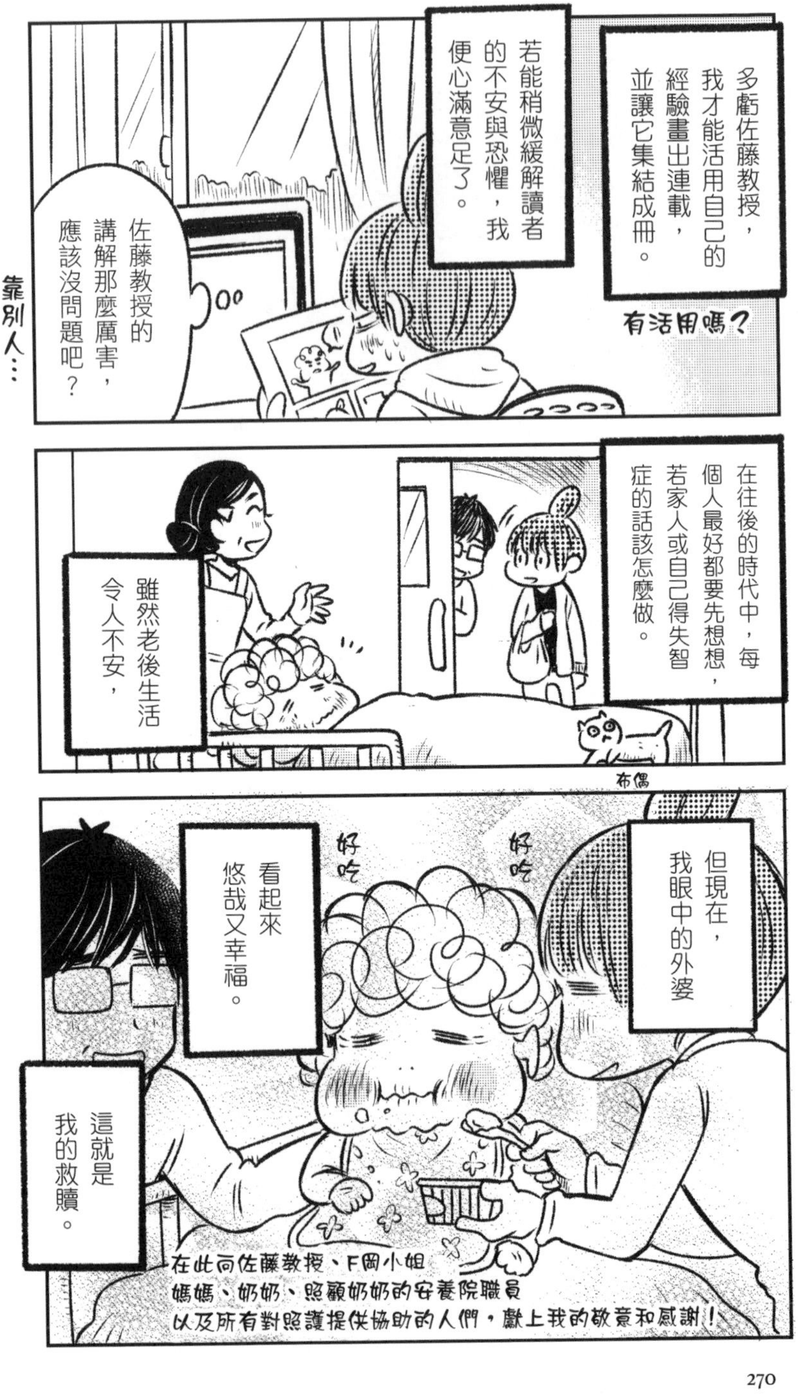
多虧佐藤教授，我才能活用自己的經驗畫出連載，並讓它集結成冊。
有活用嗎？
若能稍微緩解讀者的不安與恐懼，我便心滿意足了。
佐藤教授的講解那麼厲害，應該沒問題吧？
靠別人…
在往後的時代中，每個人最好都要先想想，若家人或自己得失智症的話該怎麼做。
雖然老後生活令人不安，
布偶
但現在，我眼中的外婆
好吃
好吃
看起來悠哉又幸福。
這就是我的救贖。
在此向佐藤教授、F岡小姐
媽媽、奶奶、照顧奶奶的安養院職員
以及所有對照護提供協助的人們，獻上我的敬意和感謝！

後記

佐藤真一

人生中總會發生一些讓人「傻眼」的事情。

數年前得到大腸癌的時候，我開始明白這件事。

剛開始被診斷成癌症時已嚴重惡化，所幸開刀後發現是早期。但是，那六個半小時的手術與住進ＩＣＵ的經驗，卻改變了我的生死觀。

在ＩＣＵ內度過睡不著的夜晚時，我感受到絕對的孤獨——「我的痛苦只有我自己懂。除了我之外，誰也不知道。」而就在那個時候，我突然想起以前在文獻上看過的一個詞，那就是「發現價值（benefit-finding）」。

所以我便試著用「還好有得癌症」的心態來看待這件事。

於是，明明是我個人在受苦，但那些真的很擔心我受癌症折磨的人，竟出現在我腦中。我想起妻子、家人、醫生、護士，大家都是真心同情我、替我擔心。

出院後亦發現，同事與工作上認識的其他人，也都擔心得不得了，彷彿是發生在他們身上的事。我這才察覺到，原來當我在受苦時，如果有人會真心同情、擔心我，把事不關己的痛苦當成是自己的痛苦，那是多麼令人感激的事啊。這個發現已經變成我的畢生至寶了。

無論再怎麼注重健康、吃好東西、注重運動，再怎麼努力做腦力訓練防止失智症，身體該壞的時候還是會壞，會得失智症的時候還是會得。人生就是無法事事稱心如意，偶爾也會發生意料之外的悲慘之事。

而最重要的就是，我們要懂得從人生的痛苦事件中，有所學習。

不生病當然最好，照護也是用不到最好。但如果有朝一日生病了，或是必須照顧病人了，就要把它當作自己的新體驗，然後從中找到它的價值。我相信這麼做的話，至少心境上就會正面許多。

《爸媽怎麼突然變了樣？失智症患者心理分析＆照護技巧完全圖解》是從二〇

一九年四月開始，在筑摩書房的「WEBちくま」網站上連載的。共分成十二回。

當初我接到這份邀約時，聽到妮可小姐願意以我的研究為基礎，搭配上她自己的經驗，將照顧妮可奶奶的體驗以及妮可媽媽的奮鬥經驗畫成漫畫，真的令我很開心。而同時，我非常期待這本書能讓有別於以往的讀者也能讀到。然而，在我讀完序章的那一瞬間，我就改變想法了。

因為，在那個「一格一格」的二次元世界裡，畫滿了從各種面相來詮釋的失智症患者與患者家屬的內心，而這些內容能同時進入讀者的眼中，我真的被漫畫的內在與描寫力感動到了。

《爸媽怎麼突然變了樣？失智症患者心理分析＆照護技巧完全圖解》跟我想像的「只是讓我的研究變得更容易讀而已」完全不一樣。

當然，這也多虧了妮可小姐身為漫畫家的才能。我也因此對漫畫的表現手法產生了敬意。每一格中配合著主題登場的妮可奶奶、妮可媽媽、狗兒以及其他人物，都會大大影響著讀者們在學習、思考該主題時的思考方式。

每一格之間的時間變化，也不是光靠文章就能完全表現出來的東西。能讓故事隨著時間經過而發展，更是漫畫的一大威力。多虧如此，讀的人才有辦法循著故事發展，一口氣把它讀完，而且內容也能隨之進到讀者的腦中。不僅如此，讀後的餘韻也會深植人心呢。

另外，身為登場人物之一的我，從來沒想過會被畫成那樣，但那確實是我。雖然我的朋友、學生們都說，漫畫裡的我跟現實中的我「完全不一樣」，但我自己知道，漫畫中的我確實存在於我的心中。能看透這一點的妮可小姐，真的是個很厲害的人。

我每次都在跟編輯・F岡小姐討論妮可小姐的漫畫很厲害這件事。F岡小姐最了解妮可小姐作為漫畫家的厲害之處了。我說：「漫畫家比寫書的作者辛苦多了。」F岡小姐便立刻笑著回答：「我也是這麼覺得。」希望各位讀者也能讀個兩、三遍，仔細咀嚼妮可小姐的漫畫描寫力有多棒。

其實，在此漫畫的連載期間，也就是二〇一九年的冬天，我又碰上人生中的一大「傻眼」的事了。

當時，我的父親雖然沒有失智症，卻是長照需要第四級的半卡床狀態。母親則因嚴重癲癇失去意識而住進醫院。後來又引發腦幹梗塞，一度危及性命。後來由於母親的病情好轉，可以從急診醫院轉到療養院了，因此之前與她同住的弟弟，便開始幫她做轉院準備。

然而在轉院的前兩天，我弟卻因腦出血而驟逝。當時，我人在高知縣出差。我正在飯店辦退房手續時，突然接到警察打來的電話，通知我弟弟已經死了。

接下來，我便過著狂風暴雨般的日子。

住在大阪的我馬上趕回千葉老家，代替父親成為喪主，舉行了守夜與告別式，然後隔天又幫母親辦轉院。接著，我得蒐集身故保險金與繼承的相關資料，去公所及銀行辦理相關事宜。然後還要跟代書面談，諮詢成年監護人的問題。再來是辦理付費電視、行動電話、信用卡、NHK等的解約，辦理父親的付費安養院入院手續，幫弟弟養的狗找新家。還要趁有空檔時，在老家找存簿、印章、保險證、年金證書、個人編號卡等等。看來有個讓人措手不及的年尾與年頭正在前方等著我。

我沒想到時間會過得這麼快。

告別式中，我在喪主致詞時說：「我那個喜歡動物，努力照顧雙親的弟弟，可能是不忍先把父母送到彼岸，所以才想先過去等他們吧。」聽說有位女性親戚聽完這番話後，便忍不住衝進廁所裡大哭一陣。我當時真的是這麼想的。這樣也比較能稍稍緩解我的悲傷。

現在不只是醫療會講求科學上的證據，連照護的世界也一樣。主張應該要執行建立在理論與數據上的科學性照護。我也是一直強調，我們必須脫離建立在「直覺、經驗、膽識」的照護，轉型成建立在科學知識上的照護。

但是，人終將面對出現在自己生命中的「傻眼時刻」，不解決不行。到時候需要的就是「思索」。而且，就算不夠科學，我們也會想出自己能接受的道理，藉由相信它，為自己帶來內心的平靜。我選擇相信，我弟一定是為了讓爸爸、媽媽、他最疼愛的狗，還有我，能在將來毫不迷惘地踏上另一段旅程，所以才先到另一個世界等我們。

我在《爸媽怎麼突然變了樣？失智症患者心理分析＆照護技巧完全圖解》中，解釋過如何透過科學知識來了解失智症患者的心理，也介紹了一些讓患者過得更自在的方法。

另一方面，漫畫中也有妮可與妮可媽媽解決「傻眼時刻」的奮鬥故事。最後，她們和妮可奶奶也慢慢找回了內心的平靜。

但願本書也能幫助失智症患者、患者的家人、從事照護工作的人們，以及對失智症或照護抱有不安的人們，找回內心的平靜。

從行為來尋找

國家圖書館出版品預行編目(CIP)資料

爸媽怎麼突然變了樣？失智症患者心理分析＆照護技巧完全圖解／妮可．尼克遜、佐藤眞一著；鄒玟羚、高詹燦譯. -- 初版. --臺北市：臺灣東販,2021.02
280面；14.7×21公分

ISBN 978-986-511-598-2（平裝）

1.失智症 2.健康照護

415.934 109021545

Japanese edition published by Chikumashobo Ltd., Tokyo.

This Complex Chinese edition is published by arrangement with Chikumashobo Ltd., Tokyo in care of Tuttle-Mori Agency, Inc., Tokyo.

爸媽怎麼突然變了樣？
失智症患者心理分析＆照護技巧完全圖解

2021年2月1日初版第一刷發行

作　　者　妮可．尼克遜、佐藤眞一
譯　　者　鄒玟羚、高詹燦
封面設計　YJ.Chen
編　　輯　魏紫庭
發 行 人　南部裕
發 行 所　台灣東販股份有限公司
〈地址〉台北市南京東路4段130號2F-1
〈電話〉(02)2577-8878
〈傳真〉(02)2577-8896
〈網址〉http://www.tohan.com.tw
郵撥帳號　1405049-4
法律顧問　蕭雄淋律師
總 經 銷　聯合發行股份有限公司
〈電話〉(02)2917-8022

TOHAN